TRAITÉ

DE

L'ACTION THÉRAPEUTIQUE

DU

PERCHLORURE DE FER

LYON, IMP. REY ET SÉZANNE, RUE ST-CÔME, 2.

TRAITÉ

DE

L'ACTION THÉRAPEUTIQUE

DU

PERCHLORURE DE FER

CONSIDÉRÉ, A L'EXTÉRIEUR,

COMME HÉMOSTATIQUE, COMME MODIFICATEUR DES SURFACES TRAUMATIQUES
DANS LA POURRITURE D'HOPITAL, L'INFECTION PURULENTE
ET LES BLESSURES PAR ARMES A FEU,

ET

COMME AGENT PROPHYLACTIQUE DES VIRUS ET DES VENINS;

A L'INTÉRIEUR,

COMME HÉMOPLASTIQUE ET COMME SÉDATIF DE LA CIRCULATION GÉNÉRALE,

PAR

A.-M.-B. BURIN DU BUISSON

PHARMACIEN DE 1re CLASSE

Membre de la Société d'Emulation et de Prévoyance des Pharmaciens de l'Est,
de la Société des Pharmaciens de Lyon;
Membre correspondant de la Société Médicale de La Rochelle, de la Société de Médecine de Nimes,
de la Société Médicale d'Amiens, de la Société Médicale de la Haute-Vienne,
de la Société de Pharmacie de Paris, de la Société de Pharmacie de Nimes, de la Société libre
des Pharmaciens de Rouen, de la Société des Belles-Lettres,
Sciences et Arts de l'Aveyron,
et de la Société d'Encouragement pour l'Industrie nationale.

OUVRAGE COURONNÉ

par l'Académie Impériale de Médecine de Paris, concours de 1859.

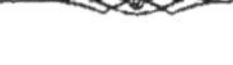

PARIS

Victor ROZIER, Editeur, rue Childebert, 11

1860

TRAITÉ

DE

L'ACTION THÉRAPEUTIQUE

DU

PERCHLORURE DE FER

PRÉCÉDÉ

D'UNE NOTICE HISTORIQUE

SUR CE MÉDICAMENT.

Parmi les médicaments héroïques que possède aujourd'hui l'art de guérir, il n'en est peut-être pas un seul qui ait eu le privilége d'émouvoir et de préoccuper, autant que ne l'a fait le perchlorure de fer, les savants, le Corps médical tout entier et le public lui-même; et cela à deux époques séparées par une distance d'un siècle et quart. Aussi croyons-nous être agréable à nos lecteurs en rappelant ici la notice suivante sur la *teinture de Bestuchef*, par M. Desertine, pharmacien-major (BULLETIN DE PHARMACIE, tome second, Paris, 1810).

La teinture de Bestuchef n'est autre chose, comme on sait, qu'une solution de perchlorure de fer dans l'éther sulfurique (1).

« Cette préparation, dit M. Desertine, trop oubliée aujourd'hui et trop peu en usage en France, est admise dans la pharmacopée de Prusse, sous le nom d'*esprit sulfurique éthéré martial*. Ses synonymes sont : *liqueur anodine de Klaproth, teinture nervine de Bestuchef, teinture d'or du général Lamotte*.

« Parmi cette foule de médicaments secrets dont le siècle précédent fut inondé, poursuit M. Desertine, il en est peu qui aient fait autant de bruit, qui aient joui d'une plus grande faveur chez les malades et les médecins, qui aient été aussi avantageux à leurs inventeurs et à ceux qui en ont possédé la recette, qui enfin aient plus excité l'esprit de recherche des chimistes que l'éther sulfurique martial.

« Le hasard avait fait tomber entre les mains du feld-maréchal comte Alexis de Bestuchef-Rumin, qui se trouvait à Copenhague en 1725, les manuscrits chimiques de Bottcher, inventeur de la porcelaine allemande. Quelques idées éparses dans ces manuscrits, et la lecture des ouvrages de Basile Valentin, conduisirent le comte à la découverte de ce mé-

---

(1) L'action dissolvante de l'éther sulfurique sur le perchlorure de fer est telle, qu'il enlève ce sel, même à ses solutions aqueuses.

dicament ; et comme les médecins lui reconnurent des vertus réelles, qu'on le distribua gratuitement aux malades, ce remède nouveau, pour lequel le nom de son inventeur était déjà une recommandation puissante, se répandit bientôt sous le nom de *teinture nervine jaune de Bestuchef*, non seulement en Russie et dans les pays voisins de cet empire, mais encore dans les pays éloignés, et son usage fut d'autant plus recommandé qu'on y mettait un plus haut prix.

« Le chimiste, M. Lembke, par lequel le comte faisait préparer cette teinture sous ses yeux, s'enfuit de chez Bestuchef, en 1728, et se retira à Hambourg, où, trahissant la confiance du comte, il vendit à M. le général Lamotte, qui se trouvait alors à Hambourg, la préparation secrète du médicament.

« Le général, à son retour à Paris, vendit comme produit de son invention, cette teinture à un louis le flacon de demi-once, sous le nom de *gouttes d'or du général Lamotte, élixir d'or*.

« Comme ce médicament acquit rapidement une grande célébrité, il fut bientôt en faveur à la cour, et en usage chez tous ceux qui pouvaient le payer ; le Roi même accorda au général Lamotte le débit exclusif du médicament, lui donna une pension annuelle de 4,000 francs, et l'éleva au grade de major-général. Une récompense aussi brillante, un écrit qui parut en 1751 et qui n'était rempli que d'attestations de guérison, le présent que fit Louis XV, de deux cents flacons de cette teinture au Pape, alors malade de la goutte, présent porté à Rome par une personne de marque; toutes ces choses ne firent que répandre encore davantage la réputation des fameuses gouttes, mais déterminèrent en même temps le comte Bestuchef à comparer la teinture de Lamotte avec la sienne. Il la trouva, quant à l'essentiel, de la même nature, mais la saveur plus âpre. Il vit aussi qu'elle déposait un peu d'oxyde de fer, parce que Lembke n'avait pu probablement donner toutes les manipulations à observer, ou parce que le général Lamotte avait voulu abréger le procédé.

« Après la mort de ce dernier, plusieurs chimistes français s'efforcèrent inutilement d'imiter cette teinture, recommandée comme spécifique dans les maladies des nerfs, les paralysies, les crampes, les rhumatismes, l'épilepsie, l'hypocondrie, etc., et qui avait déjà depuis longtemps fixé l'attention des chimistes, en ce qu'elle offrait un phénomène alors inconnu en chimie, celui de se décolorer au soleil et de reprendre sa couleur jaune à l'ombre.

« Par le prix exorbitant de cette teinture, tous étaient persuadés que c'était à l'or qu'elle devait ses vertus. — Baumé prétendit que la teinture blanche et la teinture jaune se préparaient en faisant une dissolution d'or dans l'acide nitro-muriatique : on précipitait l'or par la potasse, on dissolvait l'oxyde dans l'acide nitrique, et l'on distillait avec de l'alcool. La liqueur du récipient était la blanche, et le résidu la teinture jaune. Comme on distribuait cette espèce de préparation pour la véritable teinture, ou gouttes d'or de Lamotte, cela explique pourquoi le directeur Margroff, de Berlin, et le pharmacien de la cour de Pétersbourg, Jean-Georges Model, reçurent, l'un et l'autre, un éther sulfurique tenant de l'or. Il est vraisemblable que Bœrhaave avait opéré sur la véritable teinture ; ce qui semble le prouver, c'est qu'il avait essayé de l'imiter en faisant digérer de l'acide muriatique dulcifié sur du sulfate de fer calciné.

« Depuis 1748, le comte Bestuchef faisait préparer sa teinture par le conseiller F.-G. Model, mais on lui remettait les ingrédients déjà mélangés. Bestuchef étant tombé en disgrâce, et l'impératrice Elisabeth, qui faisait usage de cette teinture, ne voulant point se servir de celle du comte, celui-ci confia, sous le sceau du secret, au conseiller Model, la véritable préparation comme sa propriété. Model distribua alors, sous le nom de *gouttes jaunes et blanches de Bestuchef*, cette teinture dans des flacons de six gros de capacité, à deux roubles le flacon, et son débit annuel était de deux cents livres poids de médecine.

« Cependant nombre de chimistes, ou soi-disant tels, continuaient à vouloir pénétrer le secret de cette préparation ; plusieurs même prétendirent y avoir réussi. Ce fut ce qui força Model à publier différents mémoires sur ce sujet.

Il fit paraître entre autres : LETTRE A UN AMI SUR LA TEINTURE NERVINE DE BESTUCHEF, DITE DE LAMOTTE, Pétersbourg, 1759 et 1762. — SECONDE LETTRE SUR LES GOUTTES DE BESTUCHEF, Pétersbourg, 1763. — AVERTISSEMENT SUR LA TEINTURE NERVINE, CONNUE SOUS LE NOM DE GOUTTES DE BESTUCHEF, Pétersbourg, 1763. Sa réponse au directeur Margroff, réponse dans laquelle il donne des éclaircissements sur les gouttes de Lamotte, originairement gouttes de Bestuchef. Dans ces différents mémoires, Model, sans faire tort à la vérité, en dit cependant assez pour dérouter les scrutateurs de son secret. Ce qui l'empêcha de le publier, c'était, outre son serment et le bénéfice qu'il faisait, la crainte que cette publication ne devînt, dans les mains d'hommes peu instruits ou peu délicats, dangereuse pour les médecins et les malades.

« En 1765, le comte de Bestuchef, pour éviter que la préparation de cette teinture ne se perdît en cas de mort soudaine, autorisa, par un acte dans les formes, le pharmacien Model, à la communiquer à un homme probe et instruit, mais sous le sceau du secret, et avec défense d'en faire part à personne. — Model s'adressa à son beau-fils, pharmacien de Moscou; mais tant qu'il vécut, il fit préparer sous ses yeux les teintures par son neveu Winterberger, qui fut enfin pharmacien du Corps impérial des cadets.

« Lorsque Model mourut, en 1775, Durup, de Moscou, fut propriétaire et préparateur des gouttes jusqu'en 1779, que Winterberger devint par la mort de Durup, le seul et unique distributeur de la teinture nervine.

« Vers cette époque, le mode des prescriptions dispendieuses étant tombé, ce sort frappa également les teintures de Bestuchef; et comme beaucoup de pharmaciens prétendaient en connaître la composition, et qu'ils n'attendaient que l'autorisation de pouvoir les préparer et les débiter, ces considérations déterminèrent la veuve Durup et le pharmacien Winterberger à faire présenter à l'impératrice Catherine II, par son premier médecin Roggertson, la véritable recette de Bestuchef et sa préparation, en résignant tous les droits que le privilége leur accordait.

« L'impératrice fit remettre cette recette au Collége de Médecine, et après l'avoir fait exécuter par le pharmacien de la cour, Grave, et s'être fait montrer, par le dernier possesseur, les avantages de la manipulation à employer, accorda aux héritiers Model une somme de 3,000 roubles et ordonna la publication de la teinture.

« Le comte de Bestuchef préparait le perchlorure de fer, qui lui servait à composer sa fameuse teinture nervine, de la manière suivante: Il commençait par préparer du muriate de fer vert ou oxydulé (protochlorure de fer), puis il exposait les cristaux à l'action de l'air atmosphérique humide, qui les convertissait peu à peu en muriate de fer rouge ou oxydé (perchlorure de fer), qui se séparait par déliquium du fer oxydulé. L'opération durait six mois.

« Le comte de Bestuchef et tous les médecins de son temps recommandaient la teinture nervine (qui était, comme nous l'avons dit, de la teinture éthérée de perchlorure de fer), comme un puissant médicament tonique, stimulant, sédatif.

« Kloproth, en 1782, et Trommsdorff, en 1803, publièrent des procédés plus simples et plus expéditifs que celui ci-dessus, et qui, au fond, ne diffèrent en rien de ceux que nous employons aujourd'hui. »

Telle fut l'histoire très détaillée du perchlorure de fer dans le siècle précédent et son origine, et si on rapproche de cet exposé le souvenir du nouveau bruit, des tempêtes même et des discussions passionnées que la nouvelle application du perchlorure à la guérison des anévrismes, par M. Pravaz, a eu le privilége de faire naître de notre temps, au sein de l'Académie de Médecine et dans tout le corps médical, on reconnaîtra que l'histoire de ce médicament est véritablement curieuse, et qu'elle présente un intérêt tout spécial, que justifient du reste ses précieuses qualités thérapeutiques.

Toutefois, après la publication du mode de préparation de la fameuse teinture par ordre de l'impératrice Catherine II, ce remède eut le sort de tous les remèdes secrets qui perdent tout crédit en général, lorsque leur formule est connue, et c'est presque toujours justice, selon nous ; car la plupart des remèdes secrets ne doivent leur prestige qu'au mystère dont on entoure leur composition, et l'oubli dans lequel ils tombent, dès qu'ils sont connus, est presque toujours mérité.

Mais le perchlorure de fer était digne, à tous égards, de faire exception au sort commun, ainsi que le disait avec raison M. Desertine, en 1810, et ce que la découverte de M. le docteur Pravaz est venue confirmer avec tant d'éclat.

Quoi qu'il en soit, malgré les travaux de Klaproth, en 1782, sur le perchlorure de fer, ceux d'Ormstad, en 1784, et enfin ceux de Trommsdorff, en 1803, le perchlorure de fer tomba complètement dans l'oubli.

Une ordonnance du Roi, en 1816, prescrivit la réimpression du premier Codex ordonné par arrêt du Parlement du 22 juillet 1748. Mais le nouveau Codex ne parle pas plus que ce dernier du perchlorure de fer; il expose, seulement, le mode de préparation du protochlorure de fer.

Ce fut le Codex de 1836, qui le premier donna un procédé pour la préparation du perchlorure, lequel n'est autre que celui publié par Trommsdorff dans son journal de pharmacie, en 1803. C'est à ce chimiste célèbre, en effet, que l'on doit la connaissance exacte de la composition de la teinture de

Bestuchef. Il a montré, le premier, que le fer doit être employé saturé de chlore, et que le protochlorure était d'un mauvais emploi, puisque ce sel, insoluble dans l'éther rectifié, se dissout mal dans l'éther alcoolisé; tandis qu'au contraire, le perchlorure est très soluble dans l'éther qui l'enlève même à sa dissolution aqueuse.

D'où il résulte que des deux teintures de Bestuchef, la jaune seule était un médicament sérieux, tandis que la blanche n'était très-souvent que de l'éther hydrochlorique presque pur, ou contenant une très-petite quantité de protochlorure de fer en solution.

En outre de l'édition du Codex de 1836, les divers traités de pharmacie, publiés depuis 1830, et particulièrement les ouvrages de M. Soubeiran, parlent longuement du perchlorure de fer et des travaux de Trommsdorff sur la composition de la teinture de Bestuchef.

Malgré tout, la faveur et on peut même dire la vogue justifiées du reste, dont les ferrugineux ont joui depuis trente ans, n'avaient rien fait pour tirer le perchlorure de fer de l'oubli où il était tombé. — Au contraire, les progrès de la chimie organique, dans notre temps, avaient surtout porté l'attention des chimistes et des médecins sur les sels de fer à radical acide organique.

Mais il devait bientôt en être autrement pour le perchlorure de fer.

Ce fut dans les *deux derniers mois de l'année 1851*, que notre savant compatriote, le docteur Pravaz, remarqua, pour la première fois, l'action coagulante du perchlorure de fer sur l'albumine. Il pensa aussitôt à en faire l'application à la cure des anévrismes.

Dans les mois de janvier et février 1852, M. Pravaz poursuivit vivement ses études et ses essais préliminaires ; et dès les premiers jours de mars suivant, 1852, il partit pour Paris pour commander à M. Charrière, les instruments dont il avait besoin.

De retour à Lyon, et avant de faire l'application de la nouvelle méthode des injections coagulantes par le perchlorure de fer à la guérison des anévrismes chez l'homme, M. Pravaz voulut, avant tout, faire de nombreux essais sur les animaux.

Ce fut dans le cours de ses expériences, auxquelles assistèrent M. le docteur Pétrequin et l'illustre ami de M. Pravaz, M. Lallemand, de l'Institut, et un peu plus tard, M. Lecoq, le savant directeur de notre Ecole vétérinaire, que nous fûmes appelé nous-même à prendre part aux nouveaux travaux sur le perchlorure.

M. Pravaz ayant reconnu l'extrême difficulté que l'on éprouve à se procurer des solutions sûres et identiques de perchlorure de fer, voulut bien s'adresser à nous. Il ne se borna pas à nous prier de lui préparer des solutions ferriques convenables, ce savant médecin nous fit l'honneur, de plus, de nous associer à ses travaux en nous chargeant de faire l'étude de l'action chimique « du perchlorure de fer sur les principes albumineux du sang (1) ». — Cet honneur, alors comme aujourd'hui, fut toujours considéré par nous comme un précieux titre de gloire. — Les attaques exagérées ou injustes, on le sait bien aujourd'hui, dont la méthode Pravaz fut l'objet, n'ont jamais ni modifié ni ébranlé notre opinion sur l'importance extrême que la découverte du savant médecin lyonnais venait de donner au perchlorure de fer, non seulement en créant définitivement la méthode des injections coagulantes, mais encore à un grand nombre d'autres points de vue, divers; mais tous précieux pour l'art de guérir. — Et l'on sait combien les faits, en foule, sont venus depuis nous donner raison.

---

(1). Le résultat de nos expériences fut résumé en un travail ayant pour titre : ETUDE DE L'ACTION CHIMIQUE DU PERCHLORURE, DU PERSULFATE ET DU PERAZOTATE DE FER SUR LES PRINCIPES ALBUMINEUX DU SANG, lequel fut présenté à l'Institut par M. le docteur Lallemand, dans sa séance du 20 juin 1855, et qui fut, après, publié dans la *Gazette médicale de Lyon,* juillet 1855, et dans le *Bulletin général de thérapeutique*, Paris, août 1855.

SESQUICHLORURE DE FER, PERCHLORURE DE FER.

$$Fe^2 Cl^3.$$

$$Fe^2 . . . . 700,00 . . . . 34,57$$
$$Cl^3 . . . . 1329,60 . . . . . . 65,43$$

Ce composé correspond au sesquioxyde de fer; il est solide, volatil, déliquescent, très-soluble dans l'eau, l'alcool
et l'éther; ce dernier l'enlève à sa dissolution aqueuse. Quand
la dissolution de perchlorure de fer dans l'éther est exposée
à la radiation solaire elle se décolore, parce que le perchlorure passe à l'état de protochlorure de fer qui se dépose sous
forme de cristaux blancs; en même temps qu'elle se décolore,
elle prend une odeur d'éther chlorhydrique; en cet état, c'est
la teinture blanche de Bestuchef.

En faisant passer du chlore sec et en excès sur du fer
porté au rouge, on obtient le perchlorure de fer anhydre
$Fe^2 Cl^3$ sous forme de belles lames violacées, qui attirent ra-

pidement l'humidité de l'air ; sa dissolution aqueuse est brune. Cette dissolution concentrée laisse déposer des lames rhomboédriques d'un beau jaune, dans lesquelles Fritzsche a trouvé 10 pp. d'eau ou 40,2 pour 100 = $Fe^2Cl^3 + 10$ aq. — Si on laisse ce chlorure sous une cloche avec de l'acide sulfurique, il s'effleurit et perd la moitié de son eau; il devient $Fe^2Cl^3 + 5$ aq., et contient 21,9 p. 100 d'eau. C'est ce dernier sel que l'on doit préparer pour l'usage médical.

Quand on évapore une dissolution de perchlorure de fer, vers la fin de l'évaporation il se dégage du gaz hydrochlorique et il se dépose une quantité correspondante d'oxyde ferrique. Quand la matière paraît sèche, si on la chauffe dans une cornue, il se dégage un peu d'eau, d'acide chlorhydrique et de chlore ; il se sublime du perchlorure de fer en belles écailles brillantes, et il reste un résidu de protoxyde de fer qui retient du chlorure de fer.

La dissolution neutre de perchlorure de fer ne contenant par conséquent ni acide ni base en excès, se conserve parfaitement pendant plusieurs années de suite dans un vase bouché, sans se décomposer ni donner aucun dépôt. Mais si on l'abandonne à elle-même au contact de l'air, elle laisse précipiter sous la forme d'une poudre jaune ou brune, un oxychlorure qui a pour formule $Fe^2Cl^3 (Fe^2O^3)^6, 9HO$, et il se dégage du chlore et de l'acide chlorhydrique.

Une dissolution dans l'eau, d'une quantité quelconque de

perchlorure de fer Fe^2Cl^3, constitue une solution *neutre* de ce sel. Pourtant cette solution a une saveur acide ; elle rougit la teinture de tournesol, attaque et corrode les métaux ; elle décompose les carbonates avec dégagement d'acide carbonique, *et se comporte, en un mot, comme si elle contenait de l'acide chlorhydrique libre.* Sous ce rapport, comme sous beaucoup d'autres, le persulfate et le perazotate de fer se comportent à peu près comme le perchlorure. — *Il est donc impossible d'affirmer* à priori, *sans en avoir fait l'analyse quantitative, qu'une solution de perchlorure de fer qui n'a pas laissé déposer de l'oxychlorure en quantité notable, soit acide, c'est-à-dire qu'il est impossible d'affirmer* de visu *qu'elle renferme un excès d'acide.* — Nous reviendrons plus loin sur ce fait important à notre point de vue.

Quand on fait digérer à une douce chaleur, une solution de perchlorure de fer neutre sur de l'hydrate de peroxyde de fer récent, ce dernier s'y dissout encore en proportion notable, et la solution filtrée est alors basique. Mais elle ne tarde pas à laisser déposer de l'oxyde ferrique d'abord, puis il se forme aussitôt de l'oxychlorure, et si alors on ne sépare pas le dépôt par filtration, l'oxychlorure continue à se déposer sur celui déjà formé ; par cette sorte d'endosmose, dont on a tant d'exemples dans les phénomènes chimiques, la solution de perchlorure, alors, se décolore et devient bientôt acide de basique qu'elle était.

Observons encore ici qu'une solution basique de perchlorure de fer rougit la teinture de tournesol tout comme le
perchlorure neutre. C'est qu'en effet, le sesquioxyde de fer
Fe^2O^3, qui se trouve dans les solutions aqueuses de perchlorure, de persulfate et de perazotate de fer, est une base fort
peu électro-positive, laquelle possède, au contraire, une tendance assez grande à jouer le rôle d'un acide, et par conséquent à se séparer de celui avec lequel elle se trouve com-
binée, toutes les fois qu'elle est mise en présence d'autres
corps, à l'égard desquels elle peut prendre le rôle électro-
négatif.

PRÉPARATION

DU

PERCHLORURE DE FER

Le perchlorure de fer anhydre peut être obtenu directement comme on a vu plus haut, en faisant passer un courant de chlore sec sur du fer élevé à la température rouge. On peut également l'obtenir anhydre en sublimant le perchlorure sec préparé par le procédé de M. Gobley. — Ainsi obtenu, il est neutre et très pur; mais il attire très rapidement et très fortement l'humidité de l'air, de telle sorte qu'il est presque impossible de le manier à cet état.

Le procédé par la voie humide est plus simple, beaucoup plus facile et peut donner un produit très suffisamment pur, dont la solution aqueuse se prête parfaitement à tous les emplois.

Trois modes de préparation peuvent être suivis pour le perchlorure de fer liquide. Le premier consiste à dissoudre du sesquioxyde de fer dans de l'acide chlorhydrique jusqu'à saturation complète.

L'hydrate de peroxyde de fer, fraîchement préparé, se dissout dans l'acide chlorhydrique avec la plus grande facilité en proportion supérieure à celle qui est nécessaire pour le saturer.

Le peroxyde de fer sec et la pierre hématite se dissolvent plus difficilement dans l'acide chlorhydrique ; mais, en outre, il ne convient pas d'employer la pierre hématite, car ce produit naturel peut se trouver souvent mélangé d'autres substances qu'il importe de ne pas introduire dans le perchlorure.

On peut encore obtenir le perchlorure de fer en attaquant directement ce métal par l'eau régale (acide chloroazotique).

Enfin, le troisième moyen consiste à préparer une solution aqueuse, à 35 degrés Baumé, de protochlorure de fer, que l'on porte à l'ébullition dans une capsule de porcelaine, d'une capacité suffisante pour contenir 5 à 6 fois le volume de la solution. On verse alors par petites portions, de l'acide azotique à 35 degrés, jusqu'à ce qu'une nouvelle addition de cet acide ne détermine plus aucun dégagement de vapeurs rutilantes ; on ajoute après de la même manière au liquide, une petite quantité de la solution de protochlorure de fer que l'on a eu soin de mettre en réserve pour cela ; cette dernière addition a pour but de décomposer tout l'acide azotique qui aurait pu être mis en excès ; il importe même que le protochlorure soit ajouté en léger excès ; on continue l'ébullition jusqu'à ce que le liquide ait atteint la densité de 45°, on retire alors du feu, on laisse refroidir, puis on amène la solution à 30° Baumé, par addition d'eau distillée et on filtre.

Lorsque le docteur Pravaz vint nous prier de lui faire l'étude d'un procédé pour préparer du perchlorure de fer liquide, *propre à être injecté dans les artères,* il se préoccupait énormément au début de la nouvelle méthode, on le conçoit, non seulement de la bonne préparation de ce sel, mais aussi de *sa parfaite pureté, de sa pureté absolue.*

En effet, M. Pravaz, qui suivait exactement dans notre laboratoire la préparation du sel ferrique, doutant (à tort il est vrai, selon nous), de la pureté chimique de l'hydrate de peroxyde de fer que nous préparons par quantités considérables dans notre usine pour la préparation des citrate, tartrate et autres sels de fer, nous pria de dessécher l'hydrate et de le calciner au rouge clair, puis de le reprendre par plusieurs lavages à l'eau.

Le sesquioxyde de fer, ainsi obtenu, devait ensuite être dissout à chaud dans l'acide chlorhydrique pur, jusqu'à parfaite saturation.

Sur la demande de M. Pravaz, nous insistions sur la nécessité d'employer du sulfate de fer très-pur pour la préparation de l'hydrate, ainsi que de l'acide azotique pur pour peroxyder le sulfate de fer.

Ce fut, en effet, ce procédé que M. Pravaz communiqua à l'Académie des Sciences dans une de ses lettres sur la nouvelle méthode, et qui fut l'objet de notre part, d'une note que nous adressâmes le 4 mai 1853, à la Société de Chirurgie. — Nous eûmes grand soin d'appuyer alors, comme nous n'avons cessé de le faire depuis, sur la nécessité de n'employer que de l'oxyde ferrique et de l'acide chlorhydrique purs, ainsi que de l'eau distillée pour les lavages et les autres opérations (1), lorsqu'on veut préparer du perchlorure de fer destiné aux injections dans les artères et les veines. Et on comprendra sans peine que la discussion survenue peu après à l'Académie de Médecine, tant sur la méthode Pravaz que sur le perchlorure de fer lui-même,

---

(1) Il arrive facilement qu'en précipitant du persulfate de fer par le carbonate de soude pour préparer l'hydrate de fer, on ajoute un excès du sel alcalin ; dans ce cas, si on fait les lavages à l'eau ordinaire contenant, ce qui n'est pas rare, une proportion un peu forte de sels de chaux, il peut se faire qu'après 20 lavages, par exemple, on aït introduit sans s'en douter, de 10 à 15 pour cent de chaux à l'état de carbonate dans l'hydrate de fer, que l'on introduirait après dans le perchlorure de fer préparé avec ce dernier, et cela sans le moindre soupçon.

n'ait pas dû nous paraître de nature à nous faire déroger de cette sage réserve.

Aussi, notre surprise fut grande lorsque, deux ou trois mois après cette mémorable discussion, nous vîmes un pharmacien, qui occupe pourtant un rang distingué parmi ses confrères de Toulouse, M. Magne-Lahens, lequel ignorait sans doute ce qui venait de se passer à l'Académie, du moins il faut le croire, nous reprocher : « *l'emploi de substances pures dans la préparation de notre perchlorure de fer.* »

En effet; dans une brochure ayant pour titre : Société d'émulation et de prévoyance des Pharmaciens du département de la Haute-Garonne, *Toulouse* 1854, nous lisons ce qui suit:

« M. Burin du Buisson, pharmacien à Lyon, a publié, dans
« le *Journal de Chimie médicale*, un procédé pour la prépa-
« ration du perchlorure de fer, hémostatique du docteur
« Pravaz. Le procédé, décrit avec un soin tout particulier
« par notre confrère, est compliqué de nombreuses opéra-
« tions, dont quelques unes me paraissent superflues, et ont
« le double inconvénient de rendre la préparation longue
« et coûteuse.

« Je me hâte de dire que, loin de hasarder la moindre
« critique sur les soins minutieux apportés par M. Burin
« du Buisson, à *la confection de l'hémostatique du docteur*
« *Pravaz*, je serais le premier à imiter notre confrère, si
« le produit qu'il obtient offrait quelque avantage sur celui

« qui résulte du procédé plus simple, plus expéditif et moins
« coûteux que j'ai adopté moi-même.

« Je ne suivrai pas, en tout point, les manipulations dé-
« crites par M. Burin du Buisson, me bornant à discuter,
« en peu de mots, celles qui me semblent superflues. Notre
« collègue fait intervenir, dans la préparation de l'hémosta-
« tique Pravaz, l'acide sulfhydrique, dans le but, sans doute,
« d'éliminer l'arsenic, le manganèse et le zinc que peut
« renfermer le sulfate de fer; mais, en admettant que le
« sulfate de fer que l'on emploie contînt ces mélanges, *leur
« proportion est d'ordinaire assez faible pour qu'on n'ait pas
« à se préoccuper de leur présence dans le médicament externe
« qui nous occupe.* »

Lorsqu'on se rappelle dans quelles circonstances M. Pravaz
eut l'idée d'utiliser l'action hémoplastique du perchlorure
de fer, pour la guérison de l'anévrisme, et quelle importance il attachait à la réalisation de son idée;

Qu'on se souvient avec quelle solennité la méthode Pravaz
fit son entrée dans la science par la lettre de M. Lallemand
à l'Institut, le 10 janvier 1853;

Quand on jette de nouveau les yeux sur la lettre si remarquable de M. Pravaz à la Société de Chirurgie, dans
laquelle ce savant exposait avec tant de lucidité l'histoire
de la méthode des injections coagulantes et les règles à

suivre pour l'application pratique de cette méthode à l'aide du perchlorure de fer, et dans laquelle il appuyait avec tant d'insistance sur la nécessité de la bonne préparation comme de la parfaite pureté du perchlorure;

Enfin, si l'on ajoute de plus, ce qui fut dit lors de la discussion sur la méthode Pravaz et le perchlorure de fer à l'Académie de Médecine, il devient impossible de ne pas considérer les critiques de M. Magne-Lahens et ses conseils à ses collègues pharmaciens, comme une grave inconséquence de la part d'un homme sérieux.

Nous observerons d'abord ici, qu'après avoir livré la note à laquelle nous répondons à l'impression dans les comptes-rendus de la Société des Pharmaciens de Toulouse, notre honorable collègue négligea de nous en adresser un exemplaire, et que sans l'obligeance de notre excellent confrère et ami M. Mouchon, de Lyon, nous eussions ignoré le travail de M. Magne-Lahens.

Ceci exposé, nous dirons à notre tour à tous nos confrères, que les conseils que leur donne M. Magne-Lahens sont des conseils dangereux, qu'il faut rejeter comme tels.

Nous leur exposerons que, même au point de vue exclusif de la méthode Pravaz, le perchlorure de fer destiné à être injecté dans les artères et les veines, ne doit pas, ne

peut pas être considéré comme un médicament *pour usage
externe;*

Qu'ici le médicament, sans passer par l'estomac, il est
vrai, est introduit directement dans le torrent circulatoire,
bien que ce soit seulement dans un point déterminé de tel ou
tel vaisseau sanguin, et avec l'intention de l'y séquestrer
pendant un certain laps de temps, après lequel la force vitale
commence à l'éliminer peu à peu par une série de phénomènes particuliers;

Que le terme : *médicament externe,* dont se sert ici notre
collègue de Toulouse, est tout à fait impropre, et doit être
réservé aux médicaments destinés à être appliqués sur la
peau ou à la surface des plaies externes peu profondes;

Que le perchlorure de fer destiné aux injections vasculaires
ne saurait être trop pur, et que celui proposé par M. Magne-
Lahens n'offre pas les garanties suffisantes;

Enfin, je rappellerai aux médecins, croyant remplir un
devoir, que rien au monde n'est plus dangereux pour la
science médicale et l'art de guérir, qu'un médicament à la
préparation duquel tous les soins nécessaires n'ont pas été
apportés, et qu'à cet égard ils ne sauraient trop exiger de
leurs collègues pharmaciens.

M. Burin, dit M. Magne-Lahens, faisant allusion aux moyens
que nous proposons pour préparer de l'hydrate de peroxyde

de fer pur, « fait intervenir de l'acide sulfhydrique (1) pour éliminer l'arsenic, le manganèse et le zinc. »

Ces métaux, auxquels il faut ajouter le cuivre, n'existent pas, dites-vous, *dans le sulfate de fer du commerce*, ou s'ils y existent, *c'est en quantité telle qu'il ne faut pas s'en préoccuper.*

Mais vous oubliez, Monsieur, que le sulfate de fer du commerce provient, pour la plus grande partie, de pyrites ou sulfures de fer naturels qui renferment au contraire, presque toujours, des quantités considérables d'arsenic, de cuivre, de zinc, etc. ;

Que d'autre part, les sulfates de fer fabriqués directement proviennent très-souvent d'acides sulfuriques faits avec ces mêmes pyrites, et que, dans ces dernières années, on a signalé des acides sulfuriques du commerce contenant 4 à 5 pour cent d'arsenic ;

Que d'autre part encore, on fabrique beaucoup de sulfate de fer avec les eaux acides des épurateurs d'huile et des fabriques d'acide stéarique ;

C'est donc ainsi donner un conseil dangereux à vos confrères, que de leur dire que le sulfate de fer ordinaire

---

(1) Nous employons aujourd'hui, de préférence, le sulfure de barium pour purifier nos sulfates de fer préalablement traités par un excès de fer métallique, de la manière indiquée, pour éliminer le cuivre, ce que M. MAGNE-LAHENS aurait dû dire.

est assez pur pour être employé à faire de l'hydrate de fer officinal.

C'est, de plus, une hérésie pharmaceutique en désaccord avec les prescriptions du Codex et les sages conseils de nos maîtres pharmacologistes, qui nous défendent d'employer le sulfate de fer du commerce pour l'usage médical, sans avoir pris la précaution de le purifier préalablement (1).

En effet, le procédé qui a eu l'honneur d'attirer votre attention fait partie d'une note adressée à la Société de Chirurgie, le 4 mai 1853, laquelle fut reproduite dans le *Bulletin* de cette Société savante, t. III, p. 532, — dans la *Gazette des Hôpitaux*, 1853, n° 58, p. 238, — l'*Union médicale*, n° 57, t. VII, p. 227, 1853, — le *Bulletin de Thérapeutique*, t. XLIV, p. 402, 1853.

Notre procédé se divise en trois parties :

1° Préparation de l'hydrate de fer pur ;

2° Calcination, puis lavages multipliés de cet hydrate ;

3° Dissolution à chaud de l'oxyde ainsi obtenu, dans

---

(1) Nous concevrions encore que M. MAGNE-LAHENS eût dit que le sulfate de fer pur officinal, provenant de certaines maisons comme la maison DORVAULT et MÉNIER, était suffisamment pur, mais il n'a parlé que de celui du commerce, comme on a vu.

l'acide chlorhydrique pur jusqu'à ce que l'acide refuse d'en dissoudre davantage.

De votre côté, mon cher collègue, vous dites, comme on l'a vu plus haut : « Persuadé que l'on pouvait négliger « sans inconvénient, dans la préparation de l'hémostatique « Pravaz, plusieurs manipulations et des précautions pres- « crites par M. Burin du Buisson, j'ai fait dissoudre à chaud, « dans l'acide chlorhydrique du commerce, de l'hydrate de « peroxyde de fer, que nous possédons tous dans nos offi- « cines, en prévision des empoisonnements par l'acide arsé- « nieux. . . . . »

Très bien, Monsieur; mais l'hydrate de votre officine a été préparé, comme vous avez eu soin de nous le dire, avec le sulfate de fer ordinaire ou du commerce !

De mon côté, ainsi que vous l'avez vu dans le *Journal de Chimie médicale*, j'emploie bien aussi, ou du moins je conseille à mes confrères d'employer le sulfate de fer du commerce, mais sous condition expresse de lui faire subir *des manipulations et des précautions* que vous jugez aussi coûteuses qu'inutiles, et que je crois pour ma part indispensables, si l'on veut être certain d'avoir de l'hydrate de peroxyde de fer pur.

Voici ce que j'ai indiqué d'après BONSDORFF :

« Prenez,

« Sulfate de fer du commerce de couleur éme-
raude. 1,000 gr.
« Eau. . . . . 3,000 »
« Limaille de fer pure. . . . . 100 »
« Acide sulfurique. . . . . 15 »

« On introduit le tout dans un matras, ou mieux dans un vase de fonte émaillée, et on laisse digérer sur un bain de sable jusqu'à ce que tout dégagement de gaz cesse; on filtre, on ajoute à la liqueur 500 gr. d'acide hydrosulfurique liquide (ou mieux 100 gr. de solution concentrée de sulfure de barium), et on laisse en repos pendant douze heures; au bout de ce temps, on porte le mélange sur le feu, on fait bouillir une demi-heure et on filtre.

« On obtient de cette manière du sulfate de fer tout à fait pur, éminemment propre à la préparation de l'hydrate de fer pur. »

L'addition de la limaille de fer a pour but d'éliminer le cuivre que le sulfate de fer du commerce contient toujours et en proportion quelquefois considérable; l'acide sulfhydrique ou le sulfure de barium sont ajoutés à la solution de sulfate de fer pour précipiter l'arsenic et le zinc qui s'y rencontrent aussi très-souvent, ainsi que l'alumine.

M. Magne-Lahens, il faut le répéter encore, trouva *ces*

manipulations et ces précautions coûteuses et inutiles, et il affirme qu'il n'y a pas lieu de se préoccuper de la présence de ces substances dans le sulfate de fer du commerce. — J'ai répondu à mon tour, qu'en parlant ainsi, mon honorable collègue donnait un conseil dangereux et commettait une erreur en contradiction avec toutes les sages prescriptions de la science, et je le prouve:

Le Codex, dirai-je d'abord, prescrit aux pharmaciens de fabriquer directement le sulfate de fer, en dissolvant de la limaille de fer pure dans de l'acide sulfurique et en ajoutant un excès de fer, dans le but, cela est connu, de précipiter le cuivre qui pourrait se trouver dans la limaille.

Quant aux ouvrages des maîtres, je prends le premier qui me tombe sous la main; c'est la 3me édition du TRAITÉ DE PHARMACIE d'un homme dont nous déplorons la perte récente, et qui, à tous les titres, est digne de tous nos regrets; j'ai nommé M. SOUBEIRAN. Je cherche à la page 436, l'article *sulfate de protoxyde de fer*, et voici ce que j'y trouve:

« Le sulfate de fer, destiné à l'usage médical, doit être
« exempt de cuivre. On trouve dans le commerce quelques
« variétés de sulfate de fer qui sont dans ce cas; mais le plus
« souvent, le sel du commerce est mêlé de cuivre dont on
« reconnaît la présence en plongeant dans la dissolution
« aqueuse une lame de fer qui se couvre de cuivre. »

M. Soubeiran dit ensuite que ce sulfate de fer cuivreux peut être purifié par le procédé de BONSDORFF (1). Ce procédé est précisément celui que nous avons décrit plus haut, et que nous avons adopté comme pouvant donner un sulfate de fer très-pur; mais à condition de faire intervenir l'acide sulfhydrique proposé par M. LEGRIPE, ou le sulfure de barium ainsi que nous le faisons aujourd'hui nous-même.

En effet, voici ce que dit M. Soubeiran, en parlant de la préparation de l'hydrate de peroxyde de fer, p. 436 :

« On trouve dans le commerce des sulfates de fer qui
« contiennent de l'arsenic, et qui donnent un hydrate de
« peroxyde de fer qui en contient aussi. Il faut alors sou-
« mettre préalablement le sulfate de fer à une purification.
« Le procédé suivant, donné par M. LEGRIPE, réussit bien.
« On dissout le sulfate de fer dans l'eau et on fait passer
« pendant longtemps un courant d'hydrogène sulfuré, et l'on
« filtre. On traite alors ce sulfate purifié à la manière ordi-
« naire. »

En conséquence, comme nous venons de le démontrer, les critiques de M. Magne-Lahens passent par-dessus notre tête pour aller frapper BONSDORFF, LEGRIPE et M. SOUBEIRAN, mais inutilement, car elles ne sauraient atteindre que leur

---

(1) SOUBEIRAN, ouv. cité page 458.

auteur même, qui donne ainsi, comme nous l'avons démontré, des conseils dangereux à ses collègues ; et ces conseils sont d'autant plus à craindre qu'ils sont donnés en parlant d'économie. — Je sais bien que le plus grand nombre de nos confrères auront reconnu, comme nous, l'erreur de M. Magne-Lahens ; mais d'autres peuvent s'y laisser prendre et préparer de cette manière de l'hydrate de peroxyde de fer destiné aux empoisonnements par l'arsenic, lequel pourrait contenir lui-même : de l'arsenic, du cuivre, du zinc, etc.

La deuxième partie de notre procédé, celle relative à la calcination de l'hydrate de fer, demandée comme une précaution par M. Pravaz, nous la croyons inutile, ainsi que nous avons eu le soin de le dire dans une note adressée à l'Institut le 16 janvier 1854. — Préparant, chaque année, plusieurs centaines de kilogr. d'hydrate de peroxyde de fer, employé dans notre fabrique de produits chimiques médicinaux à la préparation des citrate, tartrate et autres sels de peroxyde de fer, nous savions parfaitement que l'hydrate de fer humide se dissolvait plus facilement dans les acides forts ou faibles que l'oxyde de fer sec. — Mais en disant que : « la grande cohésion que l'oxyde de fer « prend par la calcination le rend réfractaire à l'action de « l'acide chlorhydrique, qui ne le dissout plus que difficile-« ment et avec lenteur, » M. Magne-Lahens nous prouve qu'il n'a jamais fait l'épreuve du fait qu'il avance. — En effet, lorsqu'on laisse sécher à l'air de l'hydrate de fer humide, on obtient une poudre jaune rougeâtre d'une extrême ténuité, que la calcination semble diviser encore davantage et rend semblable à l'oxyde de fer dit rouge anglais, dont la finesse est très-grande comme on sait.

Ainsi préparé, le peroxyde de fer se dissout facilement à chaud dans l'acide chlorhydrique, et en proportion beaucoup plus grande que celle nécessaire pour saturer cet acide.

La pierre hématite, ou peroxyde de fer naturel, possède une cohésion beaucoup plus grande que celle de l'hydrate calciné, et pourtant elle sature parfaitement à chaud l'acide chlorhydrique, et donne même un perchlorure basique. Aussi notre honorable et savant confrère, M. Gobley, a-t-il proposé l'emploi de la pierre hématite dans la préparation de son perchlorure de fer sec. — Il vaut mieux pourtant, nous le répétons, employer l'hydrate de fer pur, dont on est beaucoup plus sûr, qu'un produit naturel qui peut être mélangé d'autres substances.

Quoi qu'il en soit, après avoir expliqué, comme nous l'avons dit plus haut, que pour faire son perchlorure il saturait à chaud de l'acide chlorhydrique par de l'hydrate de peroxyde de fer de son officine, M. Magne-Lahens continue ainsi :

« La solution tenant un excès d'hydrate de peroxyde de « fer a été concentrée jusqu'à ce qu'une goutte de soluté,

« pris au bout d'une baguette et jeté sur un marbre, durcit
« aussitôt. Après ce refroidissement, j'ai ajouté peu à peu
« assez d'eau distillée pour obtenir un liquide sirupeux que
« j'ai filtré. Il marquait 44 au pèse-sel.

« Désireux de comparer mon produit avec celui de M. Burin
« du Buisson, poursuit M. Magne-Lahens, je me suis procuré
« du perchlorure de fer préparé par notre confrère (1).
« *L'authenticité de ce perchlorure était incontestable, puisque*
« *le flacon qui le contenait portait tous les caractères distinctifs*
« *que M. Burin du Buisson a cru devoir imprimer à sa pré-*
« *paration.* Le soluté de perchlorure de fer de mon confrère
« est *beaucoup moins riche en couleur que le mien.* Il a laissé
« déposer sur les parois et au fond du flacon un précipité
« jaune ocreux, tandis que le mien est parfaitement limpide.
« *Le premier a une densité de 28, le second marque 44 au*
« *pèse-sel. Ils sont l'un et l'autre très-sensiblement acides,*
« *mais le premier l'est beaucoup plus que le second.* Enfin,
« 5 gouttes de mon perchlorure, versé dans un mélange de
« 20 grammes de blanc d'œuf et 20 grammes d'eau, ont
« coagulé à l'instant et complètement ce mélange, *tandis*
« *qu'il a fallu 8 ou 10 gouttes de l'hémostatique de notre confrère*
« *pour produire le même résultat.* »

---

(1) Notons en passant, qu'au lieu de s'adresser à nous directement, ce qui paraissait naturel, M. Magne-Lahens fit la demande d'un flacon de notre perchlorure à notre confrère et ami M. Alexandre Guilliermond.

Mais tout ce que vous venez de nous dire là, cher collègue, nous paraît complètement emprunté à M. de La Palisse, moins, toutefois, la grâce naïve que le célèbre marquis, de drôlatique mémoire, mettait toujours à trouver et à dire ses fameuses vérités, devenues proverbiales.

En effet, dès le mois d'août 1855, après les travaux de MM. Pétrequin, Valette, Desgranges, à Lyon, MM. Giraldès, Goubaux et Debout, à Paris, ainsi que par diverses communications que je fis moi-même à cette époque, on convint spontanément et comme d'un commun accord, que la densité de la liqueur hémostatique et hémoplastique de Pravaz, qui était primitivement de 45° Baumé, serait descendue à 50°; et tout le monde sait que cette dernière densité de 30° Baumé fut généralement adoptée comme devant être le soluté normal du perchlorure de fer (hémostatique Pravaz).

Or, notre perchlorure de fer, qui était basique lors de sa préparation, avait laissé déposer de l'oxychlorure après un certain temps (ce qui se produit toujours pour les solutés *basiques*, comme nous l'expliquerons plus bas), et après ce dépôt sa densité était descendue à 28°.

Celui de notre confrère était au contraire *tout fraîchement préparé* et il avait de plus une densité de 44°.

Dans de telles conditions, M. Magne-Lahens débute par

constater avec une satisfaction très-grande : « *qu'une solution d'un sel très-coloré, pesant 44° à l'aréomètre, est plus foncée en couleur que la même solution à 28°,* » et il triomphe de cette découverte !

Puis, poursuivant ce premier succès, il annonce à ses collègues de la Société de Toulouse, avec un bonheur non moins grand : « *qu'un soluté à 44° de perchlorure de fer coagule plus d'albumine que ce même soluté à 28°.* — Tout surpris d'un pareil résultat et encore sous l'impression de l'émotion qu'il en éprouve,

        Il ajoute :

« Cette dernière expérience a été réitérée un grand nombre « de fois, en prenant les soins les plus minutieux pour la « rendre aussi concluante que possible. » — Cela dit, notre excellent collègue essuie la sueur qui lui couvre le front, chose bien naturelle après tant de labeurs.

Mais comment M. Magne-Lahens, que l'on dit un homme important, et qui est, croyons-nous, professeur suppléant à l'Ecole secondaire de Médecine et de Pharmacie de Toulouse, a-t-il pu laisser imprimer sous son nom de telles choses ? Car enfin, n'est-il pas clair, pour qui veut voir et réfléchir un seul instant, qu'une solution de perchlorure de fer dans l'eau devra forcément coaguler d'autant plus d'albumine, qu'elle sera plus chargée en sel ferrique ; ou, en d'autres termes, que l'énergie du soluté ferrique sur une solution albumineuse quelconque sera en raison directe de sa richesse en perchlorure.

Or, sans prendre la peine de faire lui-même ces calculs, si notre confrère veut bien consulter les travaux de M. Gobley, sur les quantités respectives de perchlorure de fer sec et d'eau que contiennent les solutions de perchlorure à diverses densités,

Il verra que :

La solution à 45° contient 53,85 de perchl^{re} de fer et 46,15 d'eau,

—	à 30°	—	34,65	—	—	65,35	—
—	à 20°	—	21,30	—	—	78,70	—
—	à 15°	—	16,35	—	—	83,65	—

Comme le perchlorure de fer sec contient sensiblement le cinquième de son poids d'eau, les solutions ci-dessus contiennent en réalité :

La solution à 45°. . . . 43,10 de perchlorure de fer anhydre.

—	à 30°. . . .	29,70	—	—
—	à 20°. . . .	17,05	—	—
—	à 15°. . . .	12,10	—	—

En conséquence, comme le tableau ci-dessus indique que dans les solutions de perchlorure de fer à 45° et à 30°, la proportion de sel ferrique sec est comme 53,85 sont à 34,65, soit, près d'un tiers en plus de sel ferrique dans le soluté à 44°; il est tout simple de voir que 5 gouttes de ce dernier soluté doivent forcément coaguler autant d'albumine que 8 à 9 gouttes de la solution à 28°.

M. Magne-Lahens n'a pas vu les choses ainsi ; et comme il est inexorable pour ses adversaires, lorsqu'une fois il les tient enserrés dans les fils de cette logique que nos lecteurs ont déjà jugée, il ne les lâche jamais sans les achever, et voici comment il s'y prend à notre égard :

« D'après ce qui précède, je crois que mon procédé mérite
« d'être adopté. Il n'a, au reste, d'autre mérite que celui
« d'offrir aux pharmaciens un moyen prompt et facile de se
« procurer l'hémostatique Pravaz, *sans recourir soit à des*
« *manipulations compliquées, soit au laboratoire de notre*
« *confrère de Lyon.* »

Nous avons le regret de ne pouvoir même pas laisser cette légère satisfaction à notre confrère de la *Haute-Garonne*. Car, en effet, ce qu'il appelle son procédé, ne diffère en rien du nôtre, objet de ses critiques, sauf la pureté des deux produits, comme nous l'avons démontré. Et nos deux procédés, qui ne sont au reste que ceux proposés bien longtemps avant nous par Trommsdorff d'abord, plus tard par MM. Soubeiran et Gobley, et qui consistent tous par dissoudre du sesquioxyde de fer dans de l'acide chlorhydrique, doivent être abandonnés les uns comme les autres, parce qu'ils donnent toujours un produit basique, qui ne se conserve pas.

En effet, l'excès de base contenue dans la solution de perchlorure détermine la formation d'un oxychlorure de fer, et le moyen que nous avions indiqué, de filtrer le soluté au bout de 15 jours, ne suffit pas toujours pour faire disparaître les inconvénients de ces divers modes de préparation qu'il faut abandonner, nous le répétons.

Il en est de même du perchlorure de fer sec de M. Gobley. qui ne donne qu'un soluté tout à fait infidèle, qu'il faut rejeter de l'usage médical, quant à son emploi, bien entendu, à la préparation de l'hémostatique Pravaz.

Au contraire, en peroxydant, comme nous l'avons indiqué plus haut, une solution de protochlorure de fer par l'acide azotique, et en ayant soin de détruire toute trace d'azotate ferrique par l'addition d'un très-léger excès de protochlorure, on obtient un soluté de perchlorure de fer neutre Fe^2Cl^3, qui se conserve indéfiniment, sans aucun dépôt d'oxychlorure de fer, et qui se prête, de la manière la plus heureuse, à tous les usages, comme à tous les besoins de la thérapeutique.

Les observations qui précèdent, et celles qui vont suivre, nous paraissent avoir un intérêt tout spécial dans ce moment surtout, où l'emploi du perchlorure de fer, à l'intérieur, commence à prendre de grandes proportions, et paraît destiné à rendre des services importants dans un assez grand nombre de maladies internes.

Il existe, comme on sait, deux combinaisons de fer et de chlore :

Un protochlorure $FeCl$, qui correspond au protoxyde de fer,
Et un sesquichlorure Fe^2Cl^3, qui correspond au sesquioxyde.

Ce dernier sel se forme facilement, et on l'obtient même, comme le faisait Bestuchef, en exposant à l'air des cristaux de protochlorure ; mais, comme nous l'avons dit, ses affinités chimiques sont grandes, et une foule de substances, en présence de l'eau, ont la propriété de le modifier et même de le ramener à l'état de protoxyde, en s'emparant d'une partie de ses éléments. Aussi, dans les solutions neutres ou même basiques de perchlorure de fer, une portion de l'acide chlorhydrique agit toujours comme acide libre, ainsi que nous l'avons dit plus haut. C'est, du reste, à la facilité avec laquelle une partie des éléments du perchlorure se séparent pour entrer dans de nouvelles combinaisons, que l'on doit les propriétés qui le rendent si précieux et si remarquable.

L'acidité naturelle des solutions aqueuses de perchlorure de fer neutre a donné lieu à de nombreuses équivoques, et souvent des solutions neutres de ce sel ont été prises pour des solutions avec excès d'acide.

On n'a pas oublié, en effet, que, pendant la vive discussion soulevée, devant l'Académie de Médecine, par M. le professeur Malgaigne, sur la méthode Pravaz, méthode alors à peine à ses débuts, et souvent assez mal connue des orateurs qui l'attaquèrent, il se fit un grand bruit à l'endroit de l'état acide ou neutre du perchlorure employé dans les premiers essais qui furent tentés.

Lorsque M. Malgaigne, après l'exposé de son réquisitoire contre la méthode Pravaz, eut reconnu que l'Académie de Médecine ne paraissait pas disposée à le suivre dans la fausse voie où il cherchait à l'entraîner; — comment, du reste, aurait-il pu en être autrement, et comment M. Malgaigne a-t-il pu croire que cette savante Assemblée serait disposée à prendre pour des faits des tâtonnements, malheureux pour quelques cas, mais heureux ou innocents pour le plus grand nombre ; ne devait-il pas croire, au contraire, qu'une seule guérison implique et oblige, à plus fortes raisons plusieurs guéri-sons, et qu'en présence d'un tel état de choses, l'Académie de Médecine, étrangère à toute passion comme à tout senti-ment devant l'intérêt de la science, reconnaîtrait qu'il y avait des tâtonnements nécessaires dans les applications scienti-fiques, et que des essais préliminaires ne pouvaient pas être pris pour des résultats définitifs; qu'autour de l'idée généra-trice de Pravaz, « la guérison des anévrismes par un liquide coagulant, le perchlorure de fer, » venaient se grouper plusieurs questions à élucider par la discussion et l'expérimentation : question physiologique , question pathologique, question thérapeutique, question opératoire, etc.; lorsque M. Malgaigne eut bien reconnu, disons-nous, que tous ses efforts d'éloquence ne parviendraient pas à faire dévier l'Académie de cette sage réserve, il changea de tactique en accusant le perchlorure de fer de tous les méfaits reprochés à la méthode Pravaz.

La nouvelle méthode était née à Lyon, et ce n'était pas là son moindre tort; les chirurgiens lyonnais avaient obtenu des succès ; là, où d'après M. Malgaigne, on n'avait obtenu ailleurs que des succès douteux ou des résultats désastreux ; et M. Malgaigne était du nombre des opérateurs malheureux. On cherchait à se rendre compte de la différence des résultats, à Lyon comme à Paris, lorsque M. Valette, qui venait d'obtenir à Lyon un succès complet contre un anévrisme de l'artère humérale, avec du perchlorure préparé par nous, laissa entrevoir cette opinion : que le perchlorure de fer dont on avait fait usage à Paris, peut-être mal préparé ou trop acide, aurait pu être pour quelque chose dans la différence des résultats. — Il n'en fallut pas davantage à M. Malgaigne, qui courut aussitôt demander à M. Soubeiran si le perchlorure de fer, préparé par M. Burin du Buisson, était *acide*. Et comme le savant professeur de pharmacie ne pouvait pas dire, non, puisque comme nous l'avons expliqué plus haut, le perchlorure de fer liquide a toujours une réaction acide, l'honorable M. Malgaigne nous traduisit aussitôt, au nom de M. Soubeiran, à la barre de l'Académie de Médecine, sous l'accusation « de délivrer aux chirurgiens *un perchlorure de fer détestable, un faux perchlorure de fer.* »

Voyez cependant jusqu'à quel point la passion ou un sentiment peuvent égarer même un orateur habile, un savant médecin, ce qui doit certainement signifier un ami de la science et de la vérité ! — Car enfin, lorsque M. Malgaigne parlait ainsi devant l'Académie de Médecine, il savait parfaitement que dans les hôpitaux de Lyon, où notre perchlorure était exclusivement employé, M. Valette venait d'obtenir le succès complet sur un anévrisme dont nous venons de parler, et qu'il avait opéré, en outre, avec plein succès, dix ou douze cas de varices, M. Desgranges dix-huit cas de varices également, et M. Pétrequin sept à huit ;

Que de plus, M. Barrier avait pu injecter, en trois fois, 85 gouttes de notre perchlorure de fer à 45° Baumé, dont 45 gouttes en une seule fois, dans un énorme anévrisme du tronc brachiocéphalique, chez un homme qui était encore vivant trois ans après l'opération, et qui est mort, m'a-t-on assuré, d'une maladie aiguë seulement aggravée par la redoutable affection chronique.

Mais cela étant, que penser de la logique ou de la bonne foi de M. Malgaigne, donnant l'épithète de *faux* et de *détestable* au perchlorure avec lequel ses confrères de Lyon guérissent leurs malades ou améliorent au moins leur état, tandis que la logique inexorable l'oblige à dire qu'avec le *vrai* perchlorure on n'avait obtenu que des désastres à Paris ou ailleurs. Au quel alors donner la préférence, du *faux* et du *détestable* perchlorure qui guérit, ou du *vrai* et par conséquent de l'*excellent* qui tue?

De telles paroles dans la bouche de M. Malgaigne, n'étaient, on doit le croire, qu'un moyen oratoire; or, un moyen oratoire, on le sait, peut fort bien constituer quelquefois une blessante injustice, sans avoir pour cela la moindre valeur contre les faits que l'on prétend combattre.

A Lyon, comme à Paris, il a pu être employé du perchlorure plus ou moins bien préparé, mais il n'y a jamais eu de *perchlorure faux* ni de *perchlorure détestable*. Et M. Malgaigne, qui est, on ne saurait le méconnaître, un esprit éminent, a dû, nous en sommes certain, regretter depuis de telles paroles. Nous aimons à croire qu'il partage aujourd'hui l'opinion de ses honorables collègues de l'Académie, qui se refusèrent dès le principe à adopter sa manière de voir, tant sur le perchlorure de fer lui-même, qu'à l'égard de la méthode Pravaz.

Pour en revenir à l'acidité du perchlorure de fer, nous croyons qu'on a fort exagéré ses prétendus dangers. — Nous sommes convaincu, pour notre part, que lorsque la seringue Pravaz a pénétré dans un sac anévrismal, et que le sang s'en échappe par un jet rutilant, on pourrait remplacer le perchlorure de fer par de l'acide chlorhydrique pur, ou même par de l'acide sulfurique, sans crainte d'accidents inflammatoires plus graves qu'avec le sel ferrique. Notre assertion a pour base, ici, l'action bien connue des acides minéraux sur l'albumine, et par conséquent sur les principes albumineux du sang, qui neutralisent instantanément les premiers en formant avec eux des combinaisons insolubles, qui se précipitent sous forme de caillots.

Ce n'est donc pas sans raison que M. Bouchut, en 1839, proposa de ponctionner les anévrismes au moyen d'aiguilles capillaires, et d'y injecter quelques gouttes d'*acide sulfurique* pour provoquer la coagulation du sang dans le sac;

Que M. Wardrop, en 1841, conseilla d'employer, comme liquide coagulant, l'acide acétique;

Et nous rappellerons enfin, que M. Pétrequin, de son côté, avait obtenu avant l'emploi du perchlorure, plusieurs succès en injectant dans des tumeurs sanguines des solutions concentrées d'*acide citrique* comme liquide coagulant.

Quoi qu'il en soit, en présence de ces faits, comme en présence aussi des cas plus heureux que fréquents de guérison spontanée de tumeurs anévrismales, où l'on avait vu la nature, par un procédé qui lui est propre, amener la coagulation du sang dans le sac anévrismal, la nécessité d'un puissant coagulateur du sang répondait à un *desideratum* généralement senti ; aussi la découverte d'un agent si précieux dans le perchlorure de fer par M. Pravaz fut un événement. L'élan fut général et les applications ne firent point défaut ; elles se multiplièrent rapidement et s'étendirent bien vite des anévrismes aux varices et aux hémorrhagies.

Sans doute le perchlorure de fer, dans la guérison des anévrismes, ne réalisa pas toutes les espérances conçues à son apparition ; mais l'accuser de tous les accidents qui suivirent son emploi, c'est, comme l'a dit avec tant de raison M. Desgranges, beaucoup trop de rigueur contre l'agent et pas assez à l'égard des opérateurs.

La méthode des injections coagulantes, en effet, présente deux difficultés qui lui sont particulières : la première, qui consiste à faire pénétrer un trocart à travers des tissus plus ou moins épais, pour aller à la recherche du sac anévrismal ou de toute autre tumeur sanguine, et pénétrer à son intérieur sans rester en deçà ou aller au-delà, sera toujours une opération délicate et souvent dangereuse ; la deuxième, c'est d'avoir la certitude absolue que l'injection est faite dans la cavité vasculaire et jamais en dehors, au sein des tissus qui ne peuvent pas neutraliser le perchlorure, lequel peut amener alors l'inflammation suppurative.

Nous ne craignons pas d'affirmer ici, que, sauf le cas déplorable dans lequel, a-t-on dit, la compression fut négligée, tous les accidents qui suivirent les premiers emplois du perchlorure de fer, dans les anévrismes, furent dus à une des causes ci-dessus, ou à toutes les deux en même temps, et jamais à l'action du perchlorure de fer lui-même, toutes les fois que l'injection a été faite dans les conditions ci-dessus, c'est-à-dire que l'agent coagulateur a été versé dans l'inté-rieur du sac rempli de sang et non en dehors.

Répétons-le donc encore : lorsque M. Malgaigne souleva la discussion sur la méthode Pravaz, devant l'Académie de Médecine, l'idée génératrice de ce célèbre médecin, seule, était fixe, tout le reste était en œuvre ; les éléments de cette méthode étaient toujours à chercher leurs qualités, leurs quantités et leurs places. M. Malgaigne eut le grand tort de prendre des tâtonnements pour des faits accomplis ; ce qu'il fallait c'était de continuer à étudier, et en attendant agir prudemment. — Cette sage réserve fut en effet le parti que prit l'Académie de Médecine, qui se borna, comme on sait, « à recommander la prudence aux chirurgiens, lorsqu'il s'agissait d'expérimenter des méthodes nouvelles. »

Toutefois, comme il fallait s'y attendre, les attaques passionnées dont la méthode Pravaz fut l'objet, lui furent d'abord funestes. Les chirurgiens, indécis, s'arrêtèrent, et l'on put croire un moment que les injections étaient complètement rejetées du traitement des anévrismes.

Cependant, à l'Académie de Médecine, MM. Roux, Velpeau, Leblanc, Laugier, Giraldès, avaient répliqué, à divers points de vue, aux critiques de M. Malgaigne (1); en dehors de l'Académie, à Lyon, où la méthode Pravaz était restée intacte, MM. Valette, Desgranges et Pétrequin avaient répondu non seulement par des arguments; mais, ce qui vaut mieux, par des guérisons nombreuses, dont une, le succès complet obtenu par M. Valette sur un anévrisme de l'artère humérale, pouvait à bon droit être considérée comme la consécration pratique de la nouvelle méthode.

De son côté, la Société de Chirurgie de Paris, pour montrer, sans doute, que loin de s'associer aux sentiments passionnés qui s'étaient fait jour dans la discussion devant l'Académie, elle ne désapprouvait point les tentatives faites, et prévoyant les avantages du perchlorure de fer, à d'autres points de vue, institua un prix, conformément aux généreuses dispositions de M. le docteur Verrier, « sur le traitement des varices et des hémorrhoïdes par les injections du perchlorure de fer, » prix, dont le lauréat fut M. Desgranges, chirurgien en chef de l'Hôtel-Dieu de Lyon.

Dès cette époque, une réaction, sourde et timide d'abord, commença à se faire en dehors de Lyon, en faveur de la méthode Pravaz; bientôt après, deux tentatives suivies de

______

(1) *Bulletin de l'Académie de Médecine,* 1853-1854, séances des 8, 15, 22 et 29 novembre 1855.

succès, l'une par M. Bourguet (1), d'Aix, l'autre par M. La-
grange (2), lui donnèrent une allure décidée qui s'est continuée jusqu'à ce jour, et qui, nous en avons la certitude,
ne fera que s'accroître encore dans l'avenir.

Mais, la guérison des tumeurs anévrismales et des tumeurs
sanguines en général n'était, toutefois, qu'une des applications médicales de l'admirable propriété que possède le
perchlorure de fer sur les principes albumineux du sang.
— Il est clair qu'une telle propriété avait un emploi plus
direct encore contre toutes les hémorrhagies accidentelles,
ou à la suite d'opérations chirurgicales. — Il suffisait également de se rappeler l'action très-légèrement cathérétique
du perchlorure de fer sur les tissus vivants, et la propriété
désinfectante qu'il exerce en fixant les gaz ammoniacaux
d'une part, et de l'autre en décomposant les gaz sulfureux;
enfin, en tenant compte de ce fait, que le perchlorure de
fer, en présence de l'eau et au contact des matières organiques, possède la double propriété physique et chimique
du chlore naissant et de l'acide chlorhydrique, jointe à celle
propre aux persels de fer, il était impossible de ne pas

---

(1) Anévrisme de l'artère ophthalmique.— *Compte rendu de l'Académie des Sciences*,
19 novembre 1855. — Archives de Médecine, pag. 108, janvier 1856.

(2) Anévrisme de l'artère brachiale, *Gazette médicale de Lyon*, 1857, n° 2, p. 55.
— *Moniteur des Hôpitaux*, 5 mars 1857.

espérer avoir trouvé dans cet agent un topique modificateur, puissant dans les plaies atoniques, les plaies gangreneuses ou de mauvaise nature, la pourriture d'hôpital, etc.

Ces divers faits, et ils ne sont pas les seuls comme nous le dirons plus loin, semblaient devoir ressortir clairs et nets pour tous. Il ne s'agissait plus que de les coordonner, et de faire une étude sage et prudente de leur application thérapeutique. — Il n'en fut pas ainsi pourtant, dès le principe, car la discussion devant l'Académie avait ébranlé même les esprits les plus clairvoyants et les plus vigoureusement trempés. Nous en citerons ici un exemple remarquable :

Dans le commencement de la guerre d'Orient, fin novembre 1854, nous crûmes devoir adresser au savant inspecteur-directeur du service de santé de l'armée d'Orient, l'honorable M. Michel Lévy, une certaine quantité de perchlorure de fer, en le priant de vouloir bien en disposer comme il le jugerait convenable entre les hôpitaux de Constantinople et l'armée devant Sébastopol. Nous offrions, de plus, de mettre à sa disposition un nouvel envoi de perchlorure de fer, après la réception du premier et sa distribution aux divers services.

Voici la lettre que nous fit l'honneur de nous écrire M. Michel Lévy :

ARMÉE D'ORIENT.

SERVICE DE SANTÉ.

DIRECTION.

Constantinople, le 12 décembre 1854.

MONSIEUR,

Les deux caisses de perchlorure de fer que vous avez bien voulu m'envoyer pour les usages de notre active chirurgie de guerre sont arrivées, et celle qui contient les flacons est en route sur la Crimée; j'ai adressé aux chefs d'ambulance une circulaire pour l'emploi de ce moyen. Les bouteilles seront utilisées dans les sept hôpitaux militaires que nous avons ici; d'assez nombreux cas de gangrène, de résorption purulente et de mauvaise allure des plaies, nous seront une occasion de juger promptement les effets de la liqueur Pravaz.

En attendant, je vous prie d'agréer mes remercîments pour votre libéral envoi aux malades de l'armée; le perchlorure de fer a déjà reçu une assez forte sanction de la pratique des chirurgiens les plus distingués pour que son emploi dans l'armée, d'ailleurs autorisé par le Conseil de santé, ne ressemble pas à une expérience.

Veuillez recevoir, Monsieur, etc.

*L'Inspecteur et Directeur du service de santé
de l'armée d'Orient, Médecin consultant
de l'Empereur,*

Signé : **Michel LÉVY**

A Monsieur Burin du Buisson, à Lyon.

Quelques temps après, nous reçûmes de M. le docteur Scrive, chef du service de santé de l'armée d'Orient devant Sébastopol, une autre lettre à la date du 7 janvier 1855, par laquelle ce savant médecin rapportait que les ambulances étaient pourvues de notre perchlorure de fer par les soins de M. Michel Lévy, « *et que cet agent rendait chaque jour de* « *grands services pour suspendre les hémorrhagies avant les* « *opérations;* nous l'avons déjà plusieurs fois employé dans « des cas d'hémorrhagies consécutives, continue M. le docteur « Scrive; mais les faits ne sont pas encore assez nombreux « pour que je puisse me prononcer sur l'efficacité absolue « de l'hémostatique. Je dois, du reste, adresser à M. le « Directeur du service de santé le résultat de mes essais..... »

Avant la réception de ces deux lettres, et peu de temps après l'envoi de notre perchlorure à Constantinople, nous crûmes devoir adresser à M. le Ministre de la guerre une demande, à l'effet d'obtenir que l'Etat prît à sa charge les *frais de port* de notre deuxième envoi de ce médicament à M. Michel Lévy.

Notre demande, faite à la date du 22 décembre 1854, resta sans réponse jusqu'au 29 janvier suivant; à cette époque, M. le Ministre de la guerre nous fit l'honneur de nous adresser une lettre par laquelle il nous donnait avis, que n'étant pas compétent pour juger la question qui faisait le motif de notre demande, il avait dû soumettre notre lettre au Conseil de santé des armées à Paris, et que ce Corps savant ayant déclaré :

1° « Que le perchlorure de fer, préconisé d'abord pour « le traitement des anévrismes et des varices, *avait été re-* « *poussé par l'Académie de Médecine qui en avait blâmé* « *l'emploi ;*

2° « Que comme hémostatique, il n'offrait pas plus de « sécurité que les hémostatiques en général, et qu'il n'*empê-* « *chait pas la ligature des grosses artères ;*

3° « Enfin, qu'employé comme désinfectant, il était jugé « par le même Conseil comme devant être étudié encore « avant d'être admis à prendre place à côté des agents ana- « logues et d'une efficacité éprouvée, que possède depuis « longtemps la matière médicale ;

« Et qu'en présence d'une telle déclaration du Conseil de « santé des armées à Paris, il se voyait à regret forcé de me « refuser l'autorisation demandée. »

On concevra sans peine que cette nouvelle décision du Conseil de santé, en opposition formelle avec la déclaration de M. Michel Lévy, ait dû nous impressionner vivement ; car, tandis que l'on refusait à Paris d'admettre l'emploi du perchlorure de fer, à Constantinople au contraire, où l'on faisait de la chirurgie *active*, pour nous servir du terme de M. Michel Lévy, ce dernier s'empressait, en sa qualité de directeur du service de santé, d'en préconiser l'usage pour le service médical de notre armée d'Orient.

De plus, l'exposé ci-dessus, sur lequel le Conseil de santé avait motivé son refus, nous avait grandement surpris, on le comprendra sans peine, et il nous fut impossible de nous empêcher d'y voir, à tort peut-être, comme un écho du réquisitoire et de l'argumentation de M. Malgaigne devant l'Académie de Médecine. Comme d'autre part, l'Hôpital militaire de Lyon nous avait fait des demandes assez importantes de perchlorure de fer à destination de Constantinople, nous dûmes nous croire autorisé à adresser une nouvelle lettre à M. le Ministre de la guerre. Dans cette dernière, écrite à la date du 30 août 1855, nous commencions par faire part à M. le Ministre, de la lettre de M. Michel Lévy et de celle de M. le docteur Scrive, la première déclarant en même temps que l'opinion particulière d'un juge aussi compétent, la décision favorable du Conseil de santé; et la deuxième faisant connaître les heureux résultats déjà obtenus sur les blessés de l'armée de Crimée. Après avoir donné copie des deux lettres ci-dessus, nous prenions la liberté de témoigner à M. le Ministre de la guerre notre extrême surprise sur l'arrêt rendu par le Conseil de santé de l'armée à Paris, contre le perchlorure de fer, surtout en présence des motifs allégués, qu'il nous était impossible d'accepter par les raisons suivantes:

1° « Que dans la discussion sur le perchlorure de fer à
« l'Académie de Médecine, il était inexact de dire que cette
« savante assemblée eût *repoussé* et *blâmé* l'usage du per-
« chlorure de fer contre les anévrismes et les varices ; car
« l'Académie ne prononça aucun blâme contre cet agent ;
« elle conseilla seulement la prudence aux chirurgiens qui
« faisaient l'essai de la nouvelle méthode, et encore l'Aca-
« démie parlait-elle d'une manière générale de toutes les
« méthodes nouvelles et non de celle de Pravaz en parti-
« culier (1).

2° « Qu'au point de vue des propriétés hémostatiques du
« perchlorure de fer, il était impossible de supposer qu'il fût
« jamais venu à l'idée d'aucun chirurgien, pas plus qu'aux
« partisans du nouvel agent, de croire que ses énergi-
« ques propriétés hémostatiques et hémoplastiques pussent
« dispenser de la ligature des gros vaisseaux dans les opé-
« rations; mais qu'à côté de cela, le perchlorure avait déjà
« rendu, rendait, et était destiné à rendre les plus grands
« services dans les hémorrhagies souvent très-dangereuses
« des petits vaisseaux et des capillaires, dites hémorrhagies
« en nappe;

---

(1) Bien loin d'avoir jamais pensé à *blâmer* et à *repousser* l'usage du perchlorure
de fer dans les anévrismes et les varices, l'Académie de Médecine au contraire, deux
ans après la lettre de M. le Ministre, mettait au concours : *L'Etude de l'action
thérapeutique du perchlorure de fer dans son emploi à l'extérieur et à l'intérieur.*

3° « Enfin, que pour l'emploi du perchlorure de fer
« comme désinfectant, ce n'était pas là un essai ni une
« expérience, puisque les propriétés chimiques des sels de
« fer solubles, à ce point de vue, étaient connues depuis
« longtemps, et celle du perchlorure en particulier ; que
« de plus, ce dernier avait le grand avantage de réunir en
« lui, en outre de son action comme sel de fer très-soluble,
« les propriétés de l'acide chlorhydrique et celles du chlore,
« deux corps déjà connus depuis longtemps comme désin-
« fectants puissants, et depuis longtemps employés avec
« succès contre les suppurations fétides, les plaies de mau-
« vaise nature et la pourriture d'hôpital. »

Le 26 septembre suivant, M. le Ministre de la guerre
nous fit l'honneur de nous adresser une nouvelle lettre en
réponse à la nôtre ci-dessus, du 30 août, dans laquelle,
après avoir exposé « qu'il était de principe rigoureux, dans
« le service médical de l'armée, de n'admettre que les mé-
« dicaments qui ont été sanctionnés par l'approbation pleine
« et entière des Corps savants légalement constitués, ou qui
« ont pris place sans conteste dans le domaine de la pratique
« générale, » M. le Ministre reproduisait ensuite, de nouveau,
l'exposé des motifs sur lesquels le Conseil de santé de l'armée
avait basé sa première décision et que nous avons donné plus
haut en y répondant ; puis, Son Excellence ajoutait : « Que
« le Conseil de santé après s'être éclairé de divers documents

« recueillis sous sa direction, trouva convenable de revenir
« sur son premier jugement, lequel avait motivé le refus
« formulé dans sa dépêche précitée du 29 janvier, et qu'en
« présence de ces nouveaux faits, il avait jugé à propos de
« donner des ordres en conséquence.

« Quant à la pression étrangère que vous supposez assez
« gratuitement, continuait M. le Ministre, avoir dicté au
« Conseil de santé son premier avis, il n'est pas inutile,
« Monsieur, que vous sachiez que cette compagnie savante
« ne reçoit ses inspirations d'aucune source que de l'in-
« térèt bien entendu de l'armée, et que, inaccessible à toutes
« les influences du dehors, lorsqu'elle est appelée à donner
« son avis sur l'adoption d'un nouveau médicament, elle ne
« prend conseil que de sa haute prudence et des résultats
« de l'observation la plus sévère. »

M. le Ministre de la guerre a donné au passage de notre
lettre précitée du 30 août, qui a motivé de la part de Son
Excellence, le paragraphe ci-dessus, un sens et une portée
qui étaient très-loin de notre pensée. . . . . . . La haute
valeur scientifique des hommes très-honorables qui compo-
sent le Conseil de santé de l'armée nous était connue, et
nous savions alors comme aujourd'hui que leur dévouement
pour la science et la vérité était à la hauteur de leur dévouement pour les intérèts de l'armée. — Mais, nous le
répétons aujourd'hui encore : en présence des *motifs allégués*

par ce Corps savant contre l'admission de notre demande à
M. le Ministre de la guerre, du 22 décembre 1854, et en
faisant cette réflexion, d'autre part, que beaucoup de ses
membres font partie de l'Académie impériale de Médecine,
et avaient assisté par conséquent à la discussion sur le perchlorure, il est impossible de se défendre d'y voir l'impression produite par les attaques passionnées de M. Malgaigne
contre l'emploi du perchlorure de fer en général, et en particulier contre celui préparé par nous ; notre avis à cet
égard sera, nous n'en doutons pas, généralement partagé.

En somme, le perchlorure de fer, comme hémostatique,
hémoplastique et topique, fut largement employé en Orient,
tant par nos armées, que par celles de nos alliés ; et il rendit
de grands services aux blessés et aux malades, de l'avis de
tous les médecins.

Comme hémostatique, — les avis furent unanimes, le perchlorure de fer fut considéré comme le moyen le plus sûr et
le plus puissant contre les hémorrhagies de toute sorte,
souvent mortelles, et toujours si dangereuses chez les blessés
dans les armées en campagne.

Comme topique et désinfectant, dans les suppurations de
mauvaise nature, le perchlorure de fer trouva un seul
adversaire, l'honorable M. Scoutteten, médecin principal
des hôpitaux français à Constantinople, qui fut certai-

nement influencé dans son opinion par le fait de la douleur vive que cause le perchlorure dans son application à la surface des plaies à larges surfaces ; mais un grand nombre de médecins de notre armée d'Orient ont déclaré en avoir obtenu les plus heureux résultats, principalement contre la pourriture d'hôpital. Nous en parlerons longuement plus loin dans un article spécial : *Sur l'emploi thérapeutique du perchlorure de fer liquide dans les hôpitaux et les ambulances militaires pendant la guerre d'Orient.*

Toutefois, les chirurgiens et les médecins de l'armée d'Orient, comme on le comprendra aisément d'après ce qui précède et ce qu'on verra plus loin, sont en général restés grands partisans de l'emploi du perchlorure de fer ; tandis qu'à Paris, le Conseil de santé des armées, comme s'il fût resté encore un peu sous l'impression de l'opinion qui le porta à repousser notre demande du 3 décembre 1854, semblait n'avoir admis qu'à regret cet agent à prendre rang dans le Formulaire militaire ; aussi n'avons-nous point été surpris de voir dans le Formulaire de 1857-58 le perchlorure de fer remplacé par le persulfate de fer.

Ce dernier sel a été proposé, en effet, par M. Léon Monsel, pharmacien aide-major de 1re classe à l'Hôpital militaire de Bordeaux, dans un travail publié dans le Recueil des Mémoires de Médecine, de Chirurgie et de Pharmacie militaires, 2me série, vol. 17, p. 424, 1856.

Le travail de M. Monsel a pour titre :

PROPRIÉTÉ HÉMOSTATIQUE DU SULFATE
DE PEROXYDE DE FER.

Priorité de la découverte de cette propriété dans les sels
de fer.

Théorie qui a conduit à cette découverte.

Innocuité de l'emploi du persulfate de fer sur les tissus.

Son mode d'application.

Son efficacité dépend-elle de la compression ?

Sa valeur hémostatique comparative ;
sa préparation ; ses avantages comme agent conservateur
des pièces anatomiques.

Comme on le voit par l'exposé du titre de son travail,
que nous examinerons dans le même ordre successif,
M. Monsel réclame la priorité sur M. Pravaz de la découverte de la propriété hémostatique des sels de fer !

Cet honorable confrère s'exprime ainsi :

« Dans un premier mémoire que j'ai eu l'honneur d'a-
« dresser au Conseil de santé des armées, le 20 juillet 1852,
« je racontai par quelle série d'opérations analytiques j'étais
« parvenu à découvrir et à recomposer l'hémostatique de

« Pagliari, avant que son inventeur n'en eût révélé le secret
« à la publicité. . . . .

« . . . .

« Je signalai aussi, dans ce travail, le sulfate de peroxyde
« de fer comme le meilleur hémostatique connu alors.
« M. le Baron Larrey, chargé par le Conseil de santé d'exa-
« miner la valeur thérapeutique de cet agent nouveau, a
« donné, dans un rapport clair et précis, un aperçu de
« tout ce que je disais dans ce premier mémoire. . . . . .

« . . . .

« Depuis l'envoi de mon premier travail, un célèbre
« docteur de Lyon a signalé au monde savant la propriété
« analogue que possède le perchlorure de fer. La simi-
« litude d'action qui existe entre le persulfate et le per-
« chlorure de fer est tellement frappante, que l'on pourrait
« croire au premier abord que j'ai été amené à cette dé-
« couverte en prenant pour point de départ celle du docteur
« Pravaz. Qu'il me soit donc permis de citer quelques dates
« pour bien constater que le premier, j'ai signalé cette pro-
« priété des persels de fer sur le sang.

« J'ai eu tort, il est vrai, de ne point communiquer mon
« travail à l'Académie de Paris; mais on peut lire dans le
« n° 28 de la *Correspondance scientifique de Rome* (2ᵉ année),
« publiée le 13 octobre 1852, une lettre, en date du
« 24 septembre, dans laquelle je signale le sulfate de per-

« oxyde de fer comme l'hémostatique le plus puissant, et
« où je fais précisément une réclamation de priorité, dans
« l'hypothèse que je pouvais avoir un imitateur. Or, à cette
« époque, le perchlorure de fer, qui a eu tant de reten-
« tissement depuis, n'avait point encore fait son apparition. »

M. Monsel se trompe, la priorité ici appartient à
M. Pravaz, et c'est aussi par des dates que nous allons le
démontrer.

D'après ce qui précède, en effet, M. Monsel se croirait
fondé à réclamer la priorité de la découverte de la propriété hémostatique des persels de fer, par cette double
raison : 1° qu'il aurait signalé, dès le 20 juillet 1852, cette
propriété par un mémoire adressé au Conseil de santé des
armées; 2° par une lettre, en date du 24 septembre de la
même année, insérée, comme nous venons de le dire plus
haut, dans le n° 28 de la *Correspondance scientifique de
Rome.* — Tandis que, d'après M. Monsel, la découverte
de la propriété hémostatique du perchlorure de fer par
M. Pravaz serait postérieure à ces deux dates.

Mais c'est là une erreur complète : la découverte de
M. Pravaz date des derniers mois de 1851, et pour commencer à fournir la preuve de ce que nous déclarons tout
d'abord, nous ne saurions mieux faire ici que de céder la
parole au fils même de notre célèbre compatriote.

En effet, dans sa thèse pour le doctorat soutenue le 19 mai 1857, devant la Faculté de médecine de Paris, sous le titre : Essai sur le traitement des Anévrismes par les injections de Perchlorure de fer *(méthode Pravaz)*, M. le docteur Jean-Charles Pravaz, ancien interne des hôpitaux et lauréat de l'Ecole de Médecine de Lyon, commence par faire l'historique, chapitre 1ᵉʳ, pag. 7, 8 et 9, des essais tentés par divers chirurgiens pour arrêter le cours du sang dans les anévrismes au moyen d'injections coagulantes, employées soit seules, soit unies à la méthode de Brasdor ou à la compression directe.

Après avoir dit que l'idée première appartient au chirurgien italien Monteggia, qui proposa comme agents coagulants *l'alcool, l'acétate de plomb et le tannin* dans un travail publié à Milan dès l'année 1813, M. Pravaz rappelle ensuite que M. Vilardebo, en 1831, proposa de nouveau les injections coagulantes; et que M. Leroy d'Etiolles, en 1835, M. Bouchut en 1839, enfin M. Wardrop en 1841, proposèrent successivement, mais sans succès ou sans attirer l'attention, le premier l'alcool, le second l'acide sulfurique, le troisième l'acide acétique (1). Puis il continue ainsi : « La question

____

(1) M. Pravaz oublia de dire ici que M. le docteur Pétrequin, chirurgien en chef de l'Hôtel-Dieu de Lyon, avait employé avec succès l'acide citrique sur plusieurs tumeurs sanguines. (Voir le mémoire du Dʳ Rambaud, *Bullet. thérap.*, juillet 1848.)

« en était là quand Pravaz annonça le résultat de ses re-
« cherches, et donna la vie à l'idée de Monteggia. Tout se
« bornait encore à l'idée répétée avec quelques variantes
« par MM. Vilardebo, Bouchut et Wardrop, et aux expé-
« riences infructueuses de M. Leroy d'Etiolles. L'agent hé-
« moplastique était à découvrir, les instruments étaient à
« créer, l'existence de la méthode des injections coagulantes
« dépendait de la solution de ce double problème : Pravaz
« le résolut.

« Pravaz s'occupait depuis longtemps des moyens de
« coaguler le sang dans les anévrismes (1). Ce fut dans le
« cours des recherches dirigées vers le perfectionnement
« de sa première méthode, la *galvanopuncture*, qu'il remarqua
« l'extrême énergie du perchlorure de fer comme coagulant
« de l'albumine. Renonçant alors à l'ordre actuel de ses
« recherches, il pensa aussitôt à injecter directement le
« perchlorure de fer dans l'intérieur du sac.

« *En mars 1852*, il vint à Paris pour faire construire par
« M. Charrière les instruments dont il avait besoin, et, de
« retour à Lyon, il reprit ses expériences. Les essais por-
« tèrent d'abord sur des carotides de lapin; mais l'extrême

---

(1) « Voyez sa lettre à la Société de Chirurgie. — *Bulletin de la Société de
Chirurgie*, t. III, p. 524. — *Gazette des Hôpitaux*, 1855, n° 58, p. 25. — *L'Union
médicale*, n° 56, t. VII, p. 221, 1855. »

« ténuité de ces vaisseaux opposa un obstacle insurmontable
« à l'introduction des trois-quarts; il fallut donc essayer
« sur des animaux de plus forte taille.

« Ce fut alors qu'une grave affection vint frapper Pravaz
« au milieu de ses travaux, et arrêter le cours de ses re-
« cherches. Peut-être sa découverte fût-elle restée perdue
« pour la science, si le professeur Lallemand, venu à Lyon
« pour réclamer les soins de Pravaz, frappé des avantages
« de sa nouvelle méthode, ne l'eût vivement engagé à pour-
« suivre ses expériences.

« Les essais furent repris à l'Ecole vétérinaire, avec le
« bienveillant concours de M. Lecoq, directeur de cette
« Ecole. Le résultat en fut tellement satisfaisant que Lalle-
« mand communiqua immédiatement à l'Institut la décou-
« verte de Pravaz, et la *méthode fit son entrée dans la science*
« *le 10 janvier 1853* (1). »

Mais ce n'est pas tout : — La thèse de M. Pravaz est du
19 mai 1857; or, dès le 19 août 1854, un autre jeune docteur
de Lyon, M. Benoît Dupuy, interne des hôpitaux, soutenait

---

(1) « *Compte rendu des séances de l'Académie des Sciences,* séance du 10 janvier 1853, t. XXXVI, p. 88. Sur un nouveau moyen d'opérer la coagulation du sang
dans les artères, applicable à la guérison des anévrismes (extrait de la lettre de
M. Lallemand à M. Royer). »

également devant la Faculté de Paris, sa thèse pour le
doctorat en médecine, sous le titre : ETUDE SUR LE PERCHLORURE
DE FER, laquelle constate de même, d'une manière péremptoire, les droits de priorité du docteur Pravaz. — Nous
en citerons à l'appui le passage suivant : . . . . . . « C'est
« dans le courant du mois de mars 1852, que le savant
« Pravaz, poursuivant le cours de ses expériences sur le
« transport des matières salines à travers une solution al-
« bumineuse, remarqua avec quelle instantanéité une très-
« petite quantité de perchlorure de fer déterminait la coagu-
« lation d'une quantité considérable de la solution albumi-
« neuse.

« Ce fut un trait de lumière pour l'habile observateur,
« et aussitôt, abandonnant l'idée de transporter cet agent
« à travers les tissus au moyen de l'électricité, il songea
« à l'introduire directement dans les tumeurs anévrismales.
« Ainsi espérait-il résoudre le grand problème de la coagu-
« lation du sang dans les anévrismes; problème posé en 1813
« par MONTEGGIA, élaboré en 1844 par les expériences de
« M. LEROY D'ETIOLLES, et dont M. PÉTREQUIN avait si net-
« tement formulé les conditions en 1850, dans son compte
« rendu de la clinique chirurgicale de l'Hôtel-Dieu.

« Peu de temps après, M. PRAVAZ faisait confectionner
« l'appareil instrumental qui porte son nom, et chargeait

« **M. Burin du Buisson** de lui préparer les solutions les plus
« pures. »

M. le docteur Pétrequin, de son côté, dans son mémoire
sur : Un nouvel agent hémostatique et hémoplastique pour
le traitement des Hémorrhagies, des Anévrismes et des
Varices (1) dit également, bien qu'il n'indique pas le mois,
que ce fut en 1852 qu'il fut invité par M. Pravaz aux premières expériences faites sur les animaux; lesquelles com-
mencées d'abord chez M. Pravaz, furent *interrompues quelques
mois,* puis reprises en commun en *novembre suivant, 1852,*
à l'Ecole vétérinaire, par MM. Pravaz, Lallemand, Lecoq,
directeur de cette Ecole, et M. Pétrequin.

Comme on vient de le voir, l'exposé historique du mémoire de M. le docteur Pétrequin, concorde parfaitement
avec les faits inscrits dans la thèse de M. le docteur Jean
Pravaz et dans celle de M. Dupuy; et ces divers travaux
réunis démontrent de la manière la plus irrécusable les
droits de priorité de M. Pravaz.

Mais il y a plus encore; ce qui constitue une invention
aux yeux de la loi, ce n'est pas la découverte d'un principe ou d'une propriété, mais bien l'idée de faire servir ce
principe ou cette propriété à produire un effet nouveau et

______

(1) *Gazette médicale de Paris.* — Année 1853.

inconnu. — « La découverte d'une théorie, d'un principe ou d'une propriété inconnus jusqu'alors , ne peut pas donner lieu à la prise d'un brevet d'invention, a dit le législateur ; mais, c'est au contraire l'application d'une théorie ou d'un principe nouveaux, soit d'une théorie ou d'un principe déjà connus à la production d'un fait nouveau et inconnu, qui, seule, constitue l'invention susceptible d'être brevetée. »

S'il en était autrement, au lieu de considérer Papin, Newcomen, Savery, Watt, Fulton et autres, comme les véritables auteurs de la découverte de la force motrice de la vapeur, il faudrait dire en toute justice que la priorité de cette admirable et féconde découverte appartient à la première de nos ménagères, qui remarqua que la vapeur formée par l'eau en ébullition soulevait le couvercle de sa marmite.

Nous sommes certain personnellement, d'avoir lu quelque part une note de M. Pouillet signalant avant M. Pravaz l'action coagulante des persels de fer sur l'albumine ; mais cela ne modifie en rien notre opinion à l'égard des droits du célèbre médecin lyonnais. Puisque, comme le consacrent la loi et le droit public, c'est l'*application seule* qui constitue l'invention, M. Pravaz fut bien réellement l'auteur de la découverte des propriétés hémoplastiques et hémostatiques des persels de fer, car aussitôt cette propriété connue de lui, il ne se donna ni repos ni trève qu'il n'eût fait l'étude et établi les règles de son application à la guérison de l'anévrisme.

C'était là, il est vrai, une belle œuvre à tenter, et dont la réalisation s'était déjà emparée de l'esprit de tant d'hommes éminents. Aussi vit-on M. Pravaz, dès les premiers mois de 1852, s'occuper de la découverte qu'il venait de faire avec la foi la plus vive dans le succès et une ardeur extrême, qu'une cruelle maladie et puis bientôt la mort, seules, purent vaincre.

En revenant maintenant au persulfate de fer préconisé par M. Monsel, dans le travail précité, daté de 1856, nous devons commencer par rappeler que dans la séance de l'Académie des Sciences du 20 juin 1853, M. le docteur Lallemand présenta à la savante assemblée, en notre nom, un mémoire sous ce titre : ETUDE DE L'ACTION CHIMIQUE DU PERCHLORURE, DU PERSULFATE ET DU PERAZOTATE DE FER SUR LES PRINCIPES ALBUMINEUX DU SANG (1).

Après un grand nombre d'expériences faites à l'Hôtel-Dieu de Lyon sur le sang vivant ou pris à sa sortie de la veine, dans le but de faire l'étude comparative de l'énergie hémoplastique du perchlorure de fer, avec un grand nombre d'autres substances, nous dressâmes un tableau dans lequel le perchlorure, le persulfate et le perazotate de fer sont tous les trois placés sur la même ligne.

---

(1) *Comptes rendus de l'Institut de France* et *Gazette médicale de Lyon*, juin 1853.

On voit, en effet, dans notre Mémoire (1), pag. 5, que 10 gouttes de perchlorure, de persulfate ou de perazotate de fer à la densité de 45° Baumé, solidifient toutes également, complètement, 1 centilitre de sang encore chaud.

Poursuivant ensuite nos recherches, pag. 10, 11 et suivantes, nous faisons successivement l'examen du sang coagulé par le perchlorure, le persulfate et le perazotate de fer, — l'examen de la solution aqueuse du coagulum par les sels ferriques, — et enfin, celui du sang coagulé par le perchlorure et les alcalis caustiques.

Résumant après ces divers travaux, nous en concluons : « que dans l'action de la coagulation du sang, soit par du « perchlorure, du persulfate ou du perazotate de fer, ce « métal se trouve combiné aux principes albumineux du « sang, à l'état de perchlorure, de persulfate et de perazotate.» Et il ressort, poursuivons-nous pag. 13 et 14, de l'examen attentif auquel nous nous sommes livré, de même que M. Lassaigne l'a démontré par la combinaison du bichlorure de mercure avec certains composés organiques, que, dans le phénomène de la coagulation du sang par les sels ferriques ci-dessus, il se forme une combinaison de ces sels avec les éléments albumineux du sang, dans laquelle le

---

(1) Extrait de la *Gazette médicale de Lyon* et publié en une brochure in 8°, 1858; *Paris,* chez MM. Baillière, libraires ; *Lyon,* chez M. Savy, libraire.

sel ferrique joue le rôle d'acide ou électro-négatif; de sorte que l'on peut dire comme l'a fait M. Lassaigne d'après la nomenclature adoptée par M. Dumas, que le coagulum formé est un chloro-ferrate, ou un sulfato-ferrate, ou un azotato-ferrate de fibrine et d'albumine.

M. Monsel, donne, de son côté, dans l'ouvrage cité plus haut, pag. 426 et suivantes, une théorie différente, spécieuse il est vrai, mais qui ne nous paraît pas acceptable par les raisons qui seront exposées plus loin, en parlant des propriétés hémostatiques et hémoplastiques du perchlorure de fer.

Il est un autre passage du mémoire de M. Monsel, que nous devons citer encore pour y répondre après, par quelques réflexions : « Avant de clore ce travail, ajoute notre hono-
« rable confrère, je dirai deux mots sur une propriété re-
« marquable que possède la solution de persulfate de fer :
« c'est celle de conserver les tissus animaux. Toutes les
« tentatives que j'ai faites dans ce but ont parfaitement
« réussi. Plusieurs pièces anatomiques, que j'ai laissées à
« l'amphithéâtre de l'Hôpital de Rome, se sont desséchées
« sous l'influence de cette solution ferrique injectée dans le
« système artériel.

« Pendant quatre ans j'ai cru pouvoir m'attribuer la
« priorité de cette découverte ; mais, déjà en 1836,
« BRACONNOT fit connaître les avantages du sulfate de per-
« oxyde de fer comme agent conservateur des pièces anato-

« miques ; mes observations n'ont donc servi qu'à confirmer
« celle de cet illustre chimiste. »

Avant l'année 1836, dirons-nous à notre tour, et dans
l'hiver de 1834 à 1835, à l'occasion d'un mémorable concours
pour la place de chef des travaux anatomiques à l'Ecole de
Montpellier, et dont le lauréat fut M. Bouisson, nous fûmes
chargé par un des concurrents, M. Eugène Delmas, de
préparer du persulfate de fer liquide pour la conservation
de pièces anatomiques.

Elève de l'Ecole de Pharmacie de Montpellier depuis 1831,
et à l'époque dont nous parlons, employé dans la pharmacie
Figuier en qualité de chef de laboratoire, M. Eugène Delmas
vint nous trouver et nous préparâmes ensemble une solution
à 10 ou 12 degrés Baumé de persulfate de fer.

Un certain nombre de pièces anatomiques furent plongées
dans cette solution avec un succès complet.

Nous nous souvenons entre autres, d'un magnifique bassin
d'homme qui, séché après un certain nombre de jours d'im-
mersion dans la liqueur ferrique, puis recouvert d'un vernis
particulier, fut placé plus tard dans le musée anatomique
de l'Ecole, où il doit sans doute se trouver encore aujourd'hui.

Dans ces derniers temps, nous avons eu certain nombre
de fois l'occasion, sur la demande de divers médecins de

Lyon, de faire des injections cadavériques avec des solutions
à 10 ou 12 degrés Baumé de perchlorure de fer, et toujours
avec un succès satisfaisant. Nous devons ajouter que la solution à 10 ou 12 degrés des persels de fer, perchlorure,
persulfate et perazotate, est très-supérieure à tous les liquides proposés pour la méthode Gannal ; qu'elle ne présente pas les dangers des solutions arsénicales et mercurielles,
et que, de plus, le prix en est très-inférieur.

En résumé, tout en reconnaissant un mérite réel au travail
de M. Monsel sur le persulfate de fer, nous croyons avoir
démontré de la manière la plus absolue : « que la priorité
de la découverte des propriétés hémostatiques et hémoplastiques des persels de fer appartient « *incontestablement à
M. le docteur Pravaz.* »

Quant à l'emploi spécial du persulfate de fer, nous n'hé-
sitons pas un seul instant à dire que sa substitution au perchlorure, dans le Formulaire de l'armée, fut une erreur
fâcheuse. Le perchlorure de fer a trois emplois spéciaux :
1° comme hémostatique, 2° comme topique contre les suppurations de mauvaise nature, 3° enfin, depuis quelques
années il a été largement administré à l'intérieur ainsi qu'il
sera dit plus loin, et presque toujours avec un succès digne
de la plus grande attention des praticiens. Ce furent de
remarquables observations sur l'emploi de ce médicament

à l'intérieur, recueillies en grand nombre et sur plusieurs points à la fois par des médecins distingués, qui décidèrent l'Académie, en fixant son attention, à mettre au concours : l'*Etude des propriétés thérapeutiques du perchlorure de fer.*

Comme hémostatique, le persulfate est tout aussi efficace que le perchlorure ; mais comme topique, contre la mauvaise allure des plaies, la suppuration fétide, la pourriture d'hôpital, il ne saurait même être mis en parallèle. La composition chimique du perchlorure, sans qu'il soit nécessaire de parler d'autre chose, et avant de citer les faits observés, bien supérieurs aux meilleures théories, sa composition chimique, disons-nous, suffit pour faire rejeter toute idée de lui substituer *un sulfate.*

A l'égard de l'emploi du perchlorure de fer à l'intérieur, devenu si important aujourd'hui, nous dirons comme dessus, qu'il est impossible de songer à lui donner pour succédané le persulfate, beaucoup moins énergique d'une part, et qui de l'autre n'est pas toléré ou très-difficilement toléré par l'estomac ; tandis que nous voyons tous les jours, comme il sera dit plus loin, le perchlorure administré graduellement jusqu'à la dose de 80 à 100 gouttes en 24 heures, sans le moindre inconvénient, du côté des voies digestives, et au contraire, avec un succès presque toujours constant contre l'affection à combattre.

DE

L'ACTION THÉRAPEUTIQUE

DU

PERCHLORURE DE FER

1°

EMPLOI DU PERCHLORURE DE FER A L'EXTÉRIEUR ET DANS LES INJECTIONS COAGULANTES :

§ Ier. — Sa propriété hémoplastique et hémostatique ;

§ IIme. — Son action directe sur les membranes muqueuses et les tissus de l'appareil vasculaire ;

§ IIIme. — Son action locale ou directe sur les tissus vivants sous-cutanés et les plaies récentes ;

§ IVme. — Son action spéciale dans la mauvaise allure des plaies, la suppuration fétide, la gangrène et la pourriture d'hôpital.

2°

EMPLOI DU PERCHLORURE DE FER A L'INTÉRIEUR :

§ Ier. — Son action directe sur les membranes muqueuses internes ;

§ IIme. — Son action générale ou indirecte.

3°

SEUL MODE RATIONNEL A SUIVRE EXCLUSIVEMENT POUR ADMINISTRER CE MÉDICAMENT A L'INTÉRIEUR.

§ Ier.

PROPRIÉTÉ HÉMOPLASTIQUE ET HÉMOSTATIQUE
DU PERCHLORURE CONSIDÉRÉE DANS L'EMPLOI DE CET AGENT
A L'EXTÉRIEUR.

Quand on reçoit du sang à sa sortie de la veine dans une éprouvette graduée, chauffée elle-même à une température qui ne dépasse pas 36 à 38° centigrades, et que l'on y verse une quantité égale à 10 gouttes par centilitre de sang, de perchlorure de fer liquide à 45° Baumé, en ayant soin d'agiter le mélange avec une baguette de verre, on obtient un magma solide, qui a la forme d'une pâte noirâtre, granuleuse, mais ferme.

Abandonné à lui-même au contact de l'air, ce magma, complètement imputrescible, durcit encore, se dessèche assez rapidement et se réduit facilement en une poudre brune, qui peut se garder indéfiniment.

Un excès de perchlorure de fer ajouté au coagulum encore humide, le rend d'abord moins solide, et une nouvelle quantité tend à le redissoudre.

15 à 16 gouttes par centilitre de sang, de perchlorure à 30° Baumé, donnent un magma de même consistance.

ACTION DE L'EAU SUR LE SANG COAGULÉ PAR LE PERCHLORURE DE FER.

L'eau à l'aide de la chaleur dissout rapidement et complètement le coagulum, en donnant un liquide de couleur rouge grenat.

ACTION DES ACIDES.

Les acides forts gonflent d'abord le coagulum, puis ils se colorent en carbonisant les éléments du sang.

Tous les acides faibles ou les acides forts allongés d'eau, redissolvent le coagulum ferro-sanguin plus ou moins complètement (1).

ACTION DES ALCALIS.

Les solutions de potasse, de soude et l'ammoniaque dissolvent presque complètement le coagulum, en donnant une solution d'une belle couleur rouge grenat.

Tout ce qui vient d'être dit ou qui va être dit ci-après, des propriétés du coagulum formé par l'action du perchlorure

---

(1) On sait que les acides minéraux concentrés, tels que l'acide sulfurique, l'acide azotique et l'acide chlorhydrique coagulent l'albumine et forment avec elle des composés blancs insolubles. Les composés d'albumine et d'acide sont tous redissous par un excès de leur propre acide.

L'acide phosphorique non calciné et l'acide acétique ne coagulent point l'albumine.

de fer sur le sang, se rapporte également au persulfate et au perazotate de fer, dont l'action est identique.

1°

EXAMEN THÉORIQUE DU PHÉNOMÈNE DE LA COAGULATION DU SANG PAR LE PERCHLORURE DE FER.

Ainsi que nous l'avons dit plus haut, M. Monsel, dans son travail sur le perchlorure de fer, pag. 426, 427 et 428 de l'ouvrage cité plus haut, cherche à expliquer le phénomène de la coagulation du sang par les persels de fer, à l'aide d'une théorie qu'il expose de la manière suivante :

« On sait que le sang offre toujours une réaction alcaline ;
« or, cette alcalinité est évidemment due aux carbonates
« alcalins qui se trouvent dans ce liquide animal. Cela posé,
« il me semble qu'il est facile de se rendre compte de la
« série des réactions qui se passent dans cette circonstance.

« En effet, en mettant un équivalent de sulfate de per-
« oxyde de fer, $3SO^3Fe^2O^3$, en présence d'un équivalent
« de carbonate de soude, CO^2NaO, il y a tout simplement
« échange de base et formation de carbonate de peroxyde
« de fer et de sulfate de soude ; mais comme, dans cette
« circonstance, on a trois équivalents d'acide sulfurique
« unis à un seul équivalent de peroxyde de fer, il résulte
« qu'il y a formation : 1° d'un équivalent de carbonate de

« peroxyde de fer complètement insoluble , très-astringent,
« qui doit nécessairement avoir une action sur l'albumine,
« de manière que deux équivalents d'acide sulfurique se
« trouvant libres et à l'état naissant, portent leur action sur
« les principes albumineux du sang qui, en se coagulant,
« entraînent dans le caillot le carbonate ferrique.

« Joignez à cela l'action de l'électricité, qui nécessaire-
« ment doit avoir une part dans les réactions qui se passent.

« Cette théorie me paraît d'autant plus admissible qu'elle
« peut se traduire par l'équation chimique suivante :

« $3SO^3Fe^2O^3 + CO^2NaO = SO^3NaO + CO^2Fe^2O^32SO^3$.

« Ce qui tend encore à la faire considérer comme l'ex-
« pression de la vérité, c'est que cette formule $3SO^3Fe^2O^3$,
« qui peut se présenter dans les trois combinaisons sui-
« vantes, — unie à la soude, potasse ou ammoniaque, —
« donnent toujours des réactions semblables :

« $(KaO,SO^3), (Fe^2O^3, 3SO^3), 24HO$;
« $(NaOS^3), (Fe^2O^3, 3SO^3), 24HO$;
« $(AzH^3, HO,SO^3), (Fe^2O^3, 3SO^3), 24HO$.

« C'est-à-dire que ces trois sortes d'alun, mis en contact
« avec le sang, agissent d'une manière tout à fait identique.
« Or, ne semble-t-il pas que cette identité d'action est la
« conséquence rigoureuse de l'identité des réactions?

« Je n'ai pas la prétention, du reste, de dire que ce sont

« là les seuls phénomènes qui se passent dans cette coagu-
« lation du sang ; mais on ne saurait nier que ceux que
« j'indique ici doivent nécessairement avoir lieu ; car ce
« n'est là qu'une application du principe de Berthollet. On
« en a d'ailleurs une preuve saisissante et que l'on peut,
« pour ainsi dire, suivre à l'œil nu, lorsque l'on examine
« avec attention l'action de l'alun benzoïdé sur le sang ; là,
« en effet, on voit les bulles d'acide carbonique provenant
« de la décomposition des sels du sang traverser le caillot
« qu'elles rendent spumeux. Cela tient évidemment à ce que
« cet acide ne peut pas se combiner à l'albumine qui est
« précipitée, et prouve d'une manière patente que la décom-
« position a lieu.

« Enfin, un dernier motif qui vient puissamment corro-
« borer mon opinion, c'est que, si l'on cherche à se rendre
« compte de la propriété coagulatrice dont jouit le perchlo-
« rure de fer, on peut encore facilement trouver la solution
« du problème dans l'équation suivante :

$$\text{« } Fe^2Cl^3 + CO^2NaO + 3\,HO = CO^2Fe^2O^3 + NaCl + HO + 2\,HCl.$$

« C'est-à-dire que c'est la même série de réactions ; seu-
« lement, dans ce cas, c'est l'acide chlorhydrique qui se
« dégage. »

Les réactions que nous venons de décrire sont exactes et
conformes aux lois chimiques. Nous sommes très-disposé à

admettre pour notre part, que l'on pourrait, à leur aide, se rendre compte de l'action de l'alun benzoïdé (eau de Pagliari) sur le sang; mais nous ne croyons pas qu'il soit possible de les appliquer au phénomène de la coagulation du sang par le perchlorure, le persulfate et le perazotate de fer; et nous allons en exposer les raisons.

Pris dans son ensemble, le sang peut être considéré comme un liquide vivant formé de :

Eau.	8,000
Albumine.	7,000
Fibrine.	0,200
Substances minérales.	1,000
Hématosine.	12,000

D'autre part, le perchlorure de fer neutre qui a pour formule Fe^2Cl^3, se compose de :

Fer.	34	57
Chlore.	65	43
	100	00

La solution aqueuse de ce sel, comme nous l'avons dit plus haut, présente toujours une réaction acide très-prononcée et rougit toujours par conséquent le tournesol.

Ceci posé, nous venons de voir que la théorie de M. Monsel repose tout entière sur l'alcalinité du sang et sur la soude libre ou les carbonates alcalins qui se trouvent dans ce fluide.

Or, nous commencerons par rappeler tout d'abord, que ce ne fut pas sur le sang, mais bien sur un liquide albumineux extrait d'un abcès froid que M. Pravaz remarqua l'action coagulante du sel ferrique. Et nous ajouterons que toutes les expériences de laboratoire que nous fîmes dès le principe avec M. Pravaz, furent faites sur le blanc d'œuf, qui ne renferme, comme on sait, que des quantités minimes de soude libre.

Mais le perchlorure, le persulfate et le perazotate de fer ne coagulent pas seulement l'albumine, ils exercent de plus une action parfaitement analogue sur plusieurs autres substances mucilagineuses de nature végétale. — Ainsi, par exemple, si l'on choisit un fragment d'arabine (gomme arabique) pure et blanche, et qu'on le laisse se dissoudre à froid dans 4 ou 5 parties d'eau distillée, on obtiendra une solution mucilagineuse parfaitement limpide, *sans aucune action sur le sirop de violettes.* Or, les persels de fer ci-dessus se comporteront avec cette solution gommeuse absolument de la même manière qu'avec l'albumine du blanc d'œuf.

Ce fait seul nous paraît suffisant pour démontrer péremptoirement que la théorie de M. Monsel est inapplicable au phénomène de la coagulation du sang par les persels de fer.

Au contraire; les travaux de **M.** Lassaigne sur l'action des sels métalliques sur l'albumine, nous donnent parfaitement la clé des phénomènes de la coagulation du sang et de l'albumine du blanc d'œuf par le perchlorure de fer et les deux autres sels ferriques, — et ceux de **M.** Dumas sur les combinaisons du bichlorure de mercure avec certains composés organiques, nous donnent également l'explication de la coagulation de l'arabine par ces mêmes agents.

« L'albumine en solution dans l'eau, dit **M.** Lassaigne (1) jouit de la propriété de s'unir aux sels métalliques des quatre dernières sections, et de former avec eux des composés insolubles, hydratés, colorés avec les sels colorés, et blancs avec les sels incolores. . . . .
. . . .

« Ces combinaisons paraissent formées par l'union d'un atome de sel métallique combiné à plusieurs atomes d'albumine, comme nous l'avons constaté pour l'albuminate d'acétate de plomb, l'albuminate de protoazotate de plomb et l'albuminate de deutoacétate de cuivre. . . . .
. . . .

« Ces composés mis en contact avec une solution de potasse ou de soude caustique sont décomposés, l'oxyde métallique

---

(1) Abrégé élémentaire de Chimie inorganique et organique, 4ᵉ éd., tom. II, pag. 532 et 533, *Paris*, 1846.

se redissout dans l'albumine à la faveur d'un excès d'alcali et forme avec eux une combinaison particulière.

« Les albuminates à *base de persulfate de fer* et d'acétate de cuivre donnent, en se dissolvant, un *solutum* coloré en jaune foncé pour le premier, et en bleu violacé pour le second sel métallique. »

L'albuminate de bichlorure de mercure étudié avec un soin particulier et analysé par M. Lassaigne, a été trouvé composé de 93,45 d'albumine et de 6,55 de bichlorure de mercure, ou 10 atomes d'albumine et 1 atome du dernier composé (1).

L'arabine, et certainement d'autres composés organiques analogues, tels que la bassorine, partagent avec l'albumine la propriété de se combiner aux sels des métaux des quatre dernières sections, et de former avec eux des combinaisons identiques que l'on pourrait nommer des *arabinates*. — Mais nous préférons adopter la nomenclature de M. Dumas, qui, en faisant l'étude des combinaisons du bichlorure de mercure avec diverses substances organiques, a admis le sel métallique comme jouant dans ces composés le rôle d'acide ou électro-négatif; de sorte que, d'après l'illustre chimiste, la combinaison de bichlorure de mercure avec l'albumine et l'arabine serait un chloro-hydrargyrate d'albumine pour

___

(1) Journal de Chimie médicale, tom. III, année 1837.

la première, et un chloro-hydrargyrate d'arabine pour la deuxième.

Conséquemment, au lieu de dire : des albuminates et des arabinates de perchlorure, de persulfate ou de perazotate de fer, nous dirons d'après **M. Dumas**, comme **M. Lassaigne** l'a fait lui-même pour le bichlorure de mercure et l'albumine : des *chloro-ferrate*, des *sulfato-ferrate* et des *azotato-ferrate d'albumine et d'arabine*.

Mais, soit que l'on adopte l'une ou l'autre de ces deux nomenclatures, cela ne change rien au fond de la question, qui nous paraît avoir été complètement résolue par ces deux savants chimistes.

2°

EMPLOI DU PERCHLORURE DE FER COMME HÉMOSTATIQUE.

Ce qui vient d'être dit de la propriété hémoplastique du perchlorure de fer liquide, donne immédiatement raison de la puissance hémostatique de cet agent et des services immenses qu'il peut rendre contre les hémorrhagies externes à la suite des opérations, ainsi que dans les hémorrhagies de la matrice et les épistaxis; c'est-à-dire, toutes les fois que l'on pourra mettre ou porter le liquide coagulateur en contact avec la partie saignante ou les vaisseaux ouverts.

Aussi, dès le début de la découverte de **Pravaz**, le perchlorure de fer fut-il largement employé de toute part comme hémostatique. Et l'on a vu plus haut les services très-grands qu'il rendit, sous ce rapport, pendant la campagne d'Orient (1); mais pour être efficace, son application nécessite quelques précautions que nous allons indiquer.

MODE D'APPLICATION.

L'action du perchlorure de fer sur le sang, comme on l'a vu plus haut, est excessivement rapide; de telle sorte que, dans certains cas, son efficacité peut dépendre beaucoup du mode d'application.

Cette action, en effet, est tellement instantanée, que, si l'on en verse sur les lèvres sanguinolentes d'une plaie, comme l'a exposé avec raison M. Monsel pour le persulfate de fer, toute la superficie sera à l'instant coagulée; mais le liquide ne pouvant pénétrer jusqu'à l'orifice du vaisseau ouvert, l'hémorrhagie continuera; il y a donc certaines précautions préliminaires, qui sont indispensables à la réussite de l'opération :

« 1° Il faut, autant que faire se peut, exercer avec le

---

(1) Pendant toute la durée du séjour de nos troupes en Orient, des quantités importantes de perchlorure de fer nous furent demandées non seulement par le Gouvernement français, mais encore par M. Fr. della Sudda (Fayk Bey), pharmacien éminent de Constantinople, et directeur de la Pharmacie centrale des armées ottomanes. Nos expéditions pour ce dernier n'ont pas cessé depuis.

doigt, à une certaine distance de la plaie, une compression momentanée, pour suspendre l'hémorrhagie ;

« 2° Eponger rapidement et aussi complètement que possible ;

« 3° Porter alors promptement un bourdonnet de charpie imprégné de liquide à l'orifice du vaisseau ou sur la surface sanguinolente dans les hémorrhagies en nappe, en pressant légèrement et en le maintenant un instant;

4° Enfin, ajouter un autre plumasseau et maintenir encore quelques minutes la compression, afin de donner au caillot le temps d'offrir assez d'adhérence pour ne pas être expulsé par l'écoulement sanguin. »

§ IIme.

1°

ACTION DIRECTE DU PERCHLORURE DE FER
SUR LES MEMBRANES MUQUEUSES ET LES TISSUS
DE L'APPAREIL VASCULAIRE.

La solution de perchlorure de fer neutre à 30° Baumé, possède, comme nous l'avons dit, une réaction acide prononcée ; mais elle est complètement sans action sur la peau, même après un contact prolongé.

Les choses se passeront différemment, au contraire, soit que l'on applique la solution ferrique sur une surface dénudée de sa peau, comme on le verra dans les paragraphes IIIme et IVme, soit que cette application exerce son action sur les membranes muqueuses.

La membrane muqueuse, considérée dans son ensemble, forme un tégument interne mou et humide, qui tapisse toutes les cavités du corps qui communiquent au dehors.

La membrane muqueuse présente deux surfaces, l'une externe adhérente, et l'autre interne et libre. La surface interne ou libre de la membrane muqueuse, qui est en rapport avec les substances étrangères au corps de l'animal, n'est pas lisse comme celle de l'enveloppe cutanée extérieure : elle offre des valvules, des plis, des rides, des dépressions et des saillies villeuses ou papillaires.

Ces saillies villeuses, appelées aussi villosités, et les papilles excessivement nombreuses, donnent à la surface libre de la membrane muqueuse, l'aspect d'un *velours serré*, dont les poils sont autant de tubes capillaires, chargés, les uns de sécréter, et les autres d'absorber certains liquides indispensables à l'entretien de la vie.

La membrane muqueuse est ainsi le siége d'une absorption très-active, effectuée principalement par les villosités, et d'une sécrétion perspiratoire et folliculaire, qui constitue le mucus et les mucosités.

L'inflammation affecte souvent les membranes muqueuses,

et peut s'y offrir sous toutes ses formes et avec toutes ses productions morbides.

Observons maintenant, que, « le tissu spongieux, que présente la membrane muqueuse dans sa structure anatomique, est, comme le tissu cellulaire, presque complètement formé d'albumine et de fibrine, et que les liquides sécrétés par ses follicules muqueuses sont également très-riches en substances albuminoïdes. »

Ceci posé, il nous sera facile de comprendre, ainsi que nous allons le voir plus loin, qu'il doit nécessairement exister la plus grande analogie entre l'action du perchlorure de fer sur les membranes muqueuses, les produits de leurs sécrétions, que ces organes soient sains, ou qu'ils soient enflammés, — et le mode d'agir de cet agent sur la surface des plaies, du tissu cellulaire, et sur les liquides qu'ils sécrètent.

Un seul exemple nous suffira pour le moment :

Lorsque dans un écoulement vaginal séreux, d'une certaine abondance, on prescrit des injections faites avec un mélange de :

Perchlorure de fer à 30°....... 50 à 80 gr.
Eau 1000,00

et qu'on a soin de faire continuer cette médication deux à trois jours de suite ; après ce temps, si on fait succéder à ces dernières, de simples injections émollientes à l'eau de mauves, on remarquera que le liquide entraîne au dehors des fragments d'une sorte de membrane solide, mince et ordinairement de couleur grisâtre ou brune.

Ce phénomène a fait considérer quelquefois le perchlorure de fer comme exerçant ici une action caustique sur les parois de la muqueuse vaginale; cette opinion, en effet, nous a été souvent exprimée, mais elle n'est nullement fondée: l'apparition de cette sorte de membrane est purement et simplement le produit de la combinaison du sel ferrique avec les principes albumineux de l'écoulement vaginal, qui était resté adhérent à la surface muqueuse de cet organe.

Les choses se passent ici absolument de la même manière que dans l'application du perchlorure sur la surface des plaies purulentes qui fait l'objet du IVme paragraphe.

———

2°

ACTION DU PERCHLORURE DE FER SUR L'APPAREIL VASCULAIRE.

—

« On donne le nom de *vaisseaux*, et à leur ensemble de *système vasculaire*, à des canaux rameux, flexibles, formés de plusieurs membranes, et dans lesquels les humeurs nutritives parcourant sans cesse toute l'étendue du corps, fournissent continuellement dans les divers organes des matériaux de composition, et y reprennent incessamment ceux de la décomposition. »

Ces organes comprennent trois espèces: deux, dont nous allons nous occuper, les artères et les veines, contiennent du sang; — la troisième espèce, les vaisseaux lymphatiques, rapporte dans les veines le chyle et la lymphe. Ce que nous avons dit plus haut de l'action du perchlorure de fer sur la membrane muqueuse, et ce qui sera dit plus loin de cette même action sur le tissu cellulaire s'applique complètement aux vaisseaux lymphatiques.

Considérées dans leurs formes extérieures, les artères et les veines présentent deux surfaces, une externe et une interne. La surface interne qui seule nous intéresse ici, offre tous les caractères de la membrane muqueuse interne. Si donc, les artères et les veines étaient vides de sang, le perchlorure de fer porté sur leurs parois internes exercerait la même action que sur les membranes muqueuses. Mais nous avons à faire ici à des vaisseaux toujours remplis d'un liquide, dont l'affinité pour le sel ferrique est excessive, qui exerce sur lui une puissance de neutralisation très-grande et instantanée, qui doit nécessairement modifier les phénomènes, et à laquelle nous allons donner une attention toute particulière dans le chapitre suivant.

3°

TRAITEMENT DES ANÉVRISMES, DES VARICES, ET DES TUMEURS ÉRECTILES PAR LE PERCHLORURE DE FER (MÉTHODE PRAVAZ).

« L'anévrisme est une maladie spéciale aux artères. La plupart des auteurs ont donné ce nom à toute tumeur sanguine communiquant avec la cavité des artères. Les anévrismes sont des tumeurs situées sur le trajet des artères, en général pulsatives, susceptibles de donner lieu à un bruit de souffle, tendant le plus souvent à s'accroître, et devant ces divers caractères à leurs connexions avec la circulation artérielle (BROCA); la paroi membraneuse de ces sortes de tumeurs a reçu le nom de sac anévrismal;

« Les varices sont dues à une dilatation permanente des veines, produite par l'accumulation du sang dans leur cavité;

« Les tumeurs érectiles sont des maladies variqueuses ou anévrismatiques ayant cela de particulier, qu'elles commencent toujours par la dilatation des vaisseaux capillaires les plus tenus de la peau ou du tissu cellulaire sous-cutané; et qu'étrangères dans le principe aux gros vaisseaux de la partie où elles se développent, ceux-ci ne participent à l'altération et ne se dilatent qu'à une époque assez avancée de la maladie. »

En nous rappelant maintenant ce que nous avons dit

plus haut de l'action du perchlorure de fer sur le sang, d'une part, et de l'autre sur les membranes internes, il nous sera facile de déduire assez rigoureusement ce qui doit se passer lorsqu'on injecte ce médicament dans les artères et les veines saines ou malades.

En effet, si l'on porte dans l'intérieur d'un sac anévrismal, à l'aide de la seringue Charrière et Pravaz, une quantité de perchlorure de fer liquide à la densité de 30° Baumé, suffisante pour coaguler le sang qui s'y trouve, et que de plus, l'injection soit faite de manière à ce que le sel ferrique soit versé dans la masse sanguine et non sur les parois du sac, il y aura formation immédiate d'un premier coagulum, c'est le caillot chimique (1), sans que la tunique interne du sac soit intéressée dans le phénomène primitif.

Ce premier fait est suivi d'autres phénomènes très-importants, qui, d'après MM. Giraldès et Goubaux, s'enchaînent dans l'ordre suivant :

1° Formation du caillot chimique ou primitif,

2° Formation des caillots secondaires,

3° Formation de la virole plastique,

---

(1) MM. Giraldès et Goubaux lui ont donné le nom de *caillots primitifs* dans un travail remarquable fait à l'Ecole d'Alfort, et dans lequel ces ingénieux expérimentateurs ont étudié avec soin les phénomènes qui succèdent à l'injection et les ont suivis dans toutes les phases qu'ils parcourent. (GAZETTE HEBDOMADAIRE, t. 1, n° 29, p. 455.

4° Enkystement du caillot primitif,

5° Disparition des caillots secondaires,

6° Oblitération de l'artère,

7° Disparition de la virole plastique.

Ces trois derniers phénomènes sont presque simultanés. — Tels sont les faits dans l'ordre qu'ils se produisent dans les cas heureux de l'application de la méthode Pravaz au traitement des tumeurs sanguines.

Mais si la quantité de perchlorure de fer injectée est trop considérable par rapport à la quantité de sang contenue dans la tumeur, ou que le liquide chloroferrique soit trop concentré, ce dernier pourra porter son action sur les tuniques du sac qui pourront se trouver ainsi plus ou moins profondément atteintes.

D'après MM. Giraldès et Goubaux, lorsqu'on sacrifie les chevaux *une heure* après l'injection du perchlorure dans les carotides, voici ce qu'on observe :

« Avec la solution à 49°, la tunique interne, la tunique moyenne et une partie de la tunique externe sont amincies, raccourcies, comme tannées ; elles ont une teinte d'un jaune fauve, se déchirent et se cassent avec facilité.

« Avec la solution à 30°, les tuniques sont moins profondément atteintes, la tunique interne est encore détruite ;

la moyenne, quoique colorée en jaune, conserve sa souplesse et son élasticité; l'externe est tout à fait saine.

« Enfin, l'altération ne porte que sur la tunique interne lorsqu'on injecte le perchlorure à 15°. »

Dans une deuxième série d'expériences, MM. Goubaux et Giraldès ont laissé vivre les animaux pendant quelques jours.

« Après l'injection à 49°, les parois artérielles désorganisées se ramollissent, se décomposent, deviennent noires, et se séparent enfin des parties vivantes. La gangrène peut gagner les tissus environnants, et la chute des escarres est quelquefois suivie d'hémorrhagie. »

Toutefois, il faut observer ici que les expériences qui précèdent ont été faites sur des artères d'animaux, et que, si elles peuvent servir, en effet, à éclairer la question des injections coagulantes dans les anévrismes, il ne faudrait peut-être pas en tirer des conclusions trop absolues.

Il ne faut pas oublier qu'avec le perchlorure de fer à 45°, il y a eu des succès au moins partiels dans quelques anévrismes et un grand nombre de succès complets dans les varices. On a objecté aussi avec raison, que la plasticité du sang et la vitalité des parois artérielles n'étaient pas les mêmes chez l'homme et chez les animaux ; que, de plus, l'on ne pouvait pas rigoureusement conclure de ce qui se passait dans les artères saines, à ce qui devait se produire dans les vaisseaux anévrismatiques et le sac anévrismal.

Mais il faut se hâter de le dire avant d'aller plus loin : en présence des faits que nous croyons avoir établis plus haut, en parlant de l'action du perchlorure de fer sur le sang et les autres humeurs d'une part, et de l'autre, sur les tissus vivants, faits que viennent encore confirmer les expériences de MM. Giraldès et Goubaux, nous croyons devoir en conclure que la densité des solutions de perchlorure de fer destinées aux injections dans les vaisseaux sanguins, doit avoir pour limite extrême 30° Baumé, et que par conséquent les solutions à 45 ou 49° doivent être abandonnées.

Quant au caillot chimique solide formé par l'action du sel ferrique sur le sang, il se résorbe quelquefois graduellement. Mais le plus souvent, comme cela s'observe dans les varices traitées par la méthode Pravaz, le caillot chimique s'affaisse notablement *en se condensant* de plus en plus, devient très-adhérent aux parois de la cavité qui le renferme, se décolore peu à peu, prend une couleur jaunâtre, et demeure définitivement enkisté dans l'intérieur du vaisseau, comme on le voit chaque jour dans les injections faites dans les varices.

Rien ne montre mieux, du reste, la véritable valeur de la méthode des injections coagulantes, le rôle exact, réel qu'y joue le perchlorure de fer, et combien peu est fondée la prétendue action irritante de ce médicament sur les tissus vivants, que le traitement des varices par les injections de perchlorure convenablement pratiquées.

Mais ici, observons-le encore : au contraire des anévrismes, le vaisseau sanguin est ordinairement superficiel, et le trocart facile à diriger, peut facilement atteindre et pénétrer dans l'intérieur de la veine dilatée. — De plus, deux conditions de la plus haute importance : la compression au-dessus et celle au-dessous du point à injecter sont toujours possibles et faciles, et tout courant sanguin peut être suspendu pendant un temps suffisant pour la formation d'un caillot solide; aussi le perchlorure de fer peut-il être toujours injecté sans le moindre danger dans les varices et avec un succès constant.

Cette méthode mise en usage pour la première fois par M. Valette, de Lyon, le 21 juillet 1853, puis, presque en même temps par MM. Pétrequin et Desgranges, a été appliquée à Paris un très-grand nombre de fois par MM. Giraldès, Voillemier, Broca, Follin, Chassaignac, etc. — Aucune autre méthode ne peut se flatter de donner des guérisons plus durables, et, quand la récidive se produit, ce n'est pas parce que les veines oblitérées redeviennent perméables; mais parce que d'autres veines se dilatent à leur tour (BROCA).

De l'exposé qui précède, comme des faits généraux très-attentivement observés, il résulte pour nous, que les dangers que présente dans certains cas, la méthode des injections coagulantes dans le traitement des anévrismes, sont indépendants de l'action du perchlorure de fer lui-même sur les tissus vivants, ainsi que cela est démontré dans le traitement des varices par cet agent.

Pour rendre la méthode des injections par tout liquide exerçant une action coagulante énergique sur le sang, inoffensive et applicable au traitement des anévrismes, il est certaines conditions et certaines règles à suivre, indispensables au succès, et en dehors desquelles de nouveaux malheurs se reproduiront infailliblement.

Les plus essentielles sont relatives:

1° A la nécessité absolue de la compression supérieure et inférieure, mais au moins de la compression supérieure complète;

2° A la certitude de l'introduction du trocart dans le sac anévrismal par l'issue du sang artériel par jet rutilant, en ayant soin alors, de pousser la canule en avant pour la faire parvenir jusqu'au centre de l'anévrisme;

3° A l'emploi d'une solution de perchlorure ne dépassant pas la densité de 30° Baumé.

L'ensemble des règles à suivre, formant ainsi le manuel opératoire de la méthode MONTEGGIA et PRAVAZ, a été parfaitement déduit et exposé par M. BROCA, dans *son excellent Traité des anévrismes et leur traitement*, pag. 440 et suivantes, Paris 1856. — Nous ajouterons, de plus, que M. Broca, dans le même ouvrage, nous paraît avoir parfaitement résumé, dans l'état actuel de nos connaissances, l'histoire du traitement des anévrismes par la méthode des injections coagulantes.

§ IIIme.

ACTION LOCALE DU PERCHLORURE DE FER
SUR LES TISSUS SOUS-CUTANÉS VIVANTS ET LA SURFACE DES PLAIES RÉCENTES.

La solution de perchlorure de fer neutre à 30° Baumé, avons-nous dit paragraphe IIme, est complètement sans action sur la peau, même après un contact prolongé.

Si l'on applique, au contraire, la solution ferrique sur une surface dénudée de sa peau, avons-nous ajouté, les choses se passeront différemment.

En effet, la chair musculaire peut être considérée comme un tissu duquel la trame solide est composée de filaments élastiques, presque complètement formés de *fibrine*, dont les intervalles sont remplis par le *tissu cellulaire*, et le tout est traversé en tout sens par des prolongements de vaisseaux, par des nerfs, des artères et des aponévroses.

Le tissu cellulaire se compose de lamelles transparentes liées entre elles comme les mailles d'un réseau. Ces lamelles sont de petites cellules, à la surface intérieure desquelles suinte un liquide *riche en albumine,* analogue à celui que sécrètent les membranes séreuses.

En outre du tissu cellulaire, la chair musculaire fraîchement coupée, sur le vivant, présente béants les vaisseaux sanguins qui la traversent, et si la peau seule a été enlevée, la partie dénudée présentera seulement, ouverts, ceux des vaisseaux artériels dont les extrémités vont s'épanouir dans la masse intérieure de cette membrane.

Ceci posé, et en tenant compte, de plus, de ce fait, que le tissu fibreux lui-même, comme la substance qui forme les lamelles du tissu cellulaire, sont presque entièrement formés de fibrine et d'albumine, on comprendra facilement le mode d'agir du perchlorure de fer à la surface des plaies, soit récentes, soit anciennes.

En effet, si la plaie est récente et que sa surface soit encore sanguinolente, en même temps que le tissu cellulaire sécrète de son côté son liquide albumineux, le perchlorure de fer appliqué dans ces conditions, coagulera instantanément les liquides répandus à la surface de la plaie, qui se trouvera recouverte d'une sorte de collodion plus ou moins adhérent à la surface des chairs, qu'il protégera contre l'action ultérieure du sel ferrique.

Dans ce cas, le persel de fer agit simplement comme coagulant et hémostatique, et nullement comme caustique, à un degré quelconque.

Mais si on commence par laver la surface de la plaie à l'eau tiède ou même froide, et qu'après l'avoir essuyée avec soin, on applique vivement à sa surface un plumasseau de charpie bien imbibé de la liqueur chloroferrique, les choses se passeront tout autrement. — Cette dernière ne trouvant pas assez de liquide albumineux pour être saturée, portera son action sur la substance elle-même du tissu cellulaire et même du tissu fibreux, et il y aura alors, ici, une véritable action caustique, c'est-à-dire désorganisation, destruction des tissus. — Cette action ne s'exercera, il est vrai, que sur une couche si mince, si superficielle, à cause de la richesse des parties en albumine et en fibrine, qu'il n'y aura pour ainsi dire pas de perte de substance, mais le fait n'existera pas moins; sous ce rapport, le perchlorure de fer, et, comme lui, le persulfate et le perazotate de fer doivent être considérés comme de légers caustiques, mais des caustiques d'une nature toute particulière.

Du reste, cette propriété, circonscrite dans de telles limites, rend ces agents précieux dans un grand nombre de cas, comme nous allons le voir.

§ IVme.

1°

ULCÈRES INDOLENTS, PLAIES ANCIENNES, GANGRENEUSES, SUPPURATION DE MAUVAISE NATURE, POURRITURE D'HOPITAL ET PERCHLORURE DE FER.

Nous venons de parler dans le chapitre précédent, de l'action du perchlorure de fer sur les plaies récentes et à la surface des tissus vivants dénudés de leur peau, mais sains et non encore enflammés; nous allons examiner dans le chapitre suivant ce qui se passe quand la plaie est ancienne et en voie de suppuration, soit de bonne, soit de mauvaise nature.

Dès qu'une plaie plus ou moins profonde, et d'une surface plus ou moins étendue, existe sur une partie quelconque de l'économie, et qu'une irritation suffisante a été produite, les parties s'enflamment et deviennent le siége d'une calorification plus grande, le sang y afflue de toute part, et les nombreux vaisseaux dans lesquels circulent ordinairement des liquides incolores, se remplissent de sang, se tuméfient, et ce dernier, devenu stagnant, s'altère et détermine la décomposition des autres liquides et des vaisseaux eux-mêmes; — on voit alors le phénomène de la *suppuration* se produire.

Le pus est donc le liquide que sécrètent les plaies ou le

tissu cellulaire d'un organe enflammé, et sa production a pour but d'entraîner au dehors les produits morbides, résultats de l'inflammation locale.

La sécrétion purulente est, par conséquent, presque toujours un travail critique qui paraît indispensable à la cicatrisation des plaies et à la reconstitution des parties à la suite de pertes de substance.

Lorsque la vitalité d'une plaie est suffisante, le travail de reconstitution ou de cicatrisation marche progressivement et en sens inverse de la quantité de pus sécrété qui va diminuant. Le pus est alors visqueux, jaunâtre, neutre aux réactifs colorés et à peu près inodore : on dit alors que le *pus est louable* ou *de bonne nature.*

Mais il est d'autres cas, où, pour des causes diverses et souvent multiples, telles que : la constitution physique du blessé, son âge, son état de santé, son genre de vie, une alimentation insuffisante ou mal appropriée, le milieu dans lequel il se trouve placé, l'étendue de la surface de la plaie, sa profondeur, etc., etc., on voit tout à coup la vitalité des parties diminuer et perdre peu à peu leur température naturelle ; le travail de cicatrisation est suspendu, et il y a alors mort, c'est-à-dire extinction partielle ou totale de la vie dans la partie malade, avec conservation de l'existence dans les parties juxta-posées et dans le reste du corps.

Les parties molles ainsi privées de la vie rentrent bientôt

sous l'empire des lois physiques et des affinités chimiques, et la putréfaction s'en empare.

On dit alors que la plaie est gangreneuse.

D'autres fois encore, on voit la plaie devenir subitement le siége d'une inflammation particulière, dont les effets généraux sont d'en arrêter en tout ou en partie la cicatrisation, ou d'en accroître la profondeur et l'étendue en détruisant tous les tissus souvent avec une effrayante rapidité.

Ce redoutable phénomène a reçu le nom de pourriture d'hôpital.

Dans le premier comme dans le second cas, la quantité du pus sécrété augmente le plus ordinairement, et quelquefois dans des proportions considérables. Il devient très-fluide et alcalin au papier de tournesol rougi; son odeur est repoussante, on dit alors que *le pus est de mauvaise nature*.

Toutes les fois que la suppuration est de mauvaise nature, elle s'accompagne de dégagements gazeux fétides, identiques à ceux qui se produisent dans la décomposition des cadavres. — Ces gaz sont de l'ammoniaque et de l'acide carbonique, qui se dégagent à l'état de carbonate d'ammoniaque. L'odeur fétide qu'exhale la plaie paraît due à la présence de certains gaz sulfureux et phosphorés.

Dans la pourriture d'hôpital, alors qu'un grand nombre de malades et de blessés se trouvent souvent entassés dans le même local, particulièrement dans les hôpitaux militaires pendant la guerre, les gaz et les produits volatils dont nous venons de parler, s'échappent des plaies chargés de miasmes morbides, véritables agents de propagation du mal, lesquels en se répandant dans l'air des salles qu'ils vicient, prédisposent à l'invasion les blessés non encore atteints, en même temps qu'ils sont un obstacle à la guérison des autres (1). — D'autre part, le carbonate d'ammoniaque souillé par la présence de ces miasmes, se dépose bientôt de toute part, et par conséquent à la surface des plaies encore saines, et le fléau se propage ainsi quelquefois avec une effrayante rapidité.

Nous avons hâte de le dire, dans l'état actuel de la science, le perchlorure de fer employé comme topique contre ces deux redoutables affections : la gangrène et la pourriture d'hôpital, est, avec le feu, le moyen prophylactique le plus puissant que l'art de guérir puisse leur opposer.

Nous allons ici laisser la parole aux faits, résumés dans le chapitre spécial suivant, et qu'il nous sera facile d'expliquer, d'ailleurs, à l'aide des théories exposées plus haut.

---

(1) Ces gaz chargés de miasmes putrides sont, de plus, la cause déterminante du typhus d'hôpital. Nous y reviendrons plus loin.

2°

EMPLOI THÉRAPEUTIQUE DU PERCHLORURE DE FER

DANS

LES HOPITAUX MILITAIRES PENDANT LA CAMPAGNE D'ORIENT

CONTRE LA POURRITURE D'HOPITAL

ET L'INFECTION PURULENTE,

D'après les documents publiés par les Médecins et Chirurgiens de l'armée.

Nous avons dit plus haut que le perchlorure de fer employé comme hémostatique à Constantinople et en Crimée, pour suspendre les hémorrhagies avant et après les opérations, rendit des services éminents d'après les avis unanimes des médecins des armées alliées.

Mais les services rendus par ce médicament ne se bornèrent pas aux hémorrhagies, il fut encore d'un puissant secours pour arrêter les ravages de la pourriture d'hôpital.

En effet, dans la lettre que nous eûmes l'honneur d'adresser au savant directeur du service de santé de l'armée d'Orient, pour le prévenir de notre envoi de perchlorure de fer, nous appelions fortement son attention, en y insistant, sur les résultats heureux, obtenus à l'Hôtel-Dieu de Lyon, par l'emploi du perchlorure comme topique dans les cas de suppuration fétide et de mauvaise allure des plaies, par MM. Pétrequin, Desgranges et Valette. Et nous ajoutions, que, de l'avis de ces habiles chirurgiens, le perchlorure de fer était destiné à rendre de grands services à la médecine militaire dans ces divers cas, et spécialement contre la pourriture d'hôpital.

On a vu plus haut la réponse dont nous honora M. Michel Lévy. Sur sa recommandation le perchlorure fut aussitôt employé dans les cas qui précèdent. De prime abord, la douleur qu'il occasionne au moment de son application sur la surface des plaies, effraya les médecins et les malades.

Quelques médecins surpris, renoncèrent même à son emploi; parmi ceux-ci, nous avons déjà nommé l'honorable M. Scoutteten. Mais le plus grand nombre revenu bientôt de cette première impression, continua l'emploi de cet énergique médicament, et les résultats obtenus ne tardèrent pas à justifier cette sage persistance. Le perchlorure de fer fut bientôt définitivement reconnu, avec la cautérisation par le feu, comme le plus puissant moyen que l'art de guérir puisse opposer à la pourriture d'hôpital.

Un assez grand nombre de médecins distingués de notre armée d'Orient, ont publié depuis leur rentrée en France, divers travaux sur les avantages obtenus par l'emploi du perchlorure de fer contre la pourriture d'hôpital. Parmi les noms des auteurs dont les travaux sont venus à notre connaissance, nous citerons M. BARUDEL, médecin-major à l'hôpital militaire de Lyon ; puis, tout particulièrement M. le docteur Bourot, médecin sous-aide à l'hôpital militaire de Strasbourg, et M. le docteur Salleron, médecin principal de première classe. Ce dernier a publié sur le sujet qui nous préoccupe, un très-remarquable mémoire, que nous regrettons infiniment de n'avoir connu que depuis peu de jours seulement, et dont il nous a été impossible de pouvoir parler par conséquent dans notre travail pour le concours.

Nous donnerons presque en entier les deux mémoires de MM. Bourot et Salleron, parce qu'ils nous paraissent devoir être conservés pour l'avenir, l'un et l'autre, comme formant le manuel pratique du nouveau traitement à opposer à la pourriture d'hôpital et à l'infection purulente.

Le travail de M. Bourot, qu'il avait bien voulu nous adresser, et dont nous avons longuement parlé dans notre mémoire à l'Académie de Médecine, est une très-remarquable thèse inaugurale pour le doctorat, soutenue devant la Faculté de Médecine de Strasbourg, le 7 juin 1858, ayant pour titre : Considérations sur la pourriture d'hôpital observée en Orient, et sur son traitement par le Perchlorure de Fer. — L'élève, comme le dit M. Bourot lui-même, s'est évidemment inspiré des conseils et de l'habile expérimentation du maître, ainsi qu'on le verra en lisant le savant mémoire de M. le docteur Salleron, mais cela ne nuit en rien au mérite très-réel et très-légitimement acquis de son œuvre.

M. le docteur Bourot débute par l'exposé de diverses considérations sur le traitement général de la pourriture d'hôpital, puis il parle ainsi du traitement local :

« Les auteurs ont préconisé successivement une foule
« de topiques qui, jusqu'ici, n'ont pas obtenu la faveur que
« l'on a bien voulu leur prêter. Ainsi l'alcool camphré, le
« vin aromatique, le vinaigre camphré, le vinaigre aroma-
« tique, l'acétate de plomb, la solution saturée de sulfate
« de zinc et de sulfate d'alumine, le jus de citron, le sulfate
« de cuivre, la térébenthine, la poudre de quinquina, la
« poudre de cantharides, la poudre de charbon, l'alun cal-
« ciné, le camphre, l'onguent mercuriel, la teinture d'iode,
« la pommade de goudron, la glycérine, la potasse caustique,
« l'azotate acide mercure, les acides azotique, chlorhydrique
« et sulfurique, les chlorures de soude et de chaux.

« Toutes ces substances ont été employées isolément,
« sous différentes formes, quelques unes mélangées dans des
« proportions variées. Il n'en est peut-être pas une seule
« qui n'ait été quelquefois plus ou moins utile; mais jamais
« assez pour modifier suffisamment la plaie et obtenir une
« complète guérison . . . .
« — Tous les caustiques liquides que nous avons cités
« pouvaient bien enrayer momentanément la marche de la
« pourriture. Elle s'arrêtait ainsi pendant un jour ou deux,
« pour continuer ensuite à s'étendre en longueur et en pro-

« fondeur ; le mal n'était donc point détruit. . . . .

. . . . « Le fer chauffé à blanc
« était un moyen puissant qui pouvait le plus souvent triom-
« pher et arrêter la marche de la pourriture d'hôpital. C'est
« en effet à ce moyen que l'on doit reconnaître une effica-
« cité supérieure à celle des caustiques liquides ou solides
« que nous avons indiqués. Mais le plus souvent l'emploi
« de ce moyen devenait impossible par l'étendue de la sur-
« face malade, par son siége dans le voisinage de gros
« vaisseaux, d'articulations, de nerfs, de cavités splanchni-
« ques, par la crainte de léser quelque organe important.
« . . . .
« . . . .

« La thérapeutique possède un médicament qui, par sa
« nature et son action déjà connue, est destiné à rendre
« à la chirurgie de très-grands services. Nous voulons parler
« du perchlorure de fer, employé pendant la campagne
« d'Orient contre la pourriture d'hôpital. M. Burin du Buisson
« lui-même avait envoyé ce précieux agent aux hôpitaux de
« Constantinople et l'avait fortement conseillé comme devant
« avoir un plein succès dans la pourriture d'hôpital. Nous
« devons l'avouer, ce moyen a été comme bien d'autres,
« quelquefois insuffisant ; *mais c'est lui que nous avons vu*
« *réussir le plus souvent et de la manière la plus complète contre*
« *la pourriture.* Il a offert des avantages qu'il importe de si-
« gnaler : d'abord sa forme liquide le rend préférable dans

« certains cas au cautère actuel. Il possède une action désin-
« fectante, ce qui est très-utile pour diminuer cette odeur
« fétide qui s'exhale des plaies. Il décompose les gaz sulfureux
« et ammoniacaux. Il modifie la plaie en détruisant ou plutôt
« en rendant moins abondante la sécrétion pulpeuse qui la
« recouvre; il ramène la vitalité dans les tissus voisins en
« les irritant sans les enflammer; il ne détruit point les
« parties, il facilite la chute des escarres, et ne produit point,
« par son application, de perte de substance, ce qui est
« d'un immense avantage dans le voisinage d'organes im-
« portants.

« Le perchlorure de fer agit-il comme caustique dans le
« cas qui nous occupe? Nous ne pensons pas que ce soit là
« son action réelle; cependant il peut le devenir par l'acide
« chlorhydrique libre, mais qui est toujours en quantité
« très-faible. D'ailleurs l'afflux des liquides que détermine
« son action irritative sur les tissus viendrait immédiatement
« neutraliser cet acide.

« Si le perchlorure de fer agissait comme astringent, il
« diminuerait de capacité le réseau capillaire, il refoulerait
« par là les liquides tendant à s'épancher, tandis qu'il les
« attire au dehors à la surface de la plaie.

« Il agit presque à la manière des épispastiques en déter-
« minant l'exsudation des liquides épanchés ou infiltrés dans
« les tissus. Il agit par une action irritante, énergique, qui

« modifie rapidement et profondément la surface trauma-
« tique et les tissus atteints. Cette action irritante est la
« cause de douleurs très-vives pour le malade. Après une
« durée variable, en général une heure ou deux après l'ap-
« plication, ces douleurs diminuent d'intensité ; le malade
« très-agité jusqu'alors, éprouve un certain bien-être et la
« disparition complète de tout phénomène d'irritation lui
« permet de prendre du repos. »

M. Bourot continue ainsi : « Le perchlorure de fer, dit
« avec raison M. BOUCHARDAT, est un hémostatique puissant,
« prompt et sûr. Il produit sur les plaies, au moment de son
« application, une sensation douloureuse, vive ; mais il ne
« les enflamme pas, il les protége contre l'irritation anté-
« rieure et contre la décomposition putride des caillots (1).

« La solution de perchlorure, dont on s'est servi en Orient,
« était à la densité de 30° Baumé ; elle renferme 34,65 de
« sel de fer et 65,35 d'eau. . . . . »

MODE D'EMPLOI.

« Voici de quelle façon, poursuit M. Bourot, on appliquait
« le perchlorure de fer, qui, suivant l'intensité du mal, était
« employé à 30° pur ou allongé de son poids d'eau, quel-
« quefois au tiers, au quart. Après avoir lavé avec une so-

---

(1). ANNUAIRE THÉRAPEUTIQUE, *Paris* 1857.

« lution d'eau chlorurée, pour enlever toute sécrétion putride,
« on imbibait des plumasseaux de charpie de la solution
« ferrique et on en recouvrait la plaie. On laissait le panse-
« ment en place pendant vingt-quatre ou quarante-huit
« heures, selon l'état du malade. Au bout de ce temps, on
« trouvait la surface de la plaie recouverte d'un coagulum,
« d'une croûte dure, noire, quelquefois brune, formée par
« le coagulum de l'albumine contenue dans la sérosité, et
« par la petite quantité de sang se trouvant à la surface de
« la plaie et y affluant dans les premiers moments. La colo-
« ration, les teintes variées que présente cette croûte, doi-
« vent tenir à une décomposition du perchlorure de fer.
« L'albumine, d'abord coagulée par le perchlorure, se des-
« sèche par la chaleur du corps et acquiert rapidement une
« grande dureté à la surface. Elle est collée plus ou moins
« aux téguments du pourtour de la plaie, mais n'y adhère
« point complètement. On peut, sans aucune crainte, l'en-
« lever aussitôt qu'on le juge nécessaire. Un cataplasme en
« facilite la chute ; on trouve alors la surface de la plaie
« rouge, vermeille, les bourgeons charnus s'élevant, la sup-
« puration plus normale. Quelquefois, on devait revenir à
« une nouvelle application de perchlorure tous les jours ou
« tous les deux jours, et l'on obtenait une modification
« notable de la plaie; par un pansement méthodique avec le
« vin aromatique, le cérat ou l'onguent styrax, la cicatrice
« arrivait sans accident. Souvent nous avons vu la plaie,

« modifiée après l'emploi du perchlorure, retomber dans son
« état primitif; on devait faire un nouvel appel au liquide
« modificateur. C'est surtout lorsqu'à la suite d'amputation,
« il y avait récidive de la pourriture, que le perchlorure
« devenait très-avantageux pour arrêter la maladie compro-
« mettant le moignon par la destruction des lambeaux ; et
« le patient se trouvait dès lors soumis aux chances d'une
« nouvelle opération. Le perchlorure de fer avait dans ces
« cas une supériorité réelle sur le cautère actuel; il attei-
« gnait le mal jusque dans les anfractuosités du moignon,
« et par son contact prolongé il agissait plus intimément sur
« les parties. On évitait par là les incisions qu'on aurait dû
« pratiquer pour permettre l'action du fer rouge; l'employant
« pur, il possède une énergie tout aussi grande que le
« cautère lui-même.

« Les observations suivantes montreront des succès ob-
« tenus par ce traitement. La 4ᵉ et la 5ᵉ, que nous devons
« à l'obligeance de M. le médecin principal SALLERON, et
« qui ont été prises dans son service, présentent des détails
« intéressants, tant au point de vue de la marche de l'affec-
« tion que de la guérison. »

« OBS. II. — *Seidenpfennig, André*, sergent dans la légion étran-
« gère, âgé de quarante ans, d'un tempérament sanguin, d'une bonne
« constitution, n'ayant jamais été malade, reçut en Crimée un coup
« de feu à la partie moyenne de l'avant-bras droit. Fracture commi-
« nutive du radius, large plaie à la partie antérieure et postérieure

« de l'avant-bras. A son entrée à l'hôpital de Dolma-Bagtché le 12 jan-
« vier 1856, la plaie ne présentait rien de particulier ; mais comme on
« était obligé de la panser tous les jours, on ne pouvait maintenir en
« place un appareil pour la fracture du radius.

« Dans les premiers jours de février, la plaie devint très-doulou-
« reuse et prit un mauvais aspect, la main fut le siége d'un œdème
« considérable. On pansa la plaie avec une solution pure de perchlorure
« de fer. Les désordres devenant trop considérables, et le perchlorure
« restant sans action notable, on pratiqua le 6 l'amputation du bras au
« tiers inférieur (méthode à lambeaux).

« Deux jours après l'opération, un œdème considérable des lam-
« beaux, une douleur vive, brûlante, une odeur très-fétide, et une
« sécrétion putride abondante vint faire présumer la nature de la
« complication. On pansa immédiatement la surface traumatique avec
« des plumasseaux imbibés de perchlorure de fer.

« Le 10, on avait obtenu une modification notable de la plaie.
« Arrêtée dès son début, la pourriture ne se reproduisit plus chez ce
« blessé qui guérit heureusement. Nous avons revu ce malade à la cli-
« nique médicale de Strasbourg, où il était entré pour une bronchite,
« et nous avons pu constater que la cicatrisation de son moignon s'était
« faite sans autre accident. »

« OBS. III. — *Callérand*, *Féréol*, soldat au 21e régiment de ligne,
« âgé de vingt-six ans, reçut le 8 septembre 1855 un coup de feu au
« tiers supérieur et postérieur de l'avant-bras droit. Le 50 octobre il
« entra à l'hôpital avec une plaie superficielle n'intéressant les parties
« molles que dans une étendue de 0m,06 ou 0m,08. Malgré son état de
« simplicité, cette plaie fut longue à se cicatriser ; elle devint doulou-
« reuse et se compliqua de pourriture d'hôpital à forme pulpeuse au

« commencement du mois de décembre. Trois applications successives
« du perchlorure de fer, d'abord mélangé de moitié d'eau, puis en
« dernier lieu pur, firent disparaître les accidents locaux. La plaie
« devint rosée, les bourgeons charnus se développèrent facilement, et
« la cicatrisation s'opéra dès lors promptement. Le 4 janvier le malade
« fut évacué complètement guéri. »

« OBS. IV. — R...., *Léon*, lieutenant au 85e de ligne, âgé de trente et
« un an, d'une bonne constitution, reçut le 8 septembre 1855 un coup
« de boulet qui fit une plaie large et profonde à la partie moyenne de
« la région externe de la jambe droite, en intéressant les muscles pé-
« roniers sans lésion du péroné. Evacué sur Constantinople quelques
« jours après, il entra à l'hôpital le 22.

« A son arrivée, l'état général est satisfaisant, du moins en appa-
« rence. Le blessé mange sans appétit, le pouls est fréquent; la tête
« est lourde, douloureuse; il y a peu de sommeil; les digestions se
« font mal, point de diarrhée. La plaie très-large est grisâtre, granu-
« leuse dans toute son étendue et ne fournit qu'un peu de sérosité; elle
« est sensible au toucher, peu d'engorgement périphérique; la douleur
« s'étend à toute la jambe que le malade est obligé de tenir fléchie. La
« physionomie exprime la stupeur, l'abattement. — Jusqu'à la fin du
« mois, même état de la plaie, pas d'amélioration dans l'état général.

« Le 1er octobre, cautérisation de la plaie avec l'acide azotique, sans
« modification bien sensible.

« Le 4, nouvelle cautérisation plus douloureuse que la première,
« suivie d'une modification avantageuse, mais de courte durée.

« Le 8, malaise général très-prononcé, céphalalgie, pouls fréquent,
« peau chaude, bouche pâteuse, inappétence, constipation opiniâtre;
« douleurs vives dans la plaie, s'étendant à toute la région externe de

« la jambe; gonflement de la gaîne des péroniers au-dessous de la plaie
« qui est sèche et grisâtre.

« Diète, eau de Sedlitz, cataplasme sur la jambe. — Le purgatif
« produit plusieurs selles suivies d'un mieux général ; la nuit est meil-
« leure, le sommeil est calme et prolongé.

« Le 9, gonflement de la jambe plus fort et plus douloureux, peu
« d'appétit.

« Cinq pilules de calomel ; sur la jambe, onctions mercurielles et
« cataplasme.

« Le 10, même état; même prescription que la veille.

« Les jours suivants, le mieux dans l'état général se soutient ; mais
« l'état local devient plus grave, l'engorgement périphérique augmente.
« La suppuration se forme lentement dans la gaîne des péroniers, qui
« est tendue, luisante, douloureuse, et laisse sentir une fluctuation
« évidente.

« Le 15, incision verticale de la gaîne des péroniers à 4 ou 5 centi-
« mètres au-dessous du bord inférieur de la plaie. Le liquide qui
« s'écoule par l'incision est peu abondant, séreux, grisâtre, mêlé à
« quelques morceaux de matière plus épaisse.

« Le 16, un pus peu abondant, toujours grisâtre et séreux, sort de
« l'incision et de la plaie dont les bords sont tuméfiés, empâtés, mais
« pas encore ulcérés ni décollés; les tendons des péroniers sont bour-
« soufflés et commencent à faire hernie.

« Les jours suivants, l'abattement augmente, l'appétit diminue ; les
« selles plus rares et plus difficiles nécessitent de nouveau l'emploi des
« purgatifs. Le sommeil est agité par des rêves fatigants.

« Le 21, dans la soirée, frissons, céphalalgie, nausées, douleurs

« vives et brûlantes dans les plaies, sueurs pendant la nuit, pas de
« sommeil.

« Le 22, malaise général, céphalalgie, pouls fréquent, chaleur de
« la peau, anorexie, peu de soif. La plaie de l'incision est grisâtre,
« très-étendue en longueur et en largeur, avec induration et ulcération
« des bords, et engorgement périphérique ; la supérieure est couverte
« d'une couche mince de matière grise très-adhérente, avec ulcération
« à la partie inférieure, ne s'étendant point à la partie supérieure ;
« l'appareil est imprégné de sérosité.

« Le pont cutané qui sépare les deux plaies est réduit à moitié de sa
« longueur et très-mince ; les tendons des péroniers paraissent plus
« gonflés et complètement dénudés. Le blessé ressent des douleurs
« vives, continues et brûlantes. La pourriture d'hôpital n'est plus
« douteuse. Pansement deux fois par jour avec l'eau chlorurée, pilules
« de calomel et de rhubarbe.

« Toute la journée est assez calme, ainsi que la nuit, mais point de
« sommeil.

« Le 23, pas de mieux sensible. Le malade est triste et découragé ;
« il se plaint de douleurs brûlantes et continues dans les plaies qui
« sont presque réunies.

« Pansement avec l'eau chlorurée ; eau de Sedlitz.

« Le 24, l'état général semble meilleur. Les deux plaies sont réunies
« et n'en forment plus qu'une très-irrégulière d'environ douze à quinze
« centimètres de long, avec engorgement périphérique, induration des
« bords, couverte dans toute son étendue de matière pultacée, grisâtre.
« La face dorsale du pied est le siége d'un œdème qui remonte jusqu'au
« dessus des malléoles et se confond en dehors avec celui de la plaie.
« — Alimentation légère. Pansement avec eau chlorurée.

« Le 25, l'état général est à peu près le même. Toujours peu d'ap-
« pétit, peu de soif, constipation, céphalalgie, pouls fébrile; douleurs
« moins vives dans la plaie qui paraît encore s'élargir; elle est toujours
« grisâtre, fongueuse, pultacée avec sécrétion séreuse plus abondante.
« Le gonflement est à peu près le même.

« Application de perchlorure de fer pur à 30°, qui produit des dou-
« leurs très-vives pendant une demi-heure. Elles deviennent suppor-
« tables au bout de deux heures et ne disparaissent qu'après cinq
« heures. Un état de bien-être les remplace le reste de la journée. Peu
« de sommeil.

« Le 26, toute la plaie est couverte d'une croûte épaisse, d'un gris
« jaunâtre, marbrée de quelques plaques et stries rougeâtres, surtout
« au centre, plus foncée et noire sur les bords. Les téguments voisins
« sont recouverts d'un liquide noir bleuâtre, qui s'écoule de dessous
« la croûte, entre les bords et ceux de la plaie. Le gonflement péri-
« phérique est beaucoup moins prononcé, le pied moins engorgé et les
« douleurs presque nulles. Une partie de la charpie reste adhérente à
« la croûte. Peu d'appétit, la constipation persiste. Deux pilules
« d'opium.

« Le 27, état satisfaisant, peu de douleurs; la nuit a été meilleure
« que les précédentes.

« Le 28, mieux sensible; appétit plus prononcé. La croûte est encore
« adhérente. Cataplasme pour en activer la chute.

« Le 29, amélioration très-sensible dans l'état général; les fonctions
« digestives se rétablissent.

« Chute complète de la croûte; modification de la plaie qui est déjà
« un peu rouge. L'engorgement des parties a diminué. Pansement avec
« l'eau chlorurée.

« Le 50, appétit bon ; nuit meilleure. Le gonflement du pied est
« réduit à un léger œdème de sa face externe. Même état de la plaie ;
« les bords encore un peu engorgés et durs, mais sans ulcération.
« Suppuration peu abondante, séreuse et grisâtre. Pansement avec eau
« chlorurée.

« Le 31, amélioration progressive dans l'état général. La plaie a pâli
« depuis la veille ; l'engorgement périphérique a augmenté.

« Pansement avec le perchlorure de fer pur qui produit des douleurs
« plus vives que la première fois, mais d'une durée plus courte.

« Le 1er novembre, la plaie est recouverte d'une croûte jaune noi-
« râtre, moins épaisse que la première fois, avec écoulement abondant
« de liquide noir. Engorgement diminué. Cataplasme.

« Le 2, chute de la croûte. La plaie est rose, vermeille, présente
« des bourgeons charnus ; les bords noircis par le liquide sont affaissés.
« L'engorgement a diminué ; il ne reste qu'un peu de gonflement le
« long de la gaîne des péroniers.

« Pansement avec un mélange de vin aromatique et d'alcool cam-
« phré. Deux pilules d'opium pour la nuit.

« Les jours suivants, amélioration progressive locale et générale.
« Pansement avec onguent styrax.

« Le 5, plaie plus pâle que la veille ; suppuration moins abondante
« et plus séreuse ; un peu d'engorgement périphérique.

« Troisième application de perchlorure étendu de moitié d'eau, ac-
« compagnée de douleurs encore assez fortes, mais de courte durée.
« Le lendemain, il y a une abondante sécrétion de liquide noir, sans
« croûte. La plaie est de nouveau rose et vermeille, couverte de bour-
« geons charnus ; plus d'engorgement.

« Le 8, état général parfait. Fonctions digestives rétablies. Le blessé
« demande davantage d'aliments. Pansement avec le styrax.

« Les jours suivants, la plaie fournit une suppuration de bonne
« nature et diminue chaque jour. L'engorgement du pied et de la
« jambe disparaît complètement; plus de douleurs. Appétit bon; di-
« gestions faciles et selles spontanées. Nuits calmes, sommeil prolongé.

« Le 22, le malade part pour la France en congé de convalescence.
« La plaie, réduite de plus des trois quarts, est rosée et couverte de
« bourgeons charnus de bonne nature. La suppuration est abondante.
« Pansement avec des bandelettes de diachylon. — Cet officier, au-
« jourd'hui bien portant, a pu reprendre son service actif au bout de
« quelques mois. »

« Obs. V. — R....., capitaine au 10e de ligne, âgé de trente-sept ans,
« d'une constitution primitivement bonne, mais affaiblie par les fatigues
« de la guerre, reçut à la prise de Sébastopol une balle sur la partie
« supérieure de la face antérieure du tibia droit, à peu près à la réunion
« du condyle interne au corps de l'os.

« A son entrée à l'hôpital, le 22 septembre, il n'existe qu'une seule
« ouverture noirâtre, avec un peu d'engorgement du pourtour de la
« plaie. La balle a pénétré dans la substance de l'os qui est creusé à
« une profondeur de 0m,012 à 0m,015 ; il est probable que le projectile
« n'est pas sorti, mais l'état du blessé ne permet point de se livrer à
« la recherche du corps étranger. On préfère abandonner à la nature
« le soin de son élimination. Le genou est tuméfié, peu douloureux
« au toucher; les mouvements de l'articulation sont possibles, non
« douloureux, bien que la région fessière droite soit le siége d'une
« vaste collection purulente, résultant plutôt de l'altération de la
« constitution que du décubitus prolongé à l'ambulance, sur un lit

« très-dur. Le moral est excellent, mais la figure est pâle, décolorée, le
« pouls fébrile, la peau chaude et sèche, la soif vive et l'appétit
« presque nul. L'état du malade est grave ; sueurs abondantes pendant
« la nuit, peu de sommeil.

« Le 23, on pratique sur la fesse droite, le plus bas possible, une
« longue incision verticale qui donne issue à une grande quantité de
« pus séreux, mal lié, un peu floconneux. Il en résulte un prompt
« soulagement qui rend le décubitus plus facile et moins douloureux.
« La jambe est maintenue fléchie sur la cuisse et celle-ci sur le bassin,
« position qui semble soulager le malade. — Dans la journée, la fièvre
« diminue, point de sueurs la nuit ; sommeil calme et prolongé.

« Le 24, mieux prononcé. La suppuration est encore abondante et
« toujours séreuse ; la fesse est à peu près à son volume normal. Rien
« de particulier du côté de la blessure. Appétit, digestion facile.

« Le 25, l'état général est meilleur. Suppuration beaucoup moins
« abondante ; pus plus lié, blanchâtre ; plus d'engorgement à la région
« fessière ; affaissement des bords de l'incision qui est diminuée de
« longueur. L'appétit est bon, la soif peu forte.

« Jusqu'à la fin du mois, le mieux se soutient ; l'abcès de la fesse
« se déterge, les téguments se recollent, la suppuration diminue et la
« plaie de l'incision tend à se fermer. L'extension de tout le membre
« est possible ; le genou n'est pas plus gonflé, très-peu sensible au
« toucher. La blessure se déterge un peu, mais le gonflement périphé-
« rique persiste. — Plus de sueurs la nuit ; sommeil calme.

« Le 30, on fait prendre au malade un bain.

« Le 1er octobre, état général bon. Appétit, point de fièvre. Le
« pourtour de la plaie de la jambe est plus gonflé, plus douloureux.
« Onctions mercurielles et cataplasme.

« Le 2, le malade se trouve encore assez bien, mais la peau est
« chaude et le pouls un peu fébrile, avec pesanteur de tête, soif,
« bouche amère, peu d'appétit, selles difficiles, urines rouges et rares.
« Le gonflement de la plaie est un peu plus fort. Onctions mercurielles
« et cataplasme.

« Dans la soirée, malaise général, céphalalgie, nausées, bouche pâ-
« teuse, amère, soif vive, frissons, chaleur suivie de sueurs, douleurs
« vives dans la blessure, mauvaise nuit, pas de sommeil.

« Le 3, malaise général, abattement, peau chaude et moite, pouls
« fébrile. La suppuration de la fesse est devenue plus abondante et
« séreuse, la plaie de la jambe est très-gonflée, elle est pâle, blafarde,
« il s'en écoule une suppuration grisâtre, séreuse, abondante. Le genou
« est sensible et tuméfié. Diète complète.

« Le 4, état général meilleur. La fesse va bien; mais la plaie de la
« jambe, envahie par la pourriture d'hôpital, est beaucoup plus large
« et recouverte d'une couche épaisse de matière pulpeuse, grisâtre,
« avec abondante sécrétion de sérosité fétide et douleurs vives s'irra-
« diant jusqu'au pied. Pansement avec l'eau chlorurée.

« La journée se passe assez bien, nuit meilleure.

« Le 5, malaise, peu d'appétit, bouche pâteuse. La plaie s'est étendue
« en haut et en avant. Elle touche le bord interne du ligament rotulien ;
« elle est toujours recouverte d'une couche pulpeuse, grisâtre, avec
« abondante sécrétion de sérosité. Pansement avec le vin aromatique
« et l'alcool camphré. Dans la journée, frissons prolongés suivis de
« sueurs ; pas de sommeil. La fesse, revenue à son état normal, est
« peu douloureuse ; la plaie, réduite à de petites dimensions, fournit
« peu de pus ; mais les chairs sont pâles, blafardes et font craindre
« l'apparition de la pourriture d'hôpital.

« Le 6, la fièvre persiste, anorexie, bouche pâteuse, langue jaunâtre,
« ventre un peu tendu. La plaie de la jambe est augmentée, et a mis
« à nu la moitié interne du ligament rotulien. Application du perchlo-
« rure étendu de moitié eau. La douleur est très-vive pendant trois
« quarts d'heure, elle diminue ensuite et est presque nulle au bout de
« trois heures.

« 0gr.,80 de sulfate de quinine à deux heures. Nuit bonne, sommeil
« prolongé.

« Le 7, mieux notable. Appétit. Toute l'étendue de la plaie est cou-
« verte d'une croûte épaisse, solide, d'un rouge noirâtre, libre à sa
« circonférence ; les bords de la plaie sont baignés par un abondant
« écoulement de liquide noir ; le gonflement périphérique a diminué.
« — Pansement avec la charpie sèche. 0gr.,50 de sulfate de quinine.
« Journée et nuit bonnes.

« Le 8, le mieux continue ; appétit.

« 0gr.,50 de sulfate de quinine. Cataplasme pour aider la chute de
« la croûte.

« Le 9, on enlève la croûte qui laisse voir une plaie rosée ; gonflement
« diminué, bords moins durs, ulcération arrêtée, plus de matière pul-
« peuse, peu de douleur dans la jambe.

« Pansement avec l'eau chlorurée. La plaie de la fesse va bien et
« tend à se fermer.

« Le ventre est tendu, mou, sensible au toucher ; coliques sans
« diarrhée.

« Le 10, l'état du ventre est meilleur. L'aspect de la plaie n'est point
« modifié entièrement ; la suppuration est séreuse, abondante ; les chairs
« sont de nouveau pâles.

« Pansement avec l'eau chlorurée. Le soir, frissons suivis de chaleur
« et d'un peu de sueur pendant la nuit.

« Le 11, malaise général ; céphalalgie, bouche pâteuse, peu d'appétit,
« selles liquides avec coliques, coloration grisâtre des parties qui étaient
« devenues rosées.

« Pansement avec le perchlorure pur qui produit des douleurs vives
« de courte durée, suivies d'engourdissement de tout le membre.
« 0^{gr},60 de sulfate de quinine à deux heures. Nuit bonne, sommeil.

« Le 12, état général très-satisfaisant malgré quelques selles liquides
« et le développement du ventre qui est toujours mou, pâteux. La plaie
« est couverte d'une croûte dure, jaunâtre, mais moins épaisse que la
« première fois, avec écoulement abondant de liquide noir. Plus de
« douleur. La plaie de la fesse suppure toujours un peu ; elle est rouge,
« peu douloureuse et gêne beaucoup moins le décubitus.

« Cataplasme sur la plaie inférieure. 1 gramme de sulfate de quinine
« opiacé.

« Le 14, le mieux continue. La plaie n'est pas entièrement détergée,
« mais elle est modifiée dans son aspect. Continuation du cataplasme.
« L'appétit est très-prononcé ; on donne des aliments. Dans la nuit,
« coliques fortes et répétées avec selles liquides. Point de sommeil.

« Le 15, abattement et prostration. Coliques vives, ventre tendu, dou-
« loureux à la pression, surtout dans la fosse iliaque gauche ; urines
« rares et sédimenteuses. Pouls fréquent, petit ; peau sèche et rugueuse.
« La plaie se maintient en bon état. Pansement avec un mélange de vin
« aromatique et d'eau-de-vie camphrée.

« Diète, ventouses sèches sur le ventre et cataplasme ; potion anti-
« spasmodique. Mieux dans la journée et dans la nuit.

« Le 16, calme parfait, ventre affaissé, peu douloureux à la pression ;

« urines plus abondantes et claires. La plaie se déterge et continue à
« bien aller.

« Alimentation légère.

« Le 17, mieux marqué. Malgré le dérangement du ventre, l'amélio-
« ration de la plaie a été continue et progressive ; complètement dé-
« tergée, elle est recouverte dans toute son étendue de bourgeons char-
« nus de bonne nature, fournissant une suppuration assez abondante,
« très-irrégulière ; elle présente une surface d'environ cinq à six cen-
« timètres carrés. Le gonflement de la jambe a disparu, le genou est
« moins volumineux, peu sensible au toucher. La plaie de la fesse ne
« suppure plus, elle est presque cicatrisée.

« Le 20, la plaie se maintient en bon état et se cicatrise à la circon-
« férence. Pansement avec le styrax.

« Le 22, amélioration dans l'état général. On augmente les aliments.

« Du 22 au 28, les coliques et un peu de diarrhée reparaissent à plu-
« sieurs reprises, sans influence sur la plaie qui marche rapidement
« vers la cicatrisation.

« Le 1er novembre, on est obligé de mettre le malade au régime
« pour combattre les coliques et la diarrhée.

« Le 9, on donne un peu plus d'aliments. La plaie de la fesse est
« complètement cicatrisée. Celle du genou est diminuée de moitié. Elle
« est toujours rouge.

« Jusqu'au 25, l'amélioration est progressive, toutes les fonctions
« se rétablissent ; la cicatrisation de la plaie marche plus lentement.

« Le 26, la plaie est couverte de granulations rougeâtres qu'il faut
« toucher avec le nitrate d'argent. Elle est réduite à la largeur d'une
« pièce de cinq francs ; le ligament rotulien est recouvert par la cica-

« trice. Le genou est tout à fait à l'état normal. Les mouvements de
« flexion sont possibles et sans douleur. Le blessé part en congé de
« convalescence. Aujourd'hui cet officier continue son service. »

« L'emploi du perchlorure de fer comme topique ne doit
« pas se borner à la pourriture d'hôpital. Dans le cas d'ul-
« cère de mauvaise nature, lorsqu'une suppuration ou flux
« trop abondant doit être modifié, lorsque des plaies se cica-
« trisent lentement, qu'il y a atonie des tissus, nous le croyons
« indiqué. Il y a plusieurs années, nous l'avons vu employé
« avec succès en injections dans le cas de blennorrhagie
« et de vaginite chez la femme. Dans le dernier Bulletin de
« thérapeutique (15 mai), M. Barudel, médecin-major à
« Lyon, le préconise pris à l'intérieur dans l'urétrite aiguë
« et chronique. On le donne de même à l'intérieur dans
« une potion, à la dose de 20 ou 30 gouttes, pour combattre
« des flux intestinaux rebelles. Il a été employé contre les
« hémorrhoïdes, les fissures à l'anus et l'hématurie. M. Rodet,
« ex-chirurgien-major de l'Antiquaille, a fait voir que le
« perchlorure de fer, appliqué sur les chancres virulents,
« leur faisait perdre la propriété de sécréter du virus au
« bout de vingt-quatre heures. En inoculant ce même virus,
« et après douze heures, alors qu'il s'était déjà formé une
« auréole rouge, une ou deux applications de perchlorure
« de fer suffisaient pour arrêter les accidents et détruire
« le virus.

« Dans la pourriture d'hôpital, le résultat de l'emploi du
« perchlorure sera d'autant plus favorable que l'on aura
« déjà soumis le malade à un traitement général approprié,
« et que l'affection sera plus récente (1). »

Voici maintenant comment s'exprime M. le docteur
Salleron, dans le travail dont nous avons parlé, et qui a
pour titre :

MÉMOIRE SUR L'EMPLOI DU PERCHLORURE DE FER

CONTRE LA POURRITURE D'HOPITAL ET L'INFECTION PURULENTE

Par M. SALLERON,

Médecin principal de première classe.

« Employé d'abord pour coaguler le sang dans les tumeurs
« anévrismales, et ensuite comme hémostatique dans les
« lésions traumatiques, le perchlorure de fer, comme tous
« les agents actifs et nouveaux, n'a pas tardé à être essayé
« contre des affections de forme et de nature fort différentes;
« il s'est trouvé doué de propriétés multiples, et a déjà reçu
« de nombreuses applications internes et externes. Si toutes
« n'ont pas été également heureuses, il est au moins permis

(1) Ainsi qu'il sera dit plus loin, dans la pourriture d'hôpital, le perchlorure de
fer administré à l'intérieur dans une potion appropriée, alors qu'il est employé topi-
quement à l'extérieur, devient un adjuvant des plus précieux en réagissant sur l'économie comme tonique et réparateur puissant.

(Note de l'auteur.)

« de croire, d'après les résultats obtenus, que ce produit
« chimique est plus que coagulant ; qu'il possède des pro-
« priétés médicamenteuses réelles, et qu'il pourra rendre de
« grands services à la thérapeutique chirurgicale, dans les
« cas de pourriture d'hôpital et d'infection purulente, lors-
« qu'il aura été manié par des hommes habiles, capables
« de bien apprécier la nature de son action, ses effets, et de
« varier convenablement son mode d'application, suivant les
« conditions infiniment variées qui secondent ou paralysent
« l'efficacité des agents thérapeutiques.

« Sans crainte des démentis que l'avenir pourra donner
« aux propriétés que j'ai reconnues au perchlorure de fer,
« contre ces deux états morbides, je vais faire connaître
« quelques uns des bons résultats qu'il m'a donnés dans les
« hôpitaux de Constantinople, où, grâce à lui, nous avons
« pu souvent triompher des deux complications les plus fâ-
« cheuses et les plus meurtrières qui, malheureusement,
« sévissent souvent sur les blessés du champ de bataille.

« Comme les faits cliniques sont plus importants que les
« expériences et les inductions théoriques pour prouver la
« valeur d'un agent thérapeutique nouveau, j'ai cru devoir
« rapporter, avec les détails qui m'ont paru nécessaires, un
« assez grand nombre de cas de pourriture d'hôpital et d'infec-
« tion purulente ou putride traités par le perchlorure de fer.

« Afin de rendre claire et facile l'exposition des faits et les

« conséquences théoriques et pratiques qui en sont la suite,
« je diviserai mon travail en deux parties : la première com-
« prendra la pourriture d'hôpital, la seconde l'infection
« purulente.

DE LA POURRITURE D'HOPITAL.

« Pour faciliter la lecture et l'intelligence des observations
« que je vais rapporter, je crois nécessaire de rappeler briè-
« vement les conditions physiologiques fâcheuses dans les-
« quelles se trouvaient les blessés de Crimée, les mauvaises
« dispositions hygiéniques des hôpitaux de Constantinople
« et l'appareil symptomatologique que présentait constam-
« ment la pourriture d'hôpital.

« Tous les blessés étaient affaiblis et détériorés par l'ennui,
« la mauvaise nourriture, les fatigues, les privations, les in-
« tempéries atmosphériques, et par toutes les causes débili-
« tantes qui agissent si activement sur l'homme de guerre
« placé dans des conditions exceptionnelles ; plus ou moins
« anémiques, plus ou moins scorbutiques, nos blessés ne
« présentaient que des réactions faibles ou nulles, et subis-
« saient facilement et rapidement l'influence de l'atmosphère
« miasmatique qui les enveloppait, pour ainsi dire, d'une
« manière permanente et prolongée, dans les ambulances de
« Crimée comme dans les hôpitaux de Constantinople.

« Pendant presque toute la durée de la campagne, les
« hôpitaux de Constantinople ont été encombrés de malades

« et de blessés atteints de lésions graves, souvent multiples,
« qui fournissaient une grande quantité de produits morbides
« viciant d'une manière permanente l'atmosphère des salles
« de chirurgie. Aussi, pendant deux ans, la pourriture d'hô-
« pital a régné sous la forme endémique ; elle a fait de nom-
« breuses victimes ; elle a sévi avec une violence et une in-
« tensité qu'on n'observe jamais dans les hôpitaux civils et
« militaires en temps de paix.

« J'ai toujours vu le développement de la pourriture d'hô-
« pital précédé et accompagné de symptômes généraux qui
« annonçaient, d'une manière évidente et positive, l'intoxica-
« tion préexistante de l'organisme. Toujours l'affection locale
« se compliquait d'un engorgement séreux sous-jacent et
« périphérique plus ou moins étendu, suivant le siége de
« la blessure et suivant l'état organique des malades. Cette
« complication, que l'on a si justement appelée *typhus trau-*
« *matique*, m'a toujours paru la manifestation locale d'un
« état pathologique général qu'il fallait combattre avant
« d'en venir à l'emploi des topiques ; autrement, ceux-ci
« étaient le plus souvent insuffisants, ou complètement
« impuissants. Si, dans les cas légers, dans les cas spora-
« diques, le traitement local peut suffire, parce que l'orga-
« nisme conserve assez de force pour réagir fortement et se
« débarrasser seul de l'agent toxique qui le pénètre, dans
« les cas graves, et surtout dans les circonstances endémo-
« épidémiques, lorsque le mal est généralisé et sévit avec

« violence, je reste bien convaincu qu'aucune médication
« locale, pas même l'amputation, n'est assez puissante pour
« sauver le blessé, à moins qu'elle ne soit de nature à réagir
« violemment sur l'état général et capable de provoquer une
« crise salutaire.

« Nous avons observé la pourriture d'hôpital dans les
« conditions les plus fâcheuses, avec des degrés d'intensité
« et de gravité extrêmes, sur toutes espèces de blessures, sur
« toutes les régions du corps, sur des blessés profon-
« dément débilités, et quelques uns complètement scorbu-
« tiques. Aussi, avons-nous pu constater, malheureusement
« trop souvent, l'insuffisance ou l'impuissance absolue des
« différents moyens curatifs recommandés par les auteurs
« classiques, qui les ont employés avec succès dans des
« conditions hygiéniques et pathogéniques fort différentes
« de celles où nous nous trouvions. Un agent thérapeu-
« tique qui réussit souvent, dans de pareilles circon-
« stances, doit nécessairement posséder une puissance d'ac-
« tion énergique et positive. Aussi, j'avance avec une
« conviction pleine et entière que le perchlorure de fer pos-
« sède, contre la pourriture d'hôpital, des propriétés actives
« et réelles, parce qu'il agit d'une manière spéciale (je ne
« dis pas spécifique), en raison de sa composition chimique, et
« surtout parce que sa forme liquide le rend susceptible d'ap-
« plications faciles, variées, dans toutes les régions, sur tous
« les tissus et sur toutes les plaies, sans crainte de produire

« des complications fâcheuses, ni des accidents dangereux.

« Le perchlorure de fer employé à l'armée d'Orient a été
« préparé et fourni par M. BURIN DU BUISSON; il marque,
« je crois, trente degrés à l'aréomètre ; je n'en ai jamais
« employé d'autre. Donné comme hémostatique seulement,
« pendant longtemps je n'ai pas même eu l'idée qu'il fût
« possible d'agrandir le cercle de ses attributions officielles
« et de ses propriétés coagulantes, malgré les modifications
« avantageuses que j'avais plusieurs fois observées dans l'état
« de quelques plaies sur lesquelles on l'avait appliqué comme
« anti-hémorrhagique (1).

« Désespéré de l'impuissance presque absolue de tous les
« moyens préconisés par les auteurs contre la pourriture
« d'hôpital, voire même du cautère actuel qui, quoique doué
« d'une puissance d'action énergique, mais circonscrite et

---

(1) La lettre de M. Michel LÉVY, les passages que nous avons cités de la thèse de M. BOUROT, ainsi que plusieurs autres faits exposés plus haut, prouvent complètement que M. SALLERON est dans l'erreur en disant : que le perchlorure fourni par nous à l'armée d'Orient, avait été donné comme hémostatique seulement. Nous avions, de plus, sur les avis de MM. PÉTREQUIN, DESGRANGES et VALETTE, nous devons le répéter, fortement appuyé sur la nécessité d'essayer le nouveau médicament contre la mauvaise allure des plaies et la pourriture d'hôpital. Cette réserve ne nuit en rien aux droits de priorité de M. le docteur SALLERON qui, le premier, a fait l'application du perchlorure de fer contre la pourriture d'hôpital et l'infection purulente, et a résumé ses expériences avec un talent d'observation et un esprit d'induction qui seront vivement appréciés par ceux de nos lecteurs qui ne connaissent pas encore le savant mémoire de M. SALLERON, dont nous reproduisons ici les parties les plus afférentes à notre sujet.

« trop rapide, était souvent d'une application insuffisante et
« quelquefois impossible, j'ai d'abord employé le perchlorure
« de fer d'une manière tout empirique. N'ayant aucune con-
« naissance des applications qui avaient pu être faites en
« France de ce produit chimique nouvellement introduit
« dans la thérapeutique chirurgicale, ignorant complète-
« ment sa manière d'agir et son mode d'application, presque
« effrayé des douleurs vives qu'il provoque, ne croyant pas
« possible la découverte d'un moyen plus énergique que le
« fer rouge, vanté par Delpech, Larrey et beaucoup d'autres
« chirurgiens, comme le spécifique de la pourriture d'hôpi-
« tal, j'ai hésité longtemps, et depuis, j'ai dû passer par
« une série de tâtonnements pénibles, fâcheux et préjudi-
« ciables à un grand nombre de blessés qui n'en ont pas
« retiré tout le bénéfice qu'aurait produit une application
« mieux raisonnée et convenablement faite. Plus d'une fois
« j'ai même douté des propriétés du perchlorure, parce que,
« employé trop étendu, je n'obtenais que des modifications
« insuffisantes, passagères et de courte durée, suivies du re-
« tour du mal. Mais depuis que j'ai osé l'employer avec l'é-
« nergie nécessaire, j'ai obtenu des succès remarquables qui
« auraient été impossibles par tout autre de ses équivalents
« thérapeutiques.

« J'espère qu'on me pardonnera de n'avoir pas mis dans
« l'emploi du perchlorure toute la précision scientifique que
« l'on serait en droit de désirer dans une question aussi

« importante; mais le temps et les instruments nous man-
« quaient; nous devions, avant tout, faire de la pratique et
« laisser à de plus habiles le soin de faire de la science. Je
« regrette d'autant moins cette omission qu'une précision
« mathématique n'est pas rigoureusement nécessaire pour
« obtenir un effet thérapeutique convenable; quelques de-
« grés de plus ou de moins importent peu. Lorsqu'on con-
« naît le titre de la liqueur préparée, il suffit, pour l'appli-
« cation externe, de l'étendre plus ou moins, suivant l'intensité
« d'action que l'on veut obtenir, et, suivant l'effet obtenu,
« on concentre plus ou moins le liquide des applications
« suivantes, en tenant compte des modifications produites
« et de celles qui restent à obtenir.

« Je vais d'abord rapporter quelques observations de pour-
« riture d'hôpital traitée par le perchlorure de fer, parce que
« la connaissance des phénomènes physico-chimiques pro-
« duits par cet agent me permettra de mieux exposer et de
« mieux faire comprendre son mode d'action et d'appli-
« cation (1).

---

(1) Nous indiquerons seulement le titre et le numéro d'ordre des observations
très-intéressantes, présentées et rédigées avec un soin extrême par M. SALLERON,
en renvoyant le lecteur qui serait désireux de les connaître, au RECUEIL DES MÉMOIRES
DE MÉDECINE, DE CHIRURGIE ET DE PHARMACIE MILITAIRES, 5me série, tome 2me (chez
Victor ROZIER, éditeur, *11, rue Childebert, à Paris*), et au MÉMOIRE SUR L'EMPLOI
DU PERCHLORURE DE FER CONTRE LA POURRITURE D'HÔPITAL ET L'INFECTION PURULENTE,
par M. SALLERON, médecin principal de première classe, broch. in-8o, *Paris,* 1859
(*ibid*).

PREMIÈRE OBSERVATION.

Coup de balle au mollet ; inertie prolongée de la plaie ; pourriture d'hôpital ; insuccès du cautère actuel ; succès complet et rapide avec le perchlorure de fer.

DEUXIÈME OBSERVATION.

Coup de feu au jarret gauche ; inertie prolongée des deux plaies ; pourriture d'hôpital rapidement guérie par le perchlorure de fer.

TROISIÈME OBSERVATION.

Coup de balle sur la face antérieure du tibia ; pourriture d'hôpital guérie par le perchlorure de fer.

QUATRIÈME OBSERVATION.

Coup de boulet à la jambe droite sans fracture ; pourriture d'hôpital arrêtée par le perchlorure de fer.

CINQUIÈME OBSERVATION.

Fracture comminutive de la rotule gauche par coup de balle ; pourriture d'hôpital enrayée et guérie par le perchlorure de fer.

SIXIÈME OBSERVATION.

Coup de balle à la partie antérieure du cou, sur le bord interne du sterno-mastoïdien gauche ; pourriture d'hôpital guérie par le perchlorure de fer.

« Dans les cinq premières observations que je viens de
« rapporter, poursuit M. Salleron, et que j'ai transcrites
« fidèlement telles qu'elles ont été rédigées à peu près jour
« par jour, on remarquera facilement toute l'incertitude
« qui a présidé à l'application du perchlorure de fer, obligé
« que j'étais alors de tâtonner, d'agir un peu au hasard,
« n'ayant plus aucune confiance dans les caustiques liquides
« et solides, et ne connaissant pas encore bien le mode
« d'action du nouveau moyen que j'employais. Dans presque
« toutes ces observations, l'application du perchlorure a
« été peu méthodique, trop timide et surtout trop tardive.
« Faite plus tôt, elle eût épargné bien des souffrances et des
« angoisses aux blessés; elle eût prévenu une extension
« fâcheuse du mal, un agrandissement inutile et dangereux
« des surfaces traumatiques; elle aurait eu une efficacité
« plus rapide et plus certaine.

« J'aurais pu multiplier beaucoup le nombre des observa-
« tions que j'ai recueillies; mais, pour ne pas grossir inu-
« tilement ce travail, j'ai choisi les plus importantes, celles
« qui me permettront de faire mieux ressortir les avantages
« que présente le perchlorure de fer sur les caustiques li-
« quides et sur le cautère actuel, dont l'emploi eût été impos-
« sible, très-dangereux ou insuffisant dans presque toutes.

« Dans toutes ces observations les résultats sont parfaite-
« ment identiques : douleur excessivement vive, plus ou

« moins accusée, suivant la force morale et la sensibilité
« individuelles ; d'une durée variable, mais toujours pro-
« longée ; ensuite calme parfait ; sensation de bien-être ;
« disparition plus ou moins complète du mouvement fébrile
« et des symptômes généraux, surtout des douleurs brû-
« lantes spéciales à la pourriture d'hôpital ; ralentissement
« de la circulation ; rétablissement sensible des fonctions de
« la peau ; modification remarquable de la suppuration et de
« la surface traumatique ; disparition totale ou diminution
« plus ou moins grande du gonflement séreux ; formation
« d'une croûte et d'une matière noire ou noirâtre ayant l'ap-
« parence et la consistance d'un liquide crémeux, sirupeux
« et le plus souvent mousseux.

« D'après les phénomènes observés et les résultats obtenus,
« je vais essayer d'indiquer comment le perchlorure m'a
« paru agir contre la pourriture d'hôpital ; je dirai ensuite
« comment je l'ai appliqué.

MODE D'ACTION DU PERCHLORURE DE FER.

« L'efficacité d'un agent thérapeutique dépend beaucoup
« de son mode d'administration, et celle-ci, pour être ra-
« tionnelle et efficace, exige une connaissance parfaite des
« propriétés physiques, chimiques et dynamiques du médi-
« cament que l'on administre. Je n'ai pas la prétention d'avoir
« découvert comment agit réellement le perchlorure de fer
« contre la pourriture d'hôpital ; mais en démontrant com-

« ment il n'agit pas, j'espère dissiper les craintes que pour-
« rait faire naître sa composition chimique, les effets physiques
« qu'il produit et les douleurs vives qu'il détermine. Je vais
« d'abord décrire son action dynamique et ensuite son action
« physico-chimique; puis, j'examinerai, d'après les phéno-
« mènes observés et qui sont constants, s'il agit comme
« caustique, comme astringent, comme épispastique, comme
« irritant énergique ou comme modificateur spécial.

« *Action locale et générale.* — Appliqué sur une surface
« traumatique, le perchlorure de fer produit toujours une
« douleur excessivement vive, mais d'une durée et d'une
« intensité variables. Sa durée m'a paru le plus souvent
« proportionnelle à la concentration du liquide employé;
« tandis que son intensité dépend plutôt de la nature de la
« plaie et des conditions mauvaises de l'organisme que du
« degré de concentration de la liqueur. Appliqué sur des
« plaies simples, en voie de réparation, sur des blessés, dans
« de bonnes conditions générales organiques, la douleur est
« peu forte, de courte durée; plusieurs fois, elle m'a paru
« moins vive que celle produite par le nitrate d'argent. Dans
« la pourriture d'hôpital, qui cause déjà par elle-même des
« douleurs brûlantes très-vives, la douleur produite par le
« perchlorure est excessive; elle arrache aux blessés des
« plaintes et des larmes qu'ils ne peuvent souvent dissimuler,
« malgré la plus grande résolution, la plus grande force de
« volonté. Je n'ai vu qu'un seul malade, celui de la première

« observation, qui, doué d'une énergie physique et morale
« exceptionnelle, a supporté son mal sans pousser aucune
« plainte. Dans les premiers moments, cette douleur est le
« plus souvent atroce : un malade l'a parfaitement caracté-
« risée en s'écriant « *Ils appellent cela du chlorure de fer,*
« *mais c'est du chlorure d'enfer!* ». D'abord très-violente
« pendant quinze, vingt, trente minutes, elle diminue en-
« suite insensiblement et cesse plus ou moins rapidement
« suivant les conditions individuelles et suivant la concen-
« tration de la liqueur employée; mais elle disparaît rare-
« ment avant trois ou quatre heures; je l'ai vue durer plus
« de cinq heures ; rarement très-agités dans les premiers
« moments, les malades semblent subjugués par la souffrance
« et n'avoir plus de forces actives; ils tombent dans l'affais-
« sement, la prostration, et ne se plaignent plus, bien que
« continuant à souffrir. Dans les premiers instants, la respi-
« ration, courte et fréquente, ne m'a jamais paru gênée, et
« se rétablit vite. La circulation, d'abord tumultueuse, con-
« centrée et précipitée, se calme progressivement et assez
« rapidement; le pouls se ralentit, se développe et tombe
« souvent au-dessous du type normal. Dans le paroxysme
« de la douleur, la figure se couvre de grosses gouttes de
« sueur; mais cette sudation forcée dure peu. A mesure que
« le calme se rétablit, la peau s'échauffe, se couvre d'une
« douce moiteur qui va jusqu'à une diaphorèse parfois assez
« abondante. La soif n'est jamais très-vive, bien que les

« malades boivent fréquemment; quelques gouttes de tisane
« suffisent pour la calmer; c'est un phénomène nerveux et
« non d'irritation. Lorsque le calme est complètement réta-
« bli, les malades, débarrassés des douleurs pathologiques
« et thérapeutiques, éprouvent un bien-être indéfinissable,
« qui les dédommage amplement des souffrances et des an-
« goisses qu'ils ont éprouvées; les douleurs vives et brûlantes
« n'existent plus; les secousses et les élancements ont cessé;
« l'état général et local présente presque toujours une amé-
« lioration remarquable et l'état local le plus souvent une
« modification très-prononcée, quelquefois complète. Le
« moral se relève, la figure s'épanouit, les fonctions se ré-
« tablissent, se régularisent, l'appétit se fait sentir, le som-
« meil revient calme, prolongé et réparateur. Lorsque la
« période des plus fortes douleurs est passée, les malades
« mangent avec appétit et digèrent parfaitement bien ; aussi
« peut-on, sans inconvénients graves, céder à leurs désirs
« et leur accorder de suite une alimentation plus ou moins
« substantielle, qui devient promptement réparatrice et plus
« capable de prévenir une rechute que de la provoquer.

« *Action physico-chimique.* — Au bout de vingt-quatre
« heures (je n'ai jamais levé l'appareil plus tôt), la plaie est
« recouverte d'une croûte sèche, sonore, d'un gris jaunâtre
« ou tout à fait jaune, quelquefois marbrée de stries ou de
« plaques brunes plus ou moins foncées, adhérente le plus

« souvent à tout le pourtour de la plaie ; cette croûte est
« d'une consistance et d'une épaisseur variables, qui dépen-
« dent de plusieurs conditions que j'énumérerai plus loin.
« Sa surface interne, molle et tomenteuse, est noirâtre ou
« tout à fait noire ; la plaie est recouverte d'une matière
« fluente, crémeuse, inodore, noirâtre, quelquefois complè-
« tement noire, à reflets métalliques, d'une abondance va-
« riable, qui, le plus souvent, a déjà soulevé les bords de la
« croûte en plusieurs points par lesquels elle s'écoule, imbibe
« les pièces d'appareil, et tache les téguments dans une
« étendue variable et plus ou moins uniformément, suivant
« la déclivité des parties ; cette matière noire, complètement
« inodore toujours, est d'une abondance variable et plus ou
« moins épaisse ; sa partie la plus liquide pénètre dans les
« pièces de pansement par imbibition ; l'autre, d'une con-
« sistance comme crémeuse, sirupeuse et souvent un peu
« mousseuse, adhère aux téguments, mais s'en détache assez
« facilement par le lavage. La plaie nettoyée et détergée
« présente le plus souvent, après la première application,
« une coloration déjà rougeâtre ou seulement quelques points
« rouges ; ses bords sont dégorgés, affaissés ; leur décolle-
« ment a diminué ou entièrement disparu ; l'engorgement
« sous-jacent et périphérique est quelquefois complètement
« dissipé ; le plus souvent, il ne reste qu'un peu d'empâte-
« ment diffus ; la surface de la plaie, toujours d'une étendue
« relative moindre, par suite de la disparition du gonflement,

« est peu ou beaucoup moins sensible, et n'exhale plus aucune
« odeur spéciale ni blessante pour l'odorat.

« Lorsque le perchlorure est appliqué sur la surface san-
« glante d'un moignon, ou injecté dans des trajets obliques
« et sinueux, la croûte est toujours moins épaisse, moins
« solide, moins uniforme, d'un brun foncé ou noirâtre ; quel-
« quefois même, on n'en voit aucune trace ; toujours moins
« consistante, elle se détache plus facilement et plus promp-
« tement ; elle tombe par fragments de dimensions variables,
« entraînés par le liquide noir dont l'existence est constante.
« Dans ce cas, les conditions de formation et de dessiccation
« n'étant plus les mêmes, il n'est pas étonnant que les effets
« physiques et chimiques soient différents, malgré l'identité
« d'action du médicament.

« Partout et toujours, les effets locaux et généraux pro-
« duits par le perchlorure de fer, sont identiquement de
« même nature ; ils ne varient que sous le rapport de la
« forme et de l'intensité ; ils sont plus ou moins rapides, plus
« ou moins faciles à obtenir, et caractérisés par la résolution
« de l'engorgement séreux qui précède et accompagne tou-
« jours la pourriture d'hôpital par la disparition de la sensi-
« bilité morbide, la modification et la désinfection de la
« plaie, et l'amélioration rapide de l'état général. On n'ob-
« serve jamais aucune perte de substance, aucune mortifica-
« tion, aucune désorganisation des tissus, mais seulement

« une modification profonde et radicale des tissus malades
« et des produits de sécrétion morbide, une prompte et facile
« réparation des surfaces traumatiques.

« Voyons maintenant, d'après les phénomènes produits,
« s'il est possible de savoir comment agit le perchlorure de
« fer, ou au moins de savoir comment il n'agit pas.

« *Est-il caustique?* — Le cautère actuel appliqué sur les
« tissus vivants les désorganise et les mortifie complètement
« en produisant une escarre dure, sèche, plus ou moins
« épaisse suivant l'intensité et la durée de son action; il y a
« toujours perte de substance plus ou moins étendue en
« largeur et en profondeur.

« Les caustiques chimiques appliqués sur les tissus vivants
« les désorganisent et les mortifient plus ou moins profon-
« dément, en produisant aussi une perte de substance dont
« l'étendue et la profondeur sont proportionnelles à la quan-
« tité employée, et à leur degré de concentration; il est beau-
« coup plus difficile de limiter leur action qu'avec le cautère
« actuel. Ils ont pour caractère commun d'agir sur la trame
« organique, de la modifier et de suspendre les phénomènes
« chimiques qui assurent son organisation, qui constituent
« sa vitalité, et enfin de la mortifier plus ou moins complè-
« tement.

« Les caustiques chimiques agissent de deux manières bien
« distinctes : les uns, en se combinant avec les tissus orga-

« nisés, forment un composé insoluble plus ou moins plasti-
« que, plus ou moins solide, une véritable escarre sèche qui
« entraîne forcément une perte de substance. Les autres
« ramollissent les tissus en les désorganisant, les convertis-
« sent en une matière gélatiniforme de couleur variable, plus
« ou moins résistante, plus ou moins épaisse, qui ne devient
« jamais dure ni solide; c'est une escarre molle qui entraîne
« aussi une perte de substance.

« Trouvons-nous, dans les phénomènes produits par le
« perchlorure, quelque chose de semblable ou d'analogue aux
« effets produits par les caustiques? absolument rien, sinon
« la croûte qui simule assez bien une escarre, qui a été prise
« pour telle, mais qui n'existerait pas avec les caractères
« que j'ai décrits, si le perchlorure agissait comme caustique;
« avec le perchlorure, même très-concentré, on n'observe
« jamais aucune mortification, aucune perte de substance,
« aucune destruction des tissus ; mais seulement la dispari-
« tion plus ou moins complète des produits de sécrétion
« morbide, surtout de l'engorgement séreux qui accompagne
« toujours la pourriture d'hôpital, et, le plus souvent, une
« diminution très-sensible de la surface traumatique ; avec
« les caustiques chimiques et le cautère actuel, la plaie est
« toujours agrandie et l'engorgement séreux ne disparaît pas,
« ou ne disparaît que beaucoup plus tard et plus lentement,
« parce qu'il se dissipe d'une manière toute différente.

« Le perchlorure de fer, même très-concentré, appliqué

« sur l'épiderme, n'a aucune action destructive ; il le con-
« dense, le resserre, le tanne et le rend complètement im-
« perméable, mais ne le désorganise pas comme le font les
« caustiques. Appliqué sur le derme récemment dénudé, il
« produit quelquefois une croûte d'une épaisseur variable,
« mais qui n'est pas une escarre, comme je l'expliquerai
« plus loin.

« Lorsqu'on applique le perchlorure sur une séreuse, elle
« perd immédiatement son poli ; elle se ride, se crispe, se
« condense ; elle se racornit et se tanne ; elle paraît désor-
« ganisée, mais je n'oserais affirmer qu'elle le soit réellement.

« Appliqué sur une muqueuse, le perchlorure produit à
« peu près les mêmes effets, mais moins tranchés, surtout
« si la muqueuse a une certaine épaisseur ; il y a là encore
« apparence de désorganisation.

« Appliqué sur le tissu cellulaire, le perchlorure produit
« aussi une modification plus ou moins complète, mais beau-
« coup moins apparente, moins bien caractérisée.

« Appliqué sur les tendons, le perchlorure à trente degrés
« les crispe, les ride, leur donne une teinte jaune foncé ; mais
« il ne pénètre pas, ne désorganise pas ; il ne paraît agir que
« sur la séreuse qui les recouvre ou sur la trame organique
« qui réunit les fibres tendineuses.

« Appliqué sur la tunique externe des artères et des vei-
« nes, il n'exerce aucune action sensiblement désorganisa-

« trice ni destructive. Sur le vivant, je l'ai plusieurs fois
« injecté et maintenu en contact avec les parois vasculaires,
« au fond de l'incision faite pour lier l'artère fémorale à
« distance après l'amputation de la cuisse ou de la jambe ;
« dans ce cas, il conservait toutes ses propriétés coagulantes ;
« il a été plusieurs fois d'une efficacité complète ; jamais il
« n'a produit le moindre accident, la moindre désorganisa-
« tion des tissus ni des parois vasculaires.

« Nous l'avons souvent appliqué comme hémostatique sur
« les plaies ou sur les moignons de nos amputés ; jamais
« nous n'avons observé le moindre effet caustique, mais
« souvent une modification avantageuse de la surface trau-
« matique.

« Je l'ai souvent appliqué immédiatement sur les tendons
« dénudés, sur les ligaments articulaires, deux fois sur des
« nerfs assez volumineux : jamais son action n'a entraîné
« aucune perte de substance, n'a été suivie d'aucun trouble,
« d'aucun dérangement fonctionnel.

« Une fois en l'appliquant sur le front, un peu étendu, il
« est vrai, deux ou trois gouttes ont glissé sur la conjonctive
« et produit des douleurs vives ; la muqueuse a pâli, s'est
« crispée ; mais, vingt-quatre heures après, tout avait disparu ;
« ce résultat me donne lieu de penser que l'altération qu'il
« détermine sur les séreuses et les muqueuses mortes est
« peut-être moins profonde qu'elle ne le paraît. De plus,

« lorsque je l'ai appliqué sur les tendons dénudés, je n'ai
« jamais vu se produire les phénomènes que l'on observe sur
« le cadavre.

« Sur le cadavre, le perchlorure modifie, d'une manière
« positive et très-évidente, la trame organique de certains
« tissus, principalement des séreuses et des muqueuses, de
« la tunique interne des veines et des artères ; le fait est
« trop bien démontré pour qu'il soit possible de le nier. Mais
« cette modification est-elle une désorganisation réelle, com-
« plète et définitive? en sera-t-il de même sur les tissus vi-
« vants? Les injections de perchlorure dans les veines vari-
« queuses, suivies le plus souvent, dit-on, d'une oblitération
« temporaire, et ensuite d'un rétablissement complet de la
« circulation dans ces vaisseaux, ne fournissent pas, sans
« doute, une preuve positive, mais une forte présomption
« pour la négative.

« On admet que les faibles propriétés caustiques que pos-
« sède le perchlorure de fer sont dues à une partie d'acide
« chlorhydrique libre par suite de la précipitation d'une cer-
« taine quantité d'oxyde de fer. L'explication est rationnelle
« et doit être positive, puisque la quantité d'acide libre est
« d'autant plus grande que la liqueur est plus concentrée,
« et qu'il faut un degré de concentration déjà fort élevé pour
« lui donner une apparence de causticité, propriété tout à
« fait accidentelle qu'il est facile d'éviter, et qui, dans aucune

« circonstance d'application externe, ne pourra jamais mon-
« ter à une puissance ni forte ni compromettante. Mais sur
« les tissus vivants, sur les surfaces traumatiques, cette
« faible quantité d'acide ne peut agir comme caustique, parce
« qu'elle est promptement neutralisée par l'afflux des liqui-
« des au point de contact, comme me l'ont prouvé les faits
« nombreux que j'ai observés. Aussi j'avance, avec une con-
« viction pleine et entière, qu'employé contre la pourriture
« d'hôpital, le perchlorure de fer n'a aucune action désor-
« ganisatrice, qu'il n'agit pas comme caustique, et qu'en
« évitant un degré de concentration trop élevé, tout en lui
« conservant des propriétés thérapeutiques suffisantes, on
« peut l'appliquer sur tous les tissus sans craindre l'effet
« d'une propriété qui n'existe pas, ou qui est trop prompte-
« ment paralysée pour être active et dangereuse.

« *Est-il astringent?* — D'après MM. Trousseau et Pidoux,
« les astringents ont pour caractère générique de crisper, de
« resserrer la trame organique, sans la désorganiser; effet qui
« est dû à un phénomène de tonicité. Ils produisent une
« astriction fibrillaire, un resserrement qui efface le diamètre
« des tissus organiques au point d'expulser les liquides, de
« tarir les exhalations, de produire du refroidissement, de la
« pâleur et une sensation de froncement et de condensation.

« Beaucoup de caustiques chimiques, employés en petite
« quantité ou mélangés avec une substance qui affaiblit assez

« leur action pour rendre impossible la désorganisation des
« tissus, rentrent dans la classe des astringents.

« Quelquefois, bien qu'étant légèrement cathérétiques, bien
« que cautérisant superficiellement, la perte de substance est
« si peu sensible, qu'ils rentrent encore plutôt dans la classe
« des astringents que dans celle des caustiques.

« Les astringents n'ont pas tous une égale intensité d'ac-
« tion; celle-ci varie suivant leur composition chimique. Les
« uns agissent longtemps, fortement et profondément; d'autres
« n'ont qu'une action superficielle, momentanée, toute de
« contact, comme l'azotate d'argent sur la conjonctive; mais
« tous agissent en refoulant les liquides à l'intérieur, en cris-
« pant l'orifice béant des vaisseaux ouverts, en suspendant les
« phénomènes d'exosmose.

« Au point de vue chimico-physiologique, il semble, au
« premier abord, que entre certains caustiques chimiques et
« les astringents proprement dits, il n'y ait de différence que
« dans la concentration de l'agent employé, dans son mode
« d'application, et dans sa durée d'action; car les uns et les
« autres, après leur action locale, peuvent produire des effets
« salutaires et dangereux, comme l'ont souvent démontré les
« caustiques arsénifères et certaines solutions astringentes.

« D'après sa composition chimique, son mode d'action et
« ses effets produits, il semble que le perchlorure est sur la
« limite des caustiques et des astringents, et qu'il sera l'un

« ou l'autre, suivant l'intensité de son action, c'est-à-dire
« suivant son degré de concentration.

« Suffisamment étendu, il est possible, il est même pro-
« bable qu'il agirait comme astringent, et qu'il pourrait être
« très-utile dans beaucoup de circonstances; mais au degré
« de concentration nécessaire pour agir contre la pourriture
« d'hôpital, il n'est plus astringent, car s'il resserrait les
« tissus, la formation de la croûte, qui est le fait capital, serait
« complètement impossible, et les modifications beaucoup
« moins rapides et moins profondes.

« *Agit-il comme épispastique ?* — On appelle *vésicants* ou
« *épispastiques* des agents qui, appliqués sur la peau, déter-
« minent l'exsudation d'un liquide séreux, et soulèvent l'épi-
« derme sous la forme de bulles.

« Si tous ont pour caractère générique de déterminer une
« exhalation plus ou moins abondante de sérosité qui soulève
« l'épiderme, leur composition et leur mode d'application dé-
« terminent des phénomènes locaux et généraux très-variables.
« Les uns, comme le calorique seul, l'eau bouillante, le cau-
« tère actuel, déterminent des ampoules, des bulles ou des
« escarres plus ou moins profondes, suivant la durée de leur
« application et l'intensité de leur action; d'autres, comme
« les cantharides, coagulent quelquefois l'albumine de la
« sérosité exhalée en formant une croûte plus ou moins dure
« et épaisse, et, par l'absorption de leur principe actif, pro-

« duisent des effets dynamiques variables en intensité, sui-
« vant les conditions locales et les susceptibilités organiques
« individuelles.

« L'action des vésicants épispastiques est donc une action
« d'irritation et d'attraction, puisqu'ils font affluer à la sur-
« face les liquides intérieurs. Je ne veux certainement pas
« proposer le perchlorure de fer comme un épispastique,
« comme un succédané des cantharides ; mais je dis qu'il
« agit d'une manière analogue, sinon parfaitement sem-
« blable.

« Appliqué sur l'épiderme, le perchlorure n'a pas d'action,
« comme je l'ai dit précédemment ; il est parfaitement inof-
« fensif à l'état neutre. Mais, appliqué sur le derme dénudé
« par une vésication récente, il détermine l'exhalation d'une
« certaine quantité de sérosité qu'il coagule, et produit la
« formation d'une croûte, plus ou moins épaisse, que l'on a
« prise pour une escarre.

« Appliqué sur une plaie compliquée de pourriture d'hô-
« pital, il exerce une action irritante et attractive ; il fait
« affluer à l'extérieur la sérosité contenue dans les vaisseaux
« superficiels, et surtout celle qui imbibe les tissus, qui con-
« stitue l'engorgement sous-jacent et périphérique ; il en coa-
« gule l'albumine pour former la croûte qui ne manque ja-
« mais, mais qui prend des caractères variables, suivant ses
« conditions d'application et de formation. Le liquide noir

« qui recouvre la plaie, qui tache l'appareil et les téguments,
« est constitué par la partie aqueuse de la sérosité et par les
« matières purulentes non coagulables; il doit sa couleur à
« l'oxyde de fer, qui probablement forme un nouveau composé
« par suite de la décomposition du perchlorure; sans doute
« aussi à une certaine quantité de globules sanguins. L'é-
« paisseur de la croûte est toujours proportionnelle à l'engor-
« gement et à l'action plus ou moins énergique que le per-
« chlorure exerce sur les tissus. L'albumine coagulée se durcit
« promptement par la chaleur du corps qui en opère la des-
« siccation; elle prend une consistance ferme, sèche, solide
« et sonore. Sa face interne est noircie par le contact du li-
« quide dont j'ai parlé, l'externe est jaunie par le contact du
« perchlorure non décomposé; les stries et les taches brunes
« que l'on observe le plus souvent à sa surface résultent, sans
« aucun doute, des petites quantités de sang qui se trouvent,
« ou qui affluent à la surface de la plaie et qui sont les pre-
« mières solidifiées. Si l'on examinait au microscope sa croûte
« et le liquide noir, il est probable que l'on y trouverait des
« globules sanguins solidifiés et des paillettes métalliques.

« Cette croûte est-elle bien réellement formée par la coa-
« gulation de la partie albumineuse de la sérosité infiltrée et
« du sang exhalé à la surface de la plaie? Elle ne peut être
« formée par les matières purulentes, car le perchlorure de
« fer fluidifie le pus au lieu de le solidifier. Elle ne peut être
« formée par le sang exhalé à la surface de la plaie, car si

« cette exhalation existait au moment de l'application, elle
« serait immédiatement supprimée par l'action éminemment
« hémostatique du perchlorure ; mais comme il est presque
« impossible d'absterger convenablement une plaie, et surtout
« de détacher la matière pultacée qui est toujours très-adhé-
« rente, sans déterminer un léger écoulement sanguin ; comme
« l'action du perchlorure est éminemment irritative, il est
« impossible qu'il ne provoque pas aussi l'exhalation d'une
« certaine quantité de sang, qui est immédiatement coagulé
« et poussé de suite, par l'afflux consécutif de la sérosité,
« à la surface de la croûte, où il forme les stries et les taches
« brunes que j'ai signalées. Mais cette exhalation sanguine
« n'existe pas toujours, et lorsqu'elle existe, elle est plus ou
« moins abondante.

« En coagulant par le perchlorure du sang liquide, ou
« l'albumine du sérum seulement, l'examen comparatif des
« deux *coagulum* est aussi probant que possible, et ne permet
« pas de révoquer en doute l'explication du phénomène. Le
« *coagulum* du sang est brun, caséeux, fragmenté, peu co-
« hérent ; le *coagulum* du sérum est blanchâtre, bien lié,
« uniforme, gélatineux d'abord, ensuite il se solidifie et se
« durcit par la dessiccation. Le premier est opaque et coloré
« plus ou moins uniformément dans toute son épaisseur par
« les globules sanguins solidifiés et disséminés ; le second est
« presque transparent dans toute son épaisseur, ne présente

« qu'une teinte légèrement et uniformément jaunâtre à sa
« surface seulement, au contact du perchlorure.

« L'action du perchlorure n'est pas seulement immédiate
« et instantanée, mais elle est encore successive et continue ;
« elle se prolonge jusqu'à ce que la croûte ait acquis un cer-
« tain degré d'épaisseur et de dureté suffisantes pour limiter
« son action coagulante, comme le démontre l'expérience sui-
« vante, que j'ai plusieurs fois répétée, et qui m'a constam-
« ment donné des résultats identiques. On remplit, aux trois
« quarts, de sérosité sanguine aussi claire que possible, un
« petit vase en verre transparent, beaucoup plus large du
« haut que du bas, de manière à avoir une épaisseur de li-
« quide de quatre à cinq centimètres de hauteur et même
« plus ; on pose dessus un plumasseau de charpie imbibé de
« perchlorure de fer, de manière qu'aucune parcelle de celui-ci
« ne puisse s'en détacher et agir sur les couches profondes.
« En raison de la forme conique du vase, ce plumasseau ne
« peut s'enfoncer, et ne touche que la couche supérieure de
« la sérosité, dont l'albumine est immédiatement coagulée ;
« les couches inférieures se coagulent progressivement. Au
« bout de douze à vingt-quatre heures, toute la portion
« albumineuse forme un *coagulum* transparent, gélatiniforme,
« cohérent et consistant ; une portion de la partie aqueuse a
« traversé le plumasseau et reste à la surface, une autre
« portion occupe le fond du vase ; le coagulum se solidifie
« de plus en plus par la dessiccation et finit par se condenser,

« se durcir complètement sans exhaler aucune odeur, sans
« présenter aucun signe de putréfaction ; arrivé à un certain
« degré de dessiccation, il se rétracte, se fragmente et acquiert
« une consistance très-solide, sèche, sonore et cassante. Dans
« le mois d'août, j'ai gardé pendant trente-deux jours un
« coagulum ainsi obtenu ; il était complètement desséché et
« inodore ; il aurait pu se conserver indéfiniment. Dans cette
« expérience, il est bien évident que le perchlorure n'agit
« directement que sur les couches superficielles, et médiate-
« ment sur les couches profondes. Cette action indirecte me
« paraît bien suffisante pour expliquer d'une manière satis-
« faisante la formation de la croûte que détermine son appli-
« cation sur les surfaces traumatiques, où son action est plus
« limitée, moins prolongée, parce que la dessiccation est
« plus rapide.

« Si les matières purulentes ne peuvent concourir à la
« production de la croûte, si la petite quantité de sang
« exhalé est insuffisante pour la constituer en entier, il ne
« reste pour sa formation que l'albumine de la sérosité extra-
« vasée dans le tissu cellulaire, où elle constitue l'engorge-
« ment périphérique et sous-jacent. Ce fait est tellement
« positif, que l'épaisseur de la croûte est toujours en raison
« directe du volume de l'engorgement, et surtout de la dimi-
« nution de l'engorgement après chaque application ; aussi,
« la croûte ne s'obtient-elle que lorsqu'il y a une infiltration
« de sérosité susceptible d'être attirée à la surface de la

« plaie et de s'y dessécher. La première application est
« toujours celle qui donne la croûte la plus épaisse et la plus
« solide; lorsqu'il n'y a pas ou qu'il n'y a plus d'engorgement,
« l'application du perchlorure ne produit que du liquide noir,
« dont l'existence est constante, quel que soit l'état des
« parties molles. Ce liquide noir qui ne manque jamais,
« quoique d'une abondance variable, est sans doute d'origine
« complexe, mais sa coloration doit bien évidemment résulter
« de la décomposition du perchlorure, car on ne l'obtient
« avec aucun autre agent chimique; il retient probablement
« une partie d'albumine incomplètement coagulée ou redis-
« soute, qui lui donne sa consistance crémeuse ou sirupeuse;
« sa couleur est peut-être produite par un sulfure de fer
« et par les globules sanguins coagulés et fondus dans la
« partie aqueuse du sérum. Lorsqu'on applique le perchlo-
« rure de fer sur une plaie simple, exempte d'engorgement,
« couverte de bourgeons charnus, sur une plaie arrivée à
« la période de réparation, il exerce toujours une action
« irritante relative, mais on n'observe jamais de croûte, ou,
« s'il en existe une, elle est toujours d'une faible épaisseur,
« peu consistante, le liquide noir est aussi moins abondant,
« ou manque tout à fait, à moins que la plaie ne fournisse
« encore du pus.

« Lorsqu'on applique le perchlorure de fer sur les bubons
« qui ont subi la déviation phagédénique, qui présentent
« toujours un certain degré d'infiltration séreuse, qui offrent

« une grande ressemblance avec la pourriture d'hôpital,
« par la nature des symptômes locaux et généraux, on
« obtient, le plus souvent, une croûte d'une épaisseur sen-
« sible, et une assez grande quantité de liquide noir. Depuis
« ma rentrée en France, j'ai trouvé plusieurs fois l'occasion
« de répéter cette expérience et de constater l'efficacité du
« perchlorure contre cette fâcheuse complication des bubons
« syphilitiques.

« D'après les phénomènes physiques et chimiques constants
« qu'exerce le perchlorure de fer, son action thérapeutique
« me paraît évidente et d'une explication facile. Il possède
« une propriété irritante et stimulante des plus énergiques,
« bien supérieure à celle de tous les irritants connus, et
« d'autant plus précieuse qu'il n'a aucune propriété styptique,
« astringente, ni caustique. S'il était astringent, la formation
« de la croûte serait impossible et inexplicable; s'il était
« caustique, il y aurait destruction plus ou moins profonde
« des tissus, destruction qui n'a jamais lieu, comme une
« expérience souvent répétée me l'a constamment démontré.
« Il ne pourrait agir comme caustique que par l'acide
« chlorhydrique libre, mais celui-ci n'est jamais en assez
« grande quantité pour cautériser; il est promptement neu-
« tralisé par l'afflux des liquides à la surface de la plaie, où
« il ne pourrait agir tout au plus que comme coagulant.

« Le perchlorure de fer, incapable d'agir à travers l'épi-
« derme qu'il durcit, agit simplement sur les surfaces trau-

« matiques comme un puissant irritant; il agit à la manière
« des épispastiques; mais son action est plus immédiate,
« plus rapide, plus étendue et plus énergique; il fait affluer
« à la surface de la plaie les fluides extravasés et en coagule
« les parties fibrineuses et albumineuses par son action ir-
« ritative prolongée, il modifie énergiquement et profondément
« la vitalité des tissus, change leur mode de sécrétion et les
« ramène au type normal; la croûte n'est qu'un accident;
« sa formation est plus nuisible qu'utile, parce qu'elle limite
« l'intensité et la durée d'action du perchlorure. Outre son
« action irritante et modificatrice, il en possède encore une
« autre bien avantageuse en pareille circonstance, et surtout
« pour la thérapeutique chirurgicale , il agit comme anti-
« putride, comme désinfectant, qualité précieuse dans la
« pourriture d'hôpital, et dans les suppurations abondantes
« et fétides. Cette propriété désinfectante est-elle le résultat
« de son action chimique seule, ou de son action modificatrice
« des tissus malades? L'une et l'autre sont possibles isolé-
« ment, mais il est probable qu'elles concourent simultané-
« ment au même but par des moyens différents, en produisant
« des résultats que ne donnent pas les chlorures alcalins.

« *Le perchlorure de fer agit-il dynamiquement?* — Pour
« qu'un médicament exerce une action dynamique, immédiate
« ou consécutive, il faut qu'il soit absorbé, il faut qu'il pé-
« nètre dans le système sanguin pour aller influencer les
« fonctions organiques et les modifier en bien ou en mal.

« D'après le mode d'action locale du perchlorure, il est
« presque impossible qu'il soit absorbé, et conséquemment
« qu'il puisse exercer une action générale. Les modifications
« organiques favorables, que j'ai mentionnées plus haut, me
« paraissent simplement le résultat de la modification locale,
« des réactions énergiques qu'il provoque, de la stimulation
« puissante qu'il exerce par la surexcitation du système
« nerveux, et de la secousse violente qu'il imprime à tout
« l'organisme : d'où, suppression des douleurs pathologiques,
« changement dans la nature des produits de sécrétion
« morbide, rétablissement des principales fonctions à l'état
« normal. Je ne voudrais pas affirmer que le perchlorure
« n'exerce aucune action dynamique; mais l'analogie et le
« raisonnement ne permettent pas de lui en accorder une
« bien grande, si elle existe réellement; le cautère actuel,
« dont l'action est beaucoup plus rapide et moins prolongée,
« produit à peu près les mêmes modifications organiques
« locales et générales. Je ne crois pas que personne ait jamais
« accordé au cautère actuel une action dynamique, dans
« l'acception rigoureuse du mot.

« Si maintenant nous comparons l'action du perchlorure
« de fer à celle des autres agents recommandés et préconisés
« contre la pourriture d'hôpital, il nous sera facile d'établir
« la prééminence du premier et de faire ressortir tous les
« avantages qu'il possède à un haut degré. Je ne parlerai
« pas de cette multitude d'agents insignifiants, assez éner-

« giques pour modifier l'état diphthéritique de certaines
« plaies, quelquefois suffisants contre les cas de pourriture
« sporadique, mais d'une insuffisance absolue dans les cir-
« constances endémo-épidémiques : je ne parlerai que de la
« teinture d'iode, des caustiques liquides et solides.

« *La teinture d'iode*, appliquée sur les plaies couvertes de
« pourriture d'hôpital, n'est ni caustique ni coagulante, elle
« possède une action irritante très-réelle, mais très-insuffi-
« sante dans les cas un peu graves ; je ne l'ai vue réussir
« complètement que sur les plaies superficielles, faciles à
« déterger, principalement contre la pourriture d'hôpital
« récidivée, contre celle qui se montre sous la forme phagé-
« dénique serpigineuse, qui ne détruit que les téguments,
« qui semble respecter les parties profondes. Comme dans
« ce cas elle guérit quelquefois, comme elle ne produit au-
« cune perte de substance, on doit la préférer aux caustiques
« liquides et solides, mais il faut en rapprocher et en multi-
« plier les applications pour soutenir son action, qui n'est
« pas assez énergique pour durer longtemps ; dans les cas
« graves, sur le moignon des amputés, dans les trajets obli-
« ques et sinueux, elle produit parfois des douleurs vives,
« mais qui sont en pure perte pour les malades, parce que
« son action est trop superficielle et trop limitée pour pro-
« duire une modification suffisante pour être curative. Je n'ai
« jamais vu la teinture d'iode produire une action dynamique
« bien appréciable, jamais de réaction générale, suivie du

« calme et du bien-être que produit souvent le cautère actuel,
« et presque constamment le perchlorure de fer. La teinture
« d'iode compte des partisans et des succès; ceux-ci sont
« peut-être le résultat de circonstances particulières ou du
« mode d'application; mais, d'après mon expérience person-
« nelle, je ne puis lui accorder qu'une valeur très-secondaire.

« *Caustiques liquides.* — Le mode d'action des acides *sulfu-*
« *rique, sulfhydrique, azotique, azotate acide de mercure*, etc.,
« indique assez leurs inconvénients et les limites restreintes
« de leur application, qui n'est possible que sur les plaies
« superficielles, à ciel ouvert; ils sont d'un emploi impos-
« sible et dangereux dans le voisinage des nerfs, des
« vaisseaux, des tendons, des articulations, et surtout dans
« les trajets obliques et sinueux, où il n'est pas possible de
« suivre leur action et de la limiter. Je les ai souvent
« employés; ils ont rarement réussi seuls, et seulement sur
« des surfaces peu étendues; le plus souvent, ils ont été
« nuisibles par leur action destructive sur les bords de la
« plaie, dont ils augmentaient toujours considérablement
« l'étendue après deux ou trois applications.

« Je ne dirai rien de l'acide citrique, parce qu'il ne m'a
« jamais paru avantageux qu'en limonade; on ne devrait
« pas le détourner de cette destination, la seule qui lui
« convienne.

« *Caustiques solides.* — Je n'ai jamais essayé le chlorure

« d'antimoine ni le chlorure de zinc, je ne puis rien dire de
« leur action en pareille circonstance, même d'après l'ana-
« logie et le raisonnement; je n'ai point à regretter de
« n'avoir pas expérimenté avec ces deux substances.

« Je n'ai appliqué qu'une seule fois la poudre de Vienne
« sur une surface peu étendue; elle a produit une modifi-
« cation avantageuse, mais insuffisante et de courte durée;
« c'est un caustique qui sera très-souvent d'une application
« impossible contre la pourriture d'hôpital, et qui ne doit
« pas être employé, parce qu'il produira rarement une
« modification suffisante, malgré la perte de substance qu'il
« détermine toujours.

« Les cautérisations avec l'azotate d'argent ne méritent pas
« même une mention, parce qu'elles sont d'une insigni-
« fiance complète et d'une insuffisance absolue contre une
« affection qui exige une action énergique et une modifi-
« cation profonde.

« *Cautère actuel.* — Le cautère actuel possède une action
« infiniment plus énergique et plus avantageuse que les
« caustiques liquides et solides précédemment énumérés.
« Lorsque son application est possible, elle est plus ra-
« pide, plus sûre, moins douloureuse et plus facile à limi-
« ter; cet agent produit une escarre dure, sèche et plus ou
« moins épaisse, suivant la durée et l'intensité de son action,
« suivant la composition organique et l'état pathologique des

« parties sur lesquelles on l'applique ; mais, comme tous les
« caustiques, il n'agit d'abord que par destruction, et son
« résultat le plus immédiat est l'agrandissement de la surface
« traumatique. Suivant la quantité de calorique qu'il possède,
« il agit dans un rayon plus ou moins étendu sur les parties
« voisines auxquelles ne peut s'étendre son action caustique,
« il cause des douleurs plus ou moins vives, et réagit quel-
« quefois favorablement sur l'état général, en imprimant à
« tout l'organisme une secousse favorable, suivie quelquefois
« d'une modification radicale, salutaire et curative ; mais
« presque toujours, en raison de l'intensité et de la rapidité
« de ses effets, son action générale est nulle ou insignifiante ;
« son action locale même est le plus souvent incomplète et
« insuffisante, parce qu'elle est arrêtée par la rapide forma-
« tion d'une escarre qui forme une barrière au calorique et
« qui s'oppose au dégorgement de l'infiltration séreuse. Cette
« escarre, toujours fort adhérente et lente à se détacher,
« masque la plaie et ne permet pas de juger assez prompte-
« ment de la modification obtenue pour attendre avec sécu-
« rité ou pour renouveler la cautérisation en temps opportun,
« à moins d'en faire l'ablation, ce qui cause toujours des
« douleurs et un écoulement sanguin inutiles. Quand il faut
« répéter plusieurs fois l'application du cautère actuel, il en
« résulte toujours une grande perte de substance en largeur
« et en profondeur, parce qu'il doit être appliqué énergique-
« ment pour réussir. Mais, quelles que soient l'intensité de

« son action et la durée de son application, je les ai rare-
« ment vues suivies, même dans les cas les plus simples,
« d'une modification complète et suffisante.

« Pour ceux qui considèrent la pourriture d'hôpital comme
« une affection locale, qui ne voient qu'une plaie compliquée
« d'un agent toxique qu'il faut détruire sur place, le cautère
« actuel, fortement chauffé, est certainement un moyen ra-
« tionnel, et en apparence le plus sûr que l'on puisse em-
« ployer en pareille circonstance, à la condition toutefois
« d'agir énergiquement, profondément, et de détruire toutes
« les parties contaminées ; mais d'après ce que j'ai vu et lon-
« guement observé, je dis que, pour guérir la pourriture
« d'hôpital, il n'est nullement nécessaire de détruire, mais
« très-important et indispensable de modifier l'état général
« et local par une médication énergique et soutenue.

« Les inconvénients et l'insuffisance d'action que je viens
« de signaler ne sont pas les seuls reproches que l'on puisse
« adresser au cautère actuel, son mode d'application en pré-
« sente peut-être encore de plus sérieux, parce qu'ils se
« manifestent surtout dans les cas les plus graves, dans ceux
« qu'il importe le plus d'arrêter promptement, et qui néces-
« sitent les modifications les plus puissantes. Malgré la grande
« autorité de DELPECH, malgré les préceptes qu'il a donnés,
« et que les auteurs classiques ont répétés avec un excès de
« confiance que ne justifie pas suffisamment l'expérience
« pratique, je puis affirmer, d'après les faits nombreux que

« j'ai observés, que le cautère actuel est quelquefois inap-
« plicable, et qu'il serait d'une application irrationnelle et
« téméraire dans le voisinage des nerfs, des gros vaisseaux,
« des tendons, des articulations ou des organes splanchni-
« ques. En pareille circonstance la théorie est facile, mais
« l'application pratique m'a souvent paru hérissée de périls
« réels, évidents, que n'oseraient certainement pas affronter
« les plus zélés partisans du fer rouge. Si, pour assurer
« l'action du cautère actuel, il faut, comme tous les auteurs
« le disent, qu'il touche et détruise toutes les parties conta-
« minées, je soutiens que l'application du précepte est d'une
« exécution si difficile, qu'elle équivaut souvent à l'impos-
« sible. Je doute qu'on trouve beaucoup de praticiens pru-
« dents et expérimentés qui oseraient promener le cautère
« actuel sur les ligaments du genou dénudés, autour d'un
« tendon important, autour de la carotide ou de la crurale,
« autour du nerf sciatique, l'enfoncer aveuglément dans une
« gaîne tendineuse, dans les anfractuosités d'un moignon
« gonflé, dans les trajets obliques et sinueux qui traversent
« toute l'épaisseur d'un membre volumineux sans pouvoir
« en diriger, en étendre, ou en limiter l'action convenable-
« ment pour en obtenir l'effet voulu. Si l'on avait, quel-
« quefois seulement, la certitude de pouvoir réussir dans des
« cas aussi graves, aussi compromettants pour le blessé,
« l'espoir d'un succès possible justifierait cet excès de témé-
« rité ; mais cette certitude n'existe jamais, et je me console

« facilement de n'avoir pas toujours osé ; la destruction possible d'un tronc nerveux ou d'un tendon important ne doit, sans doute, pas toujours être une contre-indication absolue; mais c'est un accident si sérieux et si grave qu'on doit mûrement réfléchir avant de s'y exposer. Ouvrir une artère volumineuse, même lorsque la ligature est possible, c'est produire une complication excessivement fâcheuse dans des conditions de pourriture, soit qu'on fasse la ligature au fond de la plaie ou à une certaine distance ; ouvrir une grande articulation pour tenter d'arrêter la pourriture d'hôpital, c'est véritablement tomber de Charibde en Scylla ; c'est aggraver la position du blessé et rendre indispensable une opération qu'il eût mieux valu faire avant la cautérisation ; faire les débridements et les grandes incisions nécessaires pour mettre à nu les parties contaminées, et faciliter l'action du fer rouge, c'est un moyen assurément infaillible en théorie, mais d'une application pratique toujours difficile, souvent impossible, et qui trouvera peu de partisans, même parmi les plus tranchants.

« Recommander de faire agir le cautère actuel plus légèrement et moins longtemps dans le voisinage des parties qu'il est dangereux d'intéresser, c'est annihiler complètement le précepte, et compromettre le succès de la cautérisation, qui ne peut être efficace qu'à la condition de détruire entièrement toutes les parties contaminées, et d'agir énergiquement sur les parties saines.

« Mais si , dans la pourriture d'hôpital endémo-épidémi-
« que, il importe moins de détruire que de modifier, ne
« serait-il pas possible d'obtenir ce résultat avec un cautère
« chauffé à un degré inférieur à celui que l'on emploie ha-
« bituellement? on pourrait alors produire des effets diffé-
« rents avec le même agent gradué suivant l'intensité d'action
« que l'on voudrait produire ; on agirait avec plus de certi-
« tude, de sécurité, et l'on éviterait de surcharger la théra-
« peutique d'un médicament nouveau. L'expérience m'a
« prouvé que le cautère actuel n'agit que comme caustique,
« et, qu'au-dessous, son action excitante et modificative est
« nulle ou insuffisante, quelle que soit la durée de son action.
« Il faut le prendre tel qu'il est, pour ce qu'il vaut, ou re-
« courir à un autre moyen pour obtenir les effets qu'il ne peut
« produire.

« *Perchlorure de fer*. — Le perchlorure de fer est moins
« effrayant que le fer rouge, quoique beaucoup plus doulou-
« reux ; il ne produit aucune perte de substance ; il n'élargit
« jamais la surface traumatique, et la rétrécit presque cons-
« tamment par le dégorgement rapide des parties voisines.
« Par son action énergique et prolongée il agit dans un rayon
« étendu, et modifie profondément la vitalité des tissus qui
« subissent son influence ; toujours il produit une réaction
« générale salutaire, et jamais de perturbations fonctionnelles,
« inquiétantes et dangereuses ; les douleurs pathologiques
« disparaissent rapidement, et la nature des sécrétions mor-

« bides est constamment modifiée ou complètement changée ;
« il est d'une application générale prompte , facile et inof-
« fensive, parce qu'il n'est pas caustique, parce qu'il n'en-
« traîne aucune perte de substance. Son emploi ne nécessite
« aucune préparation, aucune perte de temps, considération
« importante dont il faut tenir grand compte à l'armée dans
« les conditions d'encombrement où la durée de chaque pan-
« sement entre souvent pour beaucoup dans la somme des
« résultats généraux ; sa consistance liquide permet de l'in-
« jecter dans les trajets obliques et sinueux, et de s'y main-
« tenir assez longtemps et en suffisante quantité pour assurer
« son action ; il agit à distance, et il n'est presque jamais
« rigoureusement nécessaire de faire des débridements préa-
« lables , comme le prouvent les deuxième et quatrième
« observations que j'ai rapportées. On peut renouveler les
« applications facilement toutes les vingt-quatre heures, et
« même plus souvent si on les juge nécessaires. Appliqué
« sur les articulations dénudées de leurs parties molles, il
« est sans action nuisible sur les ligaments et sur la syno-
« viale, comme le prouvent les troisième et cinquième
« observations ; il favorise au contraire la résorption de
« l'épanchement articulaire. Malgré les importantes obser-
« vations de MM. Thierry et Broca, qui ont prouvé que le
« perchlorure peut coaguler le sang à travers les parois vei-
« neuses, on peut l'appliquer avec sécurité sur les grosses
« veines sans craindre leur oblitération définitive, parce qu'il

« ne peut déterminer que des caillots chimiques dont la dis-
« solution rétablirait bientôt le calibre du vaisseau. Une fois
« je l'ai maintenu longtemps en contact avec la veine crurale
« pour arrêter une hémorrhagie de l'artère crurale liée dans
« le triangle de Scarpa ; j'ignore si, dans ce cas, il a produit
« une coagulation médiate ; mais le malade étant mort du
« typhus deux mois après la guérison complète de la liga-
« ture et de la plaie d'amputation qui était solidement cica-
« trisée, nous avons trouvé la veine parfaitement libre et
« perméable.

« L'application du perchlorure produit presque toujours des
« douleurs excessivement vives et souvent très-prolongées,
« qui inspirent aux malades beaucoup de répugnance pour
« les applications suivantes, malgré le calme, le bien-être
« et l'amélioration qui en résultent chaque fois. Si je ne
« craignais de paraître paradoxal et de pousser l'enthou-
« siasme un peu trop loin, je dirais que ces douleurs vives
« et prolongées m'ont toujours paru utiles et souvent né-
« cessaires, non en provoquant une révulsion, mais en im-
« primant une secousse énergique à des organismes profondé-
« ment déprimés, en ranimant les forces vitales qui faiblissent,
« et en produisant des réactions suivies de crises salu-
« taires. Guidé par ces idées théoriques, sinon erronées, au
« moins un peu hasardées, je n'ai jamais voulu employer le
« chloroforme pour épargner aux blessés les premières dou-
« leurs qui sont les plus vives, parce qu'en somme ces dou-

« leurs sont supportables, ne provoquent jamais d'accidents,
« et sont toujours suivies d'une ample compensation qu'on
« n'obtiendrait peut-être pas sans elles. M. Broca, employant
« le perchlorure dans des conditions organiques différentes,
« et dans un but thérapeutique tout autre, a préalablement
« plongé ses malades dans l'anesthésie sans enrayer l'action
« du médicament. Malgré ce précédent, je me déciderais
« difficilement à l'imiter, si je me retrouvais dans les mêmes
« conditions mauvaises où nous étions à l'armée d'Orient.

« Mais, quelle que soit la supériorité du perchlorure de fer
« sur les autres moyens connus, il ne guérit pas toujours :
« quelquefois il n'arrête que momentanément la marche de
« la pourriture; d'autres fois il arrête complètement la com-
« plication locale, mais l'affection générale continue sa
« marche et emporte le malade, comme je l'ai vu deux fois.
« Loin de moi l'intention d'avoir voulu exagérer l'insuf-
« fisance et les dangers des caustiques liquides et solides,
« surtout du cautère actuel, pour faire valoir plus facilement
« le perchlorure de fer. Je parle avec conviction et certitude,
« d'après une expérience assez étendue, d'après les résultats
« comparatifs que j'ai obtenus dans des circonstances graves
« et difficiles, où les demi-moyens réussissent peu, où l'éner-
« gie et l'activité de la médication doivent toujours être
« proportionnées à la puissance destructive du milieu hygié-
« nique et des affections pathologiques qui en sont la consé-
« quence; circonstances qu'il faut prendre en considération

« pour expliquer les faits négatifs du cautère actuel et les
« faits positifs du perchlorure, peut-être aussi pour justifier
« la préférence que j'accorde au dernier, et surtout pour ab-
« soudre mon travail des nombreuses imperfections qu'il
« présente, mais dont les bases reposent sur des faits positifs
« et bien observés.

« Le cautère actuel, bien qu'insuffisant souvent, impos-
« sible quelquefois, restera toujours un moyen actif, éner-
« gique et puissant, très-souvent efficace contre la pourriture
« d'hôpital. Mais, si l'on veut bien accorder qu'il ne réussit
« pas toujours, comme l'expérience nous l'a souvent démon-
« tré, et que le perchlorure réussit quelquefois, j'aime à croire
« qu'on ne refusera pas à ce dernier l'expérimentation et le
« droit de concurrence, et je reste intimement convaincu
« qu'une expérience ultérieure justifiera les succès que j'en ai
« obtenus et les avantages qu'il présente à un très-haut degré.

MODE D'APPLICATION DU PERCHLORURE DE FER.

« Lorsque l'on veut appliquer le perchlorure de fer sur
« une plaie envahie par la pourriture d'hôpital, il faut préa-
« lablement absterger celle-ci soigneusement, détacher toutes
« les parties mortifiées et purulentes, enlever le plus exacte-
« ment possible les matières pulpeuses; mais il faut, avant
« tout, ménager le sang et la sensibilité du malade, ne pas
« lui causer des douleurs qui sont toujours nuisibles et
« jamais nécessaires. Avec le fer rouge, il faut que la modi-

« fication soit presque complète pour qu'il n'épuise pas une
« partie de son action sur les produits morbides, avant
« d'arriver aux parties encore organisées ; avec le perchlorure,
« la chose n'est pas rigoureusement nécessaire, parce que son
« mode d'action n'est plus le même et surtout parce que celle-
« ci est beaucoup plus prolongée. Mais toutes les fois que
« l'ablation des produits de mortification et de sécrétion mor-
« bide est facile et peu douloureuse, il faut la faire pour
« rendre son action plus rapide et plus certaine. Un gâteau
« de charpie d'une épaisseur variable, d'un à deux centimètres
« et même plus, au moins aussi large que la plaie, bien im-
« bibé de perchlorure, est ensuite appliqué sur la surface
« traumatique ; on le recouvre de charpie sèche, d'une ou
« de plusieurs compresses, le tout assujetti par une bande.
« L'appareil doit rester vingt-quatre heures en place, à moins
« qu'il ne soit nécessaire d'agir énergiquement, de précipiter
« la modification de la plaie, si toutefois le malade a le cou-
« rage, au bout de douze heures, de supporter une seconde
« application. Sur les plaies superficielles, quand il est facile
« de toucher toutes les parties contaminées, je n'ai jamais
« trouvé l'indication ni l'urgence de faire des applications si
« rapprochées, qui doivent être rarement nécessaires et que
« l'on évite facilement en concentrant davantage la première
« liqueur employée. Mais sur le moignon des amputés, dans
« les anfractuosités d'une plaie profonde, difficile à déterger,
« lorsque le mal a fait des progrès rapides et étendus, il faut

« agir plus promptement et plus énergiquement. L'application
« du perchlorure pur, ou même étendu d'un tiers d'eau,
« produisait ordinairement, même dans les cas graves, une
« modification locale et générale suffisante, qui durait au
« moins quarante-huit heures.

« Si les applications précipitées sont rarement nécessaires,
« il faut soigneusement éviter de laisser perdre le bénéfice
« de la première avant de faire la seconde; malgré les dou-
« leurs vives qu'elles déterminent, il vaut mieux en faire trop
« que trop peu, et prendre toujours pour guide l'état général
« et ensuite l'état local, bien que celui-ci soit toujours le
« thermomètre du second.

« Dans les cas très-graves, lorsque l'état général ne se
« modifie pas avantageusement et reste compromettant, il
« faut insister sur la médication interne et répéter les
« applications locales au moins toutes les vingt-quatre heures,
« pendant plusieurs jours de suite, jusqu'à modification
« complète et solide; mais alors, après la première applica-
« tion, pour ménager la sensibilité du patient, il faut étendre
« plus ou moins la liqueur employée, suivant l'effet obtenu
« et celui qui reste à obtenir. Lorsque la première applica-
« tion a produit une modification énergique, les suivantes
« ne sont plus que pour soutenir l'action de la première;
« il serait parfaitement inutile de produire des douleurs vives
« et prolongées, qui finiraient par décourager et fatiguer
« inutilement le malade. Il sera toujours prudent de ne pas

« attendre, pour les renouveler, la perte complète de l'a-
« mélioration produite par les précédentes : ce serait tout
« compromettre, le salut du malade et l'efficacité du moyen
« thérapeutique; inconvénient qui m'est arrivé souvent dans
« les commencements, par ignorance d'abord, ensuite par
« manque de confiance, et quelquefois par complaisance
« pour des blessés redoutant le renouvellement des douleurs
« vives qu'ils avaient déjà éprouvées. Le meilleur moyen de
« ménager la sensibilité du malade et de lui épargner une
« grande somme de douleurs, c'est d'agir énergiquement
« dès le principe et de soutenir l'effet obtenu par des appli-
« cations successives, jusqu'à modification complète de l'état
« général et local; car, pour être utile, pour réussir, il
« faut, comme avec le fer rouge, agir avec énergie, confiance
« et certitude, ne pas se laisser arrêter par les douleurs
« toujours vives que cause le perchlorure ; en pareille cir-
« constance, les demi-mesures, les demi-moyens, les tâton-
« nements, compromettent tout, ne déterminent que des
« améliorations passagères, affaiblissent les malades en pure
« perte et rendent le succès impossible.

« Sur les plaies superficielles, l'application du perchlorure
« est simple et facile; mais dans les trajets obliques, sinueux,
« inaccessibles à la vue et au toucher, il n'est plus possible
« d'agir de la même manière ; il faut d'abord provoquer,
« par des moyens convenables, la sortie aussi complète
« que possible des parties désorganisées et des matières

« purulentes, ne pas craindre de faire les débridements
« nécessaires et possibles, parce que l'écoulement du sang
« peut être promptement arrêté et les avantages toujours
« supérieurs aux inconvénients; on porte ensuite le plus
« profondément possible des bourdonnets de charpie imbi-
« bés de perchlorure de fer, ou que l'on imbibe après leur
« introduction. Si le trajet est long, oblique, sinueux, d'un
« accès difficile; s'il existe deux ouvertures opposées, on
« ferme d'abord la plus déclive par un tampon de charpie,
« on remplit ensuite le trajet traumatique de perchlorure,
« que l'on retient en place en fermant l'ouverture la plus
« élevée par un second tampon, et le tout est ensuite assu-
« jetti par un bandage convenable. Toutes les fois qu'il
« sera possible de séparer les surfaces traumatiques par des
« bourdonnets de charpie, il y aura avantage à le faire,
« parce que le perchlorure agit alors plus sûrement et plus
« énergiquement. Lorsqu'il a été nécessaire de faire des
« débridements préalables, il faut d'abord arrêter l'écoule-
« ment sanguin avant d'appliquer le perchlorure, qui,
« autrement, agirait immédiatement comme coagulant, et
« n'aurait plus une action suffisante comme modificateur.

« Lorsque la pourriture se déclare sur le moignon d'un
« amputé, les conditions varient suivant le mode de réunion
« qui a été employé. Si la plaie a été réunie médiatement,
« on peut la considérer comme une plaie superficielle, dont
« toutes les parties internes et profondes sont accessibles

« à la vue et au toucher. Dans ce cas, aussitôt l'apparition
« des symptômes physiques de la pourriture, il est extrê-
« mement facile d'appliquer le perchlorure sur le siége du
« mal avec un plumasseau de charpie et de l'y maintenir le
« temps nécessaire pour modifier toute l'étendue de la surface
« traumatique, et d'en répéter les applications jusqu'à ce
« que la modification soit complète et assurée. Dans les
« circonstances endémo-épidémiques, lorsque l'on a bien
« étudié la pathogénie et le mode d'évolution de la pourri-
« ture, et suffisamment noté les symptômes locaux et gé-
« néraux qui indiquent sa prochaine manifestation, je crois
« qu'un chirurgien expérimenté et prudent devra prévenir
« le mal et ne pas attendre l'apparition des symptômes
« physiques, mais agir de suite d'après les symptômes ra-
« tionnels seulement. En pareille occurrence, l'erreur serait
« toujours profitable au blessé, comme je le prouverai plus
« loin en parlant de l'infection purulente.

« A l'armée d'Orient, lorsque la plaie avait été réunie
« par première intention, d'abord il n'y avait jamais de
« réunion immédiate, mais simplement agglutination des
« surfaces traumatiques; le moignon devenait le siége d'un
« gonflement mou, pâteux et très-douloureux, qui s'étendait
« rapidement à une hauteur variable et produisait l'écarte-
« ment plus ou moins complet des lambeaux, dont la surface
« interne était déjà largement désorganisée, lorsque les
« parties profondes devenaient accessibles à la vue et aux

« topiques; le mal procédait évidemment de l'intérieur à
« l'extérieur. Les fusées gangréneuses, purulentes, se dé-
« claraient promptement, marchaient rapidement, et avaient
« déjà produit des désordres étendus avant que la médication
« locale fût possible. Le perchlorure, comme le cautère
« actuel, a été insuffisant et impuissant. Deux fois seulement
« je l'ai appliqué en pareille circonstance, mais avec timi-
« dité et circonspection, aussi n'a-t-il pas réussi; il a mo-
« difié les parties superficielles sur lesquelles a porté son
« action, mais dans les parties profondes la pourriture a
« continué sa marche envahissante et désorganisatrice ; les
« deux blessés ont succombé. Depuis, je n'ai plus trouvé
« l'occasion d'expérimenter sur des moignons arrivés à ce
« degré de désorganisation extrême. Comme tous les autres
« modificateurs sont d'une insuffisance complète et absolue
« contre des cas aussi graves et aussi compliqués, je crois
« que le perchlorure sera encore d'une précieuse ressource
« et réussira souvent, mais en régularisant son emploi, et en
« prenant les mesures nécessaires pour lui conserver toute
« sa puissance d'action. Sur les moignons réunis par première
« intention, il faudra, aussitôt l'apparition des premiers symp-
« tômes de pourriture, séparer complètement les lambeaux,
« agir rapidement et énergiquement sur toute l'étendue de
« la surface traumatique, qu'il sera toujours possible de mo-
« difier convenablement, si l'on arrive avant la production
« des fusées gangréneuses. Il ne faudrait pas se laisser arrê-

« ter par la douleur et la perte de sang, qui sont inévitables,
« mais d'une faible importance, en comparaison du danger
« qui menace le blessé. C'est en pareille circonstance que les
« applications concentrées et rapprochées sont plus néces-
« saires, plus faciles et infiniment plus efficaces que celles
« du cautère actuel, presque toujours impossibles et insuffi-
« santes sur les moignons des amputés, lorsque le mal a
« atteint certaines limites. De plus, le perchlorure ne déforme
« jamais le moignon comme le fer rouge, et s'il triomphe du
« mal, la guérison est rapide, la cicatrice régulière. Je suis
« tellement convaincu de l'efficacité et de la supériorité du
« perchlorure contre la pourriture d'hôpital développée sur
« une plaie accessible dans toute son étendue à la médication
« locale, qu'en pareille circonstance je renverserais la pro-
« position des auteurs classiques, et je dirais qu'il faut,
« quand on craint cette complication, proscrire la réunion
« immédiate et accorder une préférence exclusive à la réunion
« médiate.

« Lorsque le perchlorure a suffisamment modifié la surface
« traumatique, il faut soutenir l'amélioration obtenue par
« une médication locale et générale, appropriée aux forces
« réactives du blessé, et surtout par des topiques convenables,
« pour maintenir la plaie dans un état d'excitation suffisante
« au développement des bourgeons charnus. Les chlorures
« de soude et de chaux, par leurs propriétés légèrement ex-
« citantes et antiputrides, m'ont paru les plus convenables :

« on les concentre plus ou moins, on les applique avec des
« plumasseaux de charpie que l'on change deux fois par jour,
« ou qu'on laisse en place et que l'on arrose plusieurs fois
« dans les vingt-quatre heures. Plus tard, on substitue aux
« chlorures le vin aromatique pur ou additionné d'alcool
« camphré. Lorsque la cicatrice se fait et marche régulière-
« ment, on éloigne, on simplifie les pansements autant que
« possible, et on surveille attentivement l'état général pour
« prévenir une rechute et remplir les indications avec mé-
« thode et en temps opportun.

« Lorsqu'il est nécessaire de rapprocher les applications de
« perchlorure, il ne faut pas craindre d'enlever de suite la
« croûte, qui n'adhère au pourtour de la plaie que par des-
« siccation. Cette ablation immédiate est presque inoffensive
« et permet de juger de suite de la modification locale ob-
« tenue. Dans le commencement, je n'osais pas agir si rapi-
« dement; n'étant pas fixé sur la nature de la croûte et sur
« son mode de formation, je faisais appliquer des cataplasmes
« pour la ramollir et la détacher : cette manière de faire était
« essentiellement mauvaise et inopportune ; les cataplasmes
« ne sont nullement nécessaires, ils sont même nuisibles par
« leur calorique et l'humidité qu'ils contiennent, ils ne peu-
« vent que contrarier, affaiblir l'action du perchlorure ; il
« faut proscrire leur emploi en pareille circonstance, tonifier
« la plaie et ne pas la ramollir par des topiques chauds et
« humides.

« Mais, quelle que soit l'efficacité du perchlorure de fer
« contre la pourriture d'hôpital, lorsque cette affection sévit
« dans les circonstances de guerre et d'encombrement, sous
« forme endémique ou épidémique, sur des blessés toujours
« plus ou moins épuisés, je répète qu'il y a intoxication de
« tout l'organisme, que l'état de la plaie n'est que la mani-
« festation locale d'un état pathologique général qu'il faut
« combattre d'abord; que la médication locale isolée réussira
« rarement, et seulement dans les cas légers; que dans les cas
« graves, elle sera le plus souvent impuissante et insuffisante
« pour enrayer la marche de la complication, et empêcher
« l'aggravation de l'état général par la superposition des
« symptômes additionnels que développera la désorganisation
« locale; avec le perchlorure, comme avec tous les autres
« moyens, il faut toujours commencer par le traitement
« général avant de recourir aux topiques; et dans les cas
« graves, où la temporisation pourrait être compromettante,
« faire marcher ensemble le traitement interne et externe
« pour limiter le plus rapidement possible la désorganisation
« locale.

DE L'INFECTION PURULENTE.

« Plusieurs fois j'avais observé une modification notable
« et très-avantageuse, quoique toujours incomplète et de
« courte durée, des surfaces traumatiques sur lesquelles on
« avait appliqué du perchlorure de fer comme hémostatique;

« mais je n'en avais jamais tiré aucune induction théorique
« ni pratique, et je n'ai pensé à combattre l'infection purulente
« avec cet agent chimique qu'après avoir bien constaté son
« efficacité et son mode d'action contre la pourriture d'hôpital.
« Si j'avais pensé plus tôt à faire une analyse rigoureuse du
« mode d'intoxication purulente et de la marche de cette
« affection, qui se produisait journellement sous nos yeux, en
« débutant presque toujours d'une manière identique, en
« revêtant presque invariablement les mêmes formes, en pro-
« duisant les mêmes lésions et entraînant presque inévita-
« blement la même terminaison, il m'eût été facile d'entrevoir,
« dans les propriétés du perchlorure de fer, un agent très-
« efficace pour prévenir la pénétration du pus dans les voies
« circulatoires, ou pour l'arrêter avant la production des
« phénomènes généraux, assez graves pour rendre toute
« médication impuissante.

« Malgré l'inconvénient et l'ennui des répétitions, comme,
« dans les deux états morbides, le mode d'intoxication est
« différent, pour bien faire comprendre les idées théoriques
« qui m'ont guidé dans l'emploi du perchlorure de fer contre
« la pyogénie, je dois, comme je l'ai fait pour la pourriture
« d'hôpital, rappeler les mauvaises conditions physiologiques
« de nos blessés, surtout de nos amputés, et décrire sommai-
« rement les différents modes d'intoxication qui ont été les
« plus fréquents et les plus évidents.

« Presque tous nos blessés étaient profondément dété-

« riorés, anémiques et plus ou moins scorbutiques; les fonc-
« tions plastiques étaient languissantes, les réactions nulles
« ou sans énergie, le travail éliminateur et réparateur d'une
« lenteur désespérante, qui, même dans les cas les plus heu-
« reux, les tenait longtemps sous la menace d'accidents
« très-graves. Toutes les plaies, mais surtout les vastes plaies,
« produites par des éclats de projectiles creux, par les bis-
« caïens, les balles cylindro-coniques, ne fournissaient dans
« les premiers jours qu'un détritus grisâtre, noirâtre, abon-
« dant et très-fétide, qui devenait ensuite séro-purulent, dans
« les conditions les plus favorables, en conservant toujours
« une odeur, sinon fétide, au moins très-forte et très-dange-
« reuse; les surfaces traumatiques restaient livides, blafardes,
« saignantes; la formation des granulations était toujours
« tardive, difficile et incomplète; les bourgeons charnus res-
« taient fongueux, d'un rouge livide, violacé; la suppuration
« claire et séreuse, par suite de cet état atonique, très-
« difficile à modifier; la cicatrisation marchait très-lentement,
« était souvent indéfiniment retardée et se faisait presque
« toujours d'une manière peu satisfaisante.

« Nos amputés présentaient des conditions plus défavo-
« rables encore, par suite d'une dépression physique et
« morale plus forte, d'un plus grand ébranlement du système
« nerveux, d'un traumatisme plus grave et plus étendu, d'une
« suppuration d'aussi mauvaise nature, mais souvent plus
« abondante et plus prolongée : aussi ont-ils été plus parti-

« culièrement victimes de l'infection purulente ; la fièvre
« traumatique était presque toujours nulle ou trop faible
« pour marquer les débuts de la pyrexie qui, dans la grande
« majorité des cas, débutait d'une manière insidieuse, et ne
« se révélait par des symptômes caractéristiques que trop
« tardivement pour être combattue avec succès.

« En France, la phlébite est la cause la plus ordinaire de
« l'infection purulente après les amputations ; dans les hô-
« pitaux de Constantinople, elle a été très-rare ; et pendant
« l'été de 1855 jusqu'à la fin de la campagne, je suis sûr
« qu'elle n'a pas existé une fois sur dix. Le plus souvent,
« la phlébite était bornée à la veine principale du membre ;
« elle n'existait ordinairement que dans une petite étendue
« à partir de la plaie ; jamais elle n'a été très-intense et n'a
« présenté à l'autopsie des produits morbides aussi caracté-
« ristiques que ceux qui se rencontrent dans les conditions
« normales ordinaires ; elle n'a jamais existé que sur des
« hommes encore forts et en apparence bien conservés,
« susceptibles d'une certaine réaction inflammatoire.

« Les vaisseaux lymphatiques étaient presque toujours
« très-développés, au moins doublés de volume ; leurs parois
« étaient épaisses, résistantes ; leur membrane interne d'un
« blanc mat, sans traces de pus. Ce développement anormal
« des vaisseaux lymphatiques, toujours très-prononcé dans
« le voisinage de la plaie, se continuait, quoique en dimi-
« nuant peut-être un peu, jusqu'aux ganglions lymphatiques.

« les plus rapprochés. Ceux-ci, presque toujours très-gon-
« flés, rougeâtres à la périphérie, blancs ou grisâtres dans
« leur partie centrale, étaient fermes, consistants, non ra-
« mollis, jamais friables. L'altération des ganglions et des
« vaisseaux lymphatiques était beaucoup plus prononcée
« dans l'état chronique que dans l'état aigu, et presque tou-
« jours proportionnelle à la durée de l'affection.

« Après les amputations dans la continuité suivies de mort,
« j'ai constamment trouvé à l'autopsie l'inflammation du
« canal médullaire plus ou moins prononcée, suivant la
« marche plus ou moins rapide de la pyrexie ; mais je n'ai
« jamais pu constater à l'œil nu l'inflammation des veinules
« du tissu osseux, ni d'une manière bien distincte l'inflam-
« mation de la veine nourricière. L'inflammation du canal
« médullaire peut être sans doute primitive, ou se produire
« médiatement, comme je l'ai constaté après quelques dé-
« sarticulations ; mais, comme je ne l'ai trouvée étendue et
« bien caractérisée qu'après les amputations dans la conti-
« nuité réunies par première intention, je reste bien con-
« vaincu que, dans ce cas, elle a été consécutive à un
« mauvais état des parties molles des moignons, et produite
« par le contact d'un pus de mauvaise nature dans le fond
« de la plaie. Mais après avoir été l'effet d'une suppuration
« de mauvaise nature, elle devenait cause à son tour ; elle
« entretenait la plaie dans de mauvaises conditions, s'oppo-
« sait à la cicatrisation, et maintenait les voies ouvertes à la

« pénétration du pus dans le sang. On ne peut sans doute
« pas nier d'une manière absolue que l'ostéo-myélite seule ne
« puisse produire l'infection purulente ; mais le fait doit être
« très-rare et le deviendra encore plus si l'on se donne la
« peine d'examiner attentivement l'extrémité des vaisseaux
« veineux et lymphatiques après la mort.

« Ainsi donc, par suite des conditions mauvaises dans
« lesquelles se trouvaient nos blessés et nos amputés ; par
« suite de l'inertie des fonctions générales, de la lenteur des
« phénomènes de réparation ; par suite surtout de la fâcheuse
« préférence que les chirurgiens de l'armée d'Orient ont
« donnée à la réunion immédiate, le moignon restait engorgé,
« pâteux, indolent, difficile à stimuler par les applications
« locales ; il n'éprouvait pendant longtemps aucune modifi-
« cation, aucun travail de cicatrisation ; la suppuration restait
« abondante, séreuse et grisâtre ; elle s'écoulait difficilement
« au dehors et s'accumulait à la partie supérieure de la plaie,
« où elle restait en contact prolongé avec l'extrémité de la
« moelle, dont elle déterminait la suppuration, et avec l'ori-
« fice béant des veines et des vaisseaux lymphatiques, dans
« lesquels elle pénétrait mécaniquement, comme elle re-
« monte souvent en pareille circonstance dans les gaînes
« tendineuses ou dans les interstices celluleux en suivant les
« lois de migration, et se portant du côté où elle rencontre
« le moins de résistance. Il faut bien admettre cette péné-
« tration mécanique du pus dans les veines, puisque leur

« inflammation a été très-rare ; puisqu'à l'autopsie, nous trou-
« vions presque constamment leur orifice béant sans traces
« de cicatrisation ni d'oblitération par des caillots sanguins ;
« et surtout parce que je les ai souvent trouvées, quoique
« parfaitement saines, remplies de matière purulente, gri-
« sâtre, rougeâtre, jusqu'à une hauteur variable, d'où elle
« était facilement entraînée par le courant des veines col-
« latérales.

« Le développement des vaisseaux lymphatiques s'étant
« rencontré à peu près constamment dans l'état aigu comme
« dans l'état chronique, il est impossible de ne pas admettre
« qu'ils ont concouru à la production de l'infection puru-
« lente, en charriant le pus en nature, ou seulement quel-
« ques uns de ses éléments. Mais je n'oserais affirmer que
« ce développement, évidemment pathologique, fût le ré-
« sultat d'un état inflammatoire susceptible de produire la
« suppuration, parce que je n'ai jamais trouvé de pus dans
« leur intérieur, et surtout parce que, pendant la vie, on
« n'observait jamais les traînées rougeâtres, linéaires, dou-
« loureuses au toucher, qui caractérisent la véritable lym-
« phangite. Je crois qu'il était simplement le résultat de
« l'action irritante des matières purulentes prises à la surface
« de la plaie, une simple hypertrophie morbide.

« La marche de l'infection purulente m'a toujours paru
« présenter, surtout dans l'état chronique, deux périodes
« bien distinctes, mais d'une durée variable : la première,

« période d'intoxication, de pyoémie, dans laquelle le pus
« pénètre plus ou moins rapidement, en plus ou moins
« grande quantité, dans les voies circulatoires, et imprime
« au sang des modifications profondes qui se traduisent par
« des troubles fonctionnels spéciaux, caractéristiques et tou-
« jours identiques, quoique plus ou moins tranchés, tels que
« pâleur de la face, indifférence, hébétude, somnolence,
« absence de douleurs vives, inertie de toutes les fonctions,
« faiblesse et mollesse du pouls, sécheresse et aridité de la
« peau, absence de symptômes gastro-intestinaux, souvent
« quelques symptômes pectoraux très-appréciables, quoique
« légers ; sueurs nocturnes légères, peu fortes, sans frissons.
« La seconde, période de manifestation purulente, période
« d'état, dans laquelle tous les symptômes graves caracté-
« ristiques de l'affection se développent rapidement et amè-
« nent le plus souvent une terminaison fatale. Enfin, d'après
« la nature et l'intensité des symptômes, la durée de l'affec-
« tion et l'absence des lésions métastatiques, il faut admettre
« une troisième forme qui se rapproche de l'infection pu-
« tride, mais qui ne produit jamais de phénomènes gangré-
« neux ; c'est une forme transitoire, ayant son importance
« théorique et pratique, et qui me semble de nature à rap-
« procher deux états pathologiques constitués par le même
« élément morbide, l'altération du sang consécutive à une
« surface traumatique suppurée. Cette séparation toute clas-
« sique de deux affections ayant pour résultat le même élé-

« ment morbide ne me paraît pas suffisamment justifiée par
« la différence des causes, de la marche et de l'intensité des
« symptômes, même par l'absence ou la différence des lé-
« sions anatomo-pathologiques ; car, dans les deux cas, les
« indications fondamentales sont les mêmes et réclament des
« moyens thérapeutiques identiques.

« D'après des faits nombreux longuement et bien ob-
« servés, je crois pouvoir affirmer que les deux périodes
« de l'infection purulente ont été le plus souvent bien
« caractérisées sur nos blessés ; qu'elles existent, sinon tou-
« jours, au moins le plus souvent, et qu'il est très-important
« d'en tenir compte dans la pratique. L'altération du sang,
« qui est le phénomène initial de la pyoémie, se fait ra-
« rement d'une manière subite, surtout dans les mauvaises
« conditions hygiéniques et organiques, mais le plus souvent
« d'une manière lente et progressive, sans refroidissement
« appréciable et surtout sans frissons. Ceux-ci semblent an-
« noncer, en quelque sorte, la saturation et la réaction de
« l'organisme, mais ils ne sont pas caractéristiques de la
« formation des abcès métastatiques, et encore moins pa-
« thognomoniques de leur existence et de leur ramollis-
« sement : aussi ne faut-il jamais attendre leur manifestation
« pour agir, et agir encore lorsqu'ils sont déclarés.

« Lorsque la pourriture d'hôpital et l'infection purulente
« marchent parallèlement et sévissent sur des blessés qui
« ont été soumis aux mêmes influences débilitantes, qui

« se trouvent dans les mêmes conditions hygiéniques, qui
« sont atteints des mêmes lésions, qui ont subi les mêmes
« opérations, qui présentent des symptômes préliminaires,
« sinon parfaitement semblables, au moins très-analogues,
« chez lesquels l'imminence morbide n'a rien de spécial,
« un diagnostic précis est très-important, mais n'est pas
« toujours facile. Malgré la similitude de plusieurs symp-
« tômes, la ressemblance de quelques autres, par l'absence
« de quelques uns, il sera presque toujours possible, par
« une observation attentive et l'analyse rigoureuse des phé-
« nomènes morbides, d'établir un diagnostic différentiel
« positif, de suivre la marche isolée des deux affections
« et de saisir le moment où elles vont se manifester par
« leurs symptômes caractéristiques. Dans la pourriture
« d'hôpital, il y a prédominance des symptômes gastriques,
« et presque toujours absence complète de symptômes pec-
« toraux ; dans l'infection purulente, au contraire, les symp-
« tômes pectoraux prédominent, sont primitifs, et les
« symptômes gastro-intestinaux consécutifs, beaucoup moins
« intenses et différents par leur début, leur marche et leur
« nature.

« Malgré les difficultés chimiques incontestables que
« comporte le diagnostic différentiel de ces deux affections,
« il est important de l'établir le plus promptement possible,
« pour agir avec certitude et chances de succès, parce que
« les indications premières ne sont pas les mêmes. Dans

« la pourriture d'hôpital, le traitement général interne doit
« passer en première ligne; et si l'on arrive à temps, il
« sera souvent possible de prévenir la manifestation locale,
« ou de la combattre avec plus de facilité, avec un succès
« assuré et rapide. Dans la pyoémie, au contraire, il faut
« commencer par le traitement local, pour tarir la source
« de l'infection avant de penser à favoriser l'élimination des
« produits morbides qui ont pénétré dans l'économie; car
« sans cette condition préliminaire indispensable, le trai-
« tement interne est impuissant, ne peut qu'affaiblir les
« malades en pure perte, et précipiter la marche des
« accidents.

« S'il est toujours utile et le plus souvent possible d'établir
« un diagnostic exact, il faut convenir pourtant que quel-
« quefois la chose est difficile, et que souvent les présomp-
« tions remplaceront la certitude. Mais, dans ces cas douteux,
« il ne faut pas attendre l'apparition des symptômes ca-
« ractéristiques pour agir; il faut précipiter la médication
« locale et générale pour combattre les lésions existantes;
« prévenir celles qui sont possibles et presque certaines,
« si on n'arrête pas la cause dans la production de ses
« effets. Quelle que soit la nature de l'imminence morbide
« en pareille circonstance, le succès sera presque assuré
« malgré l'incertitude d'un diagnostic absolu, parce que,
« dans le cas de pourriture, le traitement général agira
« efficacement; dans le cas de pyoémie, il aura peu d'in-

« convénients, et que dans l'un comme dans l'autre, le
« traitement local employé en temps opportun jouira d'une
« grande puissance d'action prophylactique.

« Le traitement de l'infection purulente dans toutes les
« circonstances possibles, bonnes ou mauvaises, repose sur
« trois indications générales bien formulées par M. Sédillot,
« mais fort difficiles à remplir convenablement avec les res-
« sources thérapeutiques dont la chirurgie dispose actuel-
« lement.

« 1° *Prévenir les causes de la pyoémie.* — Toute suppura-
« tion, si minime qu'elle soit, pouvant devenir le point de
« départ de la pyoémie, doit être prévenue comme le moyen
« prophylactique le plus sûr. Jusqu'à présent, l'observation
« ayant démontré qu'une plaie suppurée est l'antécédent
« obligé de l'infection purulente, il faut, après toute opéra-
« tion sanglante, faire en sorte d'empêcher la formation du
« pus, ou de tarir le plus tôt possible le foyer purulent lors-
« qu'il existe, en activant le travail de cicatrisation. Dans les
« conditions hygiéniques et climatériques favorables, sur des
« hommes doués d'une grande vitalité, de beaucoup de plas-
« ticité, ce but est souvent atteint par les seuls efforts de
« l'organisme; mais dans les conditions opposées, dans les
« circonstances de guerre surtout, où l'on a presque cons-
« tamment à lutter contre l'encombrement et des organismes
« épuisés, il faut peu compter sur les guérisons spontanées,
« et très-peu sur les modificateurs hygiéniques, alimentaires

« et thérapeutiques généraux; la médication locale sera la
« seule possible, et devra commander les dispositions néces-
« saires pour la rendre facile et efficace. Si l'on ne peut
« compter sur la réussite de la réunion immédiate, il faudra
« la rejeter d'une manière absolue; donner la préférence à
« la réunion médiate, maintenir les lambeaux écartés, laisser
« une large voie à l'écoulement des matières purulentes, fa-
« voriser leur absorption continue par des pièces de panse-
« ment renouvelées aussi souvent que le comportent la quantité
« et la qualité de la suppuration, pour l'empêcher de rester
« en contact avec l'orifice des vaisseaux divisés qu'elle peut
« irriter, et dans lesquels elle pénètre souvent mécanique-
« ment. Lorsque la plaie doit suppurer, il faut activer la
« formation du pus pour précipiter la marche de cette pre-
« mière période, qui est souvent la plus insidieuse et la plus
« dangereuse. Lorsque le travail de cicatrisation languit,
« lorsqu'il est enrayé par de mauvaises conditions organiques
« et hygiéniques, il faut au plus tôt changer ces dernières,
« si c'est possible, modifier l'organisme par une médication
« générale appropriée, et agir de suite sur la surface trau-
« matique par des topiques capables de hâter la formation
« des granulations qui fermeront définitivement l'orifice des
« vaisseaux divisés, préviendront leur inflammation, et ren-
« dront impossible le passage du pus dans le sang.

« Les applications topiques sur les plaies ont pour but
« de maintenir les surfaces traumatiques dans une vitalité

« convenable, de ranimer celle-ci lorsqu'elle faiblit, ou de
« la provoquer lorsqu'elle fait défaut. Si le digestif simple,
« le styrax, l'onguent basilicon, le jus de citron, les acides
« étendus, la teinture d'iode, l'alcool camphré, le vin aro-
« matique, les chlorures alcalins, etc., sont suffisants dans
« les conditions normales, réussissent quelquefois sur les
« plaies simples, superficielles, dans les conditions contrai-
« res, l'expérience nous a prouvé leur complète insuffisance
« contre les cas graves et surtout sur le moignon des am-
« putés ; il ne faut pas compter sur eux et recourir de suite
« à des moyens plus énergiques.

« 2° *Arrêter la pénétration du pus dans le sang en cas de*
« *pyoémie déclarée.* — Lorsque la pyoémie est déclarée,
« quelle que soit la voie par laquelle le pus a pénétré dans
« le sang, ce qu'il n'est pas toujours possible de reconnaître
« *à priori*, il faut de suite mettre à découvert toutes les
« surfaces suppurantes en séparant violemment les lambeaux,
« si la plaie a été réunie par première intention, faire les
« débridements nécessaires pour ouvrir une large issue au
« pus, découvrir tous les foyers de suppuration pour avoir
« la facilité de porter partout des topiques convenables.
« En pareille circonstance, il ne faut pas de demi-mesures,
« il faut agir promptement et énergiquement, parce que,
« dans les pyoémies déclarées et en apparence les plus
« graves, on pourra encore réussir souvent, mais non avec
« les topiques précédemment indiqués, qui, à cette période

13

« du mal, sont parfaitement insuffisants et complètement
« inutiles ; il faut alors recourir à des moyens puissants,
« d'une énergie proportionnée à la gravité du mal qu'il
« s'agit de combattre. L'indication la plus urgente est de
« suspendre la pénétration du pus dans les voies circula-
« toires. Pour obtenir ce résultat, M. BONNET a proposé
« de supprimer la suppuration en convertissant, au moyen
« du fer rouge, les membranes pyogéniques en escarres,
« afin d'arrêter l'intoxication, et d'empêcher l'aggravation
« des symptômes généraux. Ce moyen énergique, tout au
« plus infaillible en théorie, ne l'est malheureusement pas
« en pratique dans les cas graves où son intervention serait
« le plus utile : il est d'une application prompte et facile
« sur les surfaces traumatiques superficielles et circon-
« scrites ; il devra réussir souvent lorsque son action sera
« secondée par des conditions hygiéniques et organiques
« favorables ; mais il est d'une application difficile et in-
« certaine sur les plaies obliques et sinueuses, presque
« impossible et dangereux dans les anfractuosités d'une plaie
« d'amputation. Malgré l'imposante autorité de M. Bonnet,
« je n'ai jamais osé employer le cautère actuel en pareille
« circonstance, parce que la cautérisation, pour être utile,
« doit être complète et profonde, but qu'on n'est jamais sûr
« d'atteindre, parce qu'elle peut déterminer des complica-
« tions fâcheuses, difficiles à combattre, et très-compro-
« mettantes pour le patient et pour l'opérateur. Dans ce

« cas, je crois qu'il est beaucoup moins important et moins
« sûr de détruire les surfaces sécrétantes que de modifier
« profondément les tissus qui fournissent la suppuration.

   « M. Sédillot, partant du principe que le pus est porté le
« plus ordinairement dans la circulation par les veines en-
« flammées, propose l'oblitération des vaisseaux, résultat
« auquel on arrive, dit-il, assez facilement, par des traits
« ou des pointes de feu suffisamment multipliées. La théorie
« qu'il donne des effets produits par le cautère actuel en
« pareille circonstance ne me paraît pas très-rassurante, et
« la prétention d'emprisonner le pus dans les caillots, de
« substituer une phlébite oblitérante à une phlébite suppurée,
« ne me paraît pas suffisamment démontrée par l'expérience,
« pour légitimer la confiance qu'il accorde à ce moyen. Si
« l'on obtient ce résultat dans des conditions favorables sur
« les blessés doués d'une grande vitalité, d'une forte plasti-
« cité, dans les conditions contraires, dans celle où nous
« étions en Orient, les cautérisations ponctuées ont constam-
« ment échoué, et si je me retrouvais dans les mêmes cir-
« constances, je ne voudrais pas même en recommencer
« l'essai, parce que, dans les cas rares où l'on déterminera
« la formation de caillots passifs, l'oblitération ne sera que
« temporaire, parce que l'orifice des veines restant béant, la
« voie reste ouverte à l'intoxication.

   « Modifier l'état des surfaces en suppuration et des tissus
« sous-jacents est l'indication capitale, la plus rationnelle et

« la plus urgente, qu'il faut se hâter de remplir pour favo-
« riser le travail de cicatrisation, qui, une fois bien établi
« et convenablement soutenu, arrêtera, moins rapidement
« peut-être que le fer rouge, mais beaucoup plus sûrement,
« la pénétration du pus dans le sang et tous les phénomènes
« d'intoxication. Mais la thérapeutique chirurgicale possède-
« t-elle les moyens nécessaires pour remplir sûrement cette
« indication fondamentale ? Je ne crains pas de répondre
« négativement, parce que je les ai employés à peu près tous,
« sous toutes les formes, en variant leur mode d'application,
« sans obtenir de résultats satisfaisants, et que d'autres, plus
« habiles que moi, n'ont pas été plus heureux.

« Les topiques détersifs, astringents, irritants, caustiques,
« liquides, sont rationnellement indiqués et plus ou moins
« utiles, mais toujours insuffisants sur les surfaces trauma-
« tiques larges, profondes, anfractueuses; ils ne méritent au-
« cune confiance et ne peuvent que faire perdre un temps
« précieux, en inspirant une fausse sécurité par les modifica-
« tions superficielles qu'ils produisent quelquefois.

« Le vin aromatique pur, ou additionné d'alcool camphré,
« les décoctions de quinquina éguisées ou non d'acide sul-
« furique ou de tout autre équivalent chimique, le styrax,
« l'onguent basilicon, le vésicatoire, les solutions de sulfate
« de cuivre, de sublimé, d'azotate de mercure, d'argent, la
« teinture d'iode, ont, suivant leur mode d'application, une

« action peut-être plus énergique que les moyens précédem-
« ment énumérés : ils peuvent bien modifier momentanément
« les surfaces sécrétantes, mais ils sont incapables de produire
« une modification vitale suffisante pour changer la nature
« des produits de sécrétion morbide ; incapables surtout,
« dans les cas graves, dans les conditions mauvaises, de dé-
« terminer rapidement la formation de la membrane granu-
« leuse, le travail de cicatrisation, qui seul peut enrayer la
« marche de la pyoémie. Il faut, en pareille circonstance, un
« modificateur énergique et une modification complète, sans
« lesquels tout succès durable est impossible.

« Le cautère actuel est, sans contredit, le modificateur le
« plus énergique que possède la thérapeutique chirurgicale ;
« mais, malgré son incontestable supériorité, il ne produit
« qu'une modification superficielle, peu durable, et qu'il faut
« souvent renouveler. Ses applications répétées nécessitent
« des préparatifs qui influencent péniblement le moral, qui
« chaque fois font perdre un temps précieux ; elles fatiguent
« et découragent les malades, elles finissent par détruire les
« tissus dans une profondeur qu'il n'est pas toujours pru-
« dent d'atteindre, et qu'il est souvent dangereux de dépasser.
« Sur des sujets de faible vitalité, sur des tissus engorgés,
« pâteux, indolents, l'action du cautère actuel, employé
« comme stimulant, reste superficielle, peu énergique, de
« courte durée ; elle ne pénètre pas suffisamment les tissus
« vivants ; elle ne détermine pas de réactions énergiques, et

« produit rarement une stimulation appropriée au travail de
« granulation et de cicatrisation. Malgré les nombreuses ap-
« plications que j'en ai faites sur toute espèce de plaies,
« il n'a pas réussi une seule fois à suspendre la marche de la
« pyoémie bien déclarée: il a produit des modifications pas-
« sagères, plus ou moins profondes, plus ou moins durables,
« mais jamais radicales et complètes.

« 3° Après le traitement local, après avoir enrayé la mar-
« che de la pyoémie, il faut s'occuper de traiter les inflam-
« mations locales déterminées par la présence du pus dans
« le sang et les organes, faciliter l'élimination des principes
« toxiques introduits dans l'économie. Dans les conditions
« hygiéniques et organiques favorables, je regarde cette
« partie du traitement comme le plus souvent inutile; dans
« les conditions contraires, où nous nous trouvions en
« Orient, elle a été constamment nuisible. Mais comme la
« médication interne est en dehors du but que je me suis
« proposé, je n'ai point à discuter l'action ni la valeur des
« différents moyens qu'elle emploie.

« Le traitement préventif de la septico-pyoémie, ou infec-
« tion putride, est le même que celui de l'infection purulente;
« lorsqu'elle est déclarée, il faut encore la combattre par les
« mêmes moyens, et enrayer ses effets en détruisant le plus
« tôt possible le foyer d'infection qui fournit les éléments
« toxiques, ou modifier convenablement les surfaces sécré-

« tantes et leurs produits. Malheureusement, tous les agents
« de la thérapeutique n'ont pas une action plus énergique et
« plus certaine contre l'infection putride que contre l'infec-
« tion purulente.

« Une expérience journalière, continuée pendant dix-huit
« mois, dans des conditions générales et individuelles aussi
« mauvaises qu'elles peuvent se présenter en campagne, nous
« ayant longuement démontré la complète et constante in-
« suffisance des moyens communément employés contre l'in-
« fection purulente, il était bien permis et très-important de
« chercher un agent plus actif que ceux dont dispose la thé-
« rapeutique chirurgicale pour combattre une affection qui
« a été la principale cause de mort pour nos blessés et surtout
« pour nos amputés. J'espère que les observations suivantes
« suffiront pour prouver que le perchlorure de fer possède,
« contre l'infection purulente, une puissance d'action bien
« supérieure à celle de tous les moyens connus, et qu'il
« pourra rendre de très-grands services dans les cas de
« pyoémie et d'infection putride, parce qu'il est d'une ap-
« plication simple et facile dans tous les cas donnés, sur
« toute espèce de plaies, sur toute espèce d'organes et de
« tissus, n'ayant aucune action caustique ni destructive,
« comme je crois l'avoir démontré précédemment (1).

---

(1) Comme nous l'avons fait plus haut, nous ne donnerons ici que le titre des observations, en priant le lecteur qui désirerait en connaître le détail, de voir la brochure
de M. SALLERON, ou l'ouvrage officiel déjà cité.

PREMIÈRE OBSERVATION.

*Coup de feu au pied gauche; pourriture d'hôpital arrêtée;
récidive; insuccès de plusieurs moyens, du perchlorure de
fer et du cautère actuel; amputation de la jambe au lieu
d'élection; commencement de résorption purulente arrêtée
par le perchlorure de fer.*

DEUXIÈME OBSERVATION.

*Large ulcère fongueux à la partie externe et postérieure de
la face dorsale du pied droit, compliqué de pourriture ulcéreuse mal caractérisée; arthrite tibio-tarsienne consécutive.
Amputation de la jambe. Accidents d'infection purulente
arrêtés par le perchlorure de fer. Récidive intense et rapidement mortelle.*

TROISIÈME OBSERVATION.

*Sphacèle par congélation du pied gauche; amputation de la
jambe au lieu d'élection; réunion médiate. Commencement
de pyoémie arrêtée par le perchlorure de fer.*

QUATRIÈME OBSERVATION.

*Coup de feu à la partie supérieure du bras avec fracture de
l'humérus; érysipèle phlegmoneux; extraction d'une grosse
esquille; mobilité consécutive du fragment; ensuite, symptômes de résorption deux fois arrêtés par les injections de
perchlorure; guérison.*

CINQUIÈME OBSERVATION.

*Plaie contuse au coude gauche par coup de feu; ensuite,
abcès à la partie supérieure de la cuisse; symptômes généraux graves, insuffisance des injections iodées; rapide
amélioration locale et générale par les injections de perchlorure de fer.*

« Le nombre des observations que je viens de rapporter,
« continue M. Salleron, me paraît suffisant pour prouver que
« le perchlorure de fer possède toujours et partout des pro-
« priétés médicamenteuses, réelles et précieuses, bien supé-
« rieures aux propriétés de tous les agents qu'emploie la
« thérapeutique chirurgicale dans les mêmes circonstances,
« contre les mêmes affections. Pour expliquer l'insuffisance
« de ces derniers, j'ai signalé les mauvaises conditions hy-
« giéniques dans lesquelles nous nous trouvions. J'ai dit que,
« par suite de l'état de faiblesse et d'épuisement dans lequel
« se trouvaient nos blessés, de l'inertie des fonctions nor-
« males et pathologiques, de l'absence des réactions orga-
« niques, les surfaces traumatiques restaient pâles, livides,
« blafardes, et ne fournissaient que des produits morbides,
« nuisibles par leur quantité et leur qualité. Aussi, sans
« entrer dans toutes les considérations de physiologie patho-
« logique que comporte le sujet, mais seulement d'après les
« modifications produites par le perchlorure de fer en pareille

« circonstance, je crois qu'il est très-facile d'expliquer son
« mode d'action et de comprendre son importance théra-
« peutique dans des conditions morbides où tous les autres
« moyens étaient d'une impuissance presque constante.

MODE D'ACTION.

« *Action locale.* — Le perchlorure de fer employé pour
« prévenir ou pour enrayer la marche de l'infection puru-
« lente ne possède aucune propriété particulière ni spéci-
« fique. Il agit simplement comme tonique, comme stimu-
« lant; mais avec une puissance et une sûreté d'action qui
« constituent une véritable propriété exceptionnelle, que l'on
« ne peut obtenir avec aucun autre de ses équivalents thé-
« rapeutiques, ni par la combinaison de plusieurs. Il modifie
« la vitalité des tissus; il stimule énergiquement les surfaces
« suppurantes; il active ou développe les propriétés vitales
« languissantes incapables de résister aux causes destruc-
« tives, et de fournir les éléments nécessaires au travail de
« réparation. Les surfaces livides, blafardes, grisâtres, fon-
« gueuses, saignantes, se détergent promptement, et se cou-
« vrent de bourgeons charnus rouges, vermeils et animés ;
« la suppuration, de liquide, séreuse, grisâtre, irritante, plus
« ou moins fétide, devient blanchâtre, consistante et inoffen-
« sive; l'engorgement des parties molles disparaît; les tissus
« reprennent de la consistance, se raniment, et les surfaces
« traumatiques du plus mauvais aspect sont ramenées au

« bout de quelques jours aux conditions de plaies simples,
« d'une cicatrisation rapide et facile.

« Dans la première et la seconde période de la pyoémie,
« il favorise et active la formation de la membrane pyogé-
« nique ; il régularise et accélère le travail de cicatrisation
« qui, une fois bien établi, rend impossible la pénétration
« mécanique des matières purulentes dans les vaisseaux di-
« visés. Cette action stimulante, si positive et si utile, la
« seule réelle, m'a paru produire une modification parti-
« culière, peut-être révulsive ou substitutive, dans deux cir-
« constances inhérentes surtout aux plaies d'amputation. Ap-
« pliqué sur l'extrémité de l'os divisé, j'ai vu plusieurs fois
« le perchlorure de fer modifier si avantageusement et si ra-
« pidement l'inflammation du canal médullaire, enrayer si
« complètement la marche de l'ostéo-myélite, qu'il m'est
« impossible de ne pas lui supposer la même puissance d'ac-
« tion contre la lymphangite et la phlébite des veines du
« moignon. Je n'ai aucune observation concluante pour ap-
« puyer ce fait d'une démonstration directe, mais je le crois
« positif et digne d'une sérieuse attention ; car, s'il était
« réel, il aurait une grande importance pratique.

« *Action générale ou dynamique.* — L'action locale du per-
« chlorure de fer en rend évidemment l'absorption impossi-
« ble ; aussi, comme dans la pourriture d'hôpital, il ne paraît
« exercer aucune action générale ou dynamique. Mais par la
« stimulation locale énergique qu'il provoque, par les dou-

« leurs vives et prolongées qu'il détermine, il réagit sur toute
« l'économie, et imprime à l'organisme une secousse salu-
« taire qui ranime les forces vitales et rétablit l'harmonie des
« fonctions. L'abattement et la prostration sont bientôt rem-
« placés par un sentiment de bien-être particulier; le som-
« meil revient, calme et réparateur; la circulation se régu-
« larise et se développe; l'appétit se prononce; les digestions
« sont faciles et réparatrices; les symptômes pectoraux,
« lorsqu'il n'existe pas encore de lésions métastatiques graves,
« se dissipent spontanément et presque toujours rapidement,
« sans l'intervention d'aucune médication interne.

« *Action physico-chimique.* — Les phénomènes physico-
« chimiques sont les mêmes que dans la pourriture d'hô-
« pital : formation d'une croûte plus ou moins épaisse,
« suivant l'engorgement des parties molles et l'exsudation
« sanguine qui se fait à la surface de la plaie, mais toujours
« moins épaisse, moins régulière et moins solide que dans
« la première affection ; ensuite, écoulement de matières
« liquides noirâtres, d'une consistance et d'une abondance
« variables. Sur les plaies d'amputation, on ne trouve le plus
« ordinairement que des parcelles croûteuses, isolées, plus
« noires, moins cohérentes, formées principalement par du
« sang coagulé chimiquement. Une seule fois j'ai observé,
« après une première application faite au début de l'intoxi-
« cation purulente, sur un moignon gonflé, toute sa surface
« interne noirâtre et complètement desséchée, tapissée d'une

« croûte uniforme, continue, dure, sèche, sonore et assez
« épaisse, qui s'est ensuite détachée par larges lambeaux.
« Après les premières applications, la plaie ne fournit plus
« qu'un liquide noirâtre, pailleté, peu abondant.

« Mais outre son action stimulante, le perchlorure de
« fer possède une propriété désinfectante bien supérieure
« à celle des chlorures alcalins ; il change presque instan-
« tanément la nature des produits morbides, dont l'odeur
« forte, désagréable, plus ou moins fétide, et quelquefois
« véritablement putride, disparaît rapidement. Cette pro-
« priété antiputride est beaucoup plus précieuse dans la
« pyoémie que dans la pourriture d'hôpital ; les phéno-
« mènes initiaux de l'altération du sang sont presque tou-
« jours, comme je le crois, surtout dans les conditions
« organiques et hygiéniques mauvaises, produits par la
« résorption ou la pénétration mécanique des parties séreuses
« altérées ; en détruisant la fétidité des matières purulentes,
« on les rend moins toxiques et peut-être inoffensives, jus-
« qu'à ce que l'établissement définitif de la membrane pyo-
« génique s'oppose à leur absorption (1).

---

(1) M. le docteur SALLERON est encore ici parfaitement dans le vrai, selon nous.
— Nous avons dit précédemment, que dans la suppuration de mauvaise nature le pus
sécrété était toujours accompagné de gaz qui lui communiquaient l'odeur fétide qui la
caractérise. Ces gaz, avons-nous ajouté, sont de l'acide carbonique combiné à de
l'ammoniaque, des composés phosphoreux, mal définis, et enfin du gaz acide sulfhydrique. — La présence du composé sulfureux est rendue évidente par la couleur noire

« Le perchlorure de fer imprime aux liquides purulents,
« et par suite aux parties molles du voisinage, ainsi qu'aux
« pièces de pansement, une coloration noire, plus ou moins
« foncée, qui ne doit inspirer aucune crainte, parce qu'elle
« est toute physique, superficielle, et nullement le signe
« d'une altération de texture. Cette coloration, résultant de
« la décomposition du produit chimique employé, disparaît
« facilement par le lavage, ou est promptement enlevée par
« la suppuration. Sur les extrémités ou les surfaces osseuses
« dénudées, la coloration est plus foncée, plus uniforme,

---

qu'il communique aux liquides purulents, aux parties molles de la plaie, au linge des pansements et aux surfaces osseuses mises à nu, comme le fait observer M. SALLERON immédiatement après.

Cette couleur est due à la double décomposition du perchlorure et du gaz sulfhydrique et à la formation du proto-sulfure de fer qui est noir. Ce phénomène chimique a pour conséquence également la cessation de l'odeur fétide.

C'est encore à un effet semblable, c'est-à-dire à l'action du gaz sulfhydrique sur le plomb qui fait la base de l'emplâtre diachylum, et à la formation de sulfure de plomb, noir aussi, qu'est due la coloration identique que prennent les bandelettes de diachylum dans le pansement des plaies fétides.

Or, lorsque la pyoémie vient à se déclarer et que le pus pénètre dans le sang avec les gaz qui l'accompagnent, les accidents toxiques généraux qui surgissent aussitôt, sont en grande partie dus, nous le croyons, à l'action physico-chimique des composés gazeux produits par la plaie, et principalement, sinon exclusivement, du gaz acide sulfhydrique. Ce dernier, en effet, exerce l'influence la plus pernicieuse sur le sang, dont il cherche à désorganiser les globules pour s'emparer du fer qu'ils contiennent. C'est pour cela que le gaz sulfhydrique est un poison si violent pour les animaux qui le respirent en quantité même minime. L'homme et les animaux de la plus forte taille ne peuvent en supporter que des quantités relativement très-faibles.

(Note de l'auteur.)

« plus persistante ; il semble qu'elle pénètre l'os par imbibi-
« tion ou qu'elle attaque chimiquement la lame superficielle ;
« elle disparaît lentement, mais elle est tout aussi inoffensive,
« et paraît même favoriser la formation des granulations qui
« ne tardent pas à s'établir. Sur les cartilages, elle est encore
« plus noire, plus persistante, et ne disparaît que par leur
« exfoliation ou leur élimination , qu'elle accélère d'une ma-
« nière incontestable.

« J'ai dit qu'après les amputations dans la continuité, le
« travail de cicatrisation était empêché et souvent indéfi-
« niment retardé par l'existence de l'ostéo-myélite, qui, en
« prolongeant la suppuration des parties molles, était la
« principale cause de l'intoxication purulente. Après les dé-
« sarticulations, l'ostéo-myélite, au contraire, a été très-rare
« et presque jamais suppurée, mais la modification curative
« des parties molles et le travail de cicatrisation étaient em-
« pêchés, ou indéfiniment retardés par la présence des car-
« tilages, dont la résorption n'était pas possible sur des
« blessés faibles , anémiques et profondément détériorés,
« abandonnés aux seuls efforts de la nature ; leur élimination
« se faisait avec une lenteur toujours compromettante, qui
« tenait les blessés sous la menace incessante d'accidents
« possibles, et qui en ont fait périr plusieurs. Dans ce cas,
« les injections de perchlorure de fer modifiaient la nature du
« pus, lui enlevaient ses propriétés irritantes et toxiques,
« entretenaient les parties molles dans un degré de vitalité

« suffisant, accéléraient l'élimination des cartilages et pré-
« venaient la pyoémie. Elles m'ont plusieurs fois complète-
« ment réussi dans les amputations articulaires, quoique
« réunies par première intention.

MODE D'APPLICATION.

« Avant d'appliquer le perchlorure de fer sur une surface
« traumatique, pour prévenir ou enrayer l'intoxication pu-
« rulente, il faut la déterger et la régulariser autant que pos-
« sible, faire les débridements nécessaires pour mettre lar-
« gement à découvert toutes les parties qui fournissent de la
« suppuration, afin que toutes les surfaces sécrétantes soient
« accessibles à l'action du topique. Si, dans la pourriture
« d'hôpital, le contact immédiat du perchlorure de fer sur
« toute l'étendue de la plaie n'est pas rigoureusement néces-
« saire pour déterminer une modification suffisante et cura-
« tive, je crois ce contact immédiat indispensable pour pré-
« venir ou pour enrayer la pyoémie ; il faut tout faire pour
« l'obtenir, sans toutefois dépasser les limites de la prudence
« et du possible. Un plumasseau de charpie imbibé de per-
« chlorure pur ou étendu est ensuite appliqué sur toute la
« surface traumatique et maintenu par un appareil conve-
« nable. Il est rarement nécessaire de renouveler le panse-
« ment avant vingt-quatre heures, à moins qu'il ne soit
« très-urgent de faire une nouvelle application pour obtenir
« une modification plus complète et plus rapide.

« Dans les plaies profondes et sinueuses, lorsqu'il n'est ni
« possible ni prudent de faire les débridements convenables
« et nécessaires, il faut porter, jusqu'au fond, des bourdonnets
« de charpie imbibés de perchlorure, ou que l'on imbibe après
« leur introduction, ou plus simplement encore, en y faisant
« pénétrer le perchlorure liquide par injection, et l'y mainte-
« nant le plus longtemps possible par la superposition de
« charpie et de compresses qui, maintenant fermée l'ouver-
« ture externe, assurent le contact prolongé du médicament.
« Lorsqu'il existe des arrière-cavités d'un accès difficile, il
« faut préalablement introduire une sonde métallique ou de
« gomme élastique, pour assurer la pénétration de la liqueur
« dans les parties les plus profondes et les plus difficiles à
« toucher.

« Dans les cavités purulentes inaccessibles à la vue et au
« toucher, quand l'ouverture cutanée est large et la rétention
« du médicament difficile, il faut préalablement pratiquer
« des injections détersives, pour nettoyer les parois de la
« poche et assurer l'action du perchlorure. Si cette modifi-
« cation préalable est impossible, il faut alors injecter la li-
« queur très-concentrée et en rapprocher les applications.

« A la surface d'un moignon, il s'applique comme sur les
« plaies superficielles, avec un plumasseau que l'on pousse
« jusqu'au fond; mais s'il existe des anfractuosités, il faut
« préalablement les remplir de bourdonnets imbibés, afin de

« multiplier, autant que possible, les points de contact du
« médicament et d'agir sur toute l'étendue de la plaie.

« Il faudra toujours subordonner la concentration de la
« liqueur à la nature de la plaie, à la période du mal et à
« la modification plus ou moins rapide que l'on veut obtenir.

« Comme dans la pourriture d'hôpital, il faut toujours agir
« énergiquement dès le principe pour obtenir un résultat
« prompt et satisfaisant, pour ne pas être obligé de multi-
« plier la somme des douleurs thérapeutiques, et surtout ne
« pas laisser perdre le bénéfice d'une première application
« avant l'emploi d'une seconde ; il faut soutenir l'action du
« médicament par des applications répétées, jusqu'à modifi-
« cation complète des surfaces traumatiques.

« Lorsque la plaie a pris un aspect rouge et vermeil ; lors-
« que la granulation est bien établie, les bourgeons charnus
« de bonne nature et la modification complète, pour la sou-
« tenir, il suffit le plus souvent de faire à chaque pansement
« de simples irrigations avec une solution étendue de per-
« chlorure, de panser ensuite avec le vin aromatique ou le
« styrax, auxquels on substitue le cérat simple aussitôt que
« le travail de cicatrisation est bien établi ; parce que, en
« continuant trop longtemps l'emploi des excitants, comme
« je l'ai fait quelquefois par excès de précaution, on retarde
« la guérison ; inconvénient toujours sérieux dans un hôpital,
« et surtout dans les conditions d'encombrement.

« *Indications.* — Comme, dans toutes les circonstances
« possibles, il vaut mieux prévenir que guérir, il faut, dès
« le principe, s'attacher à faire une appréciation exacte des
« conditions pathologiques et du milieu dans lequel on se
« trouve, étudier la nature, la symptomatologie et la marche
« des complications traumatiques, et prévenir leur manifes-
« tation par une médication active. Le perchlorure de fer
« étant bien certainement le modificateur le plus énergique
« et le plus efficace que nous possédions, il faudra, sinon
« toujours, au moins le plus souvent, l'employer comme
« prophylactique, et l'appliquer sur toutes les plaies de mau-
« vais aspect, d'une cicatrisation lente et difficile.

« A la première période de la pyoémie, il est le plus sou-
« vent possible d'obtenir du perchlorure de fer tout ce qu'il
« peut donner : une modification rapide et complète de la
« plaie, la suspension des phénomènes d'intoxication, en-
« suite la disparition spontanée des accidents généraux pro-
« duits. Mais lorsque la pyoémie est bien déclarée, lorsqu'elle
« a déjà produit du refroidissement et des frissons, lorsqu'il
« existe déjà des symptômes qui donnent lieu de craindre
« l'existence de lésions métastatiques même rudimentaires,
« il ne faut plus compter sur une modification aussi prompte
« et aussi facile, mais il n'en faut pas moins agir prompte-
« ment et énergiquement; parce que le succès est encore
« possible, comme le prouvent plusieurs des observations
« citées ; parce que les frissons n'annoncent pas toujours

« d'une manière absolue la formation ni l'existence des abcès
« métastatiques. Ceux-ci existeraient-ils, qu'en tarissant le
« foyer de suppuration, en suspendant la pénétration du pus
« dans le sang, l'économie pourra peut-être encore se dé-
« barrasser des matières toxiques qui la pénètrent. Il faut
« d'abord et toujours agir sur la plaie, parce que la médica-
« tion locale doit passer en première ligne ; parce que, sans
« modification préalable de la surface traumatique, le traite-
« ment interne est impuissant, ne peut qu'affaiblir le blessé
« en pure perte, et précipiter une terminaison fatale.

« Le pus étant le plus ordinairement transporté dans les
« voies circulatoires par les veines, enflammées ou non, leur
« oblitération est incontestablement le plus sûr moyen d'em-
« pêcher l'adultération du sang. M. Sédillot propose de barrer
« quelques veines par l'application d'un cautère hastile ou
« cutellaire ; si elles étaient seules malades, le moyen serait
« rationnel en théorie, mais difficile en pratique ; il ne pour-
« rait être efficace qu'à la condition de barrer toutes celles
« qui sont susceptibles de fournir du pus, et de le charrier
« dans la circulation. Lorsqu'une seule veine est primiti-
« vement malade, comme cela arrive à la suite d'une saignée ;
« lorsque cette veine est superficielle et facilement acces-
« sible ; lorsqu'on se trouve en dehors de toute influence
« diathésique ou épidémique, pour interrompre sûrement la
« circulation dans son intérieur, suspendre la sécrétion du
« pus et emprisonner celui qui est formé, il me semblerait

« plus facile et plus sûr de faire dans la veine une injection
« de perchlorure. Il produirait une modification directe et
« énergique ; il arrêterait la marche de la phlébite beaucoup
« mieux que les cautérisations ponctuées, qui ne m'ont pas
« paru douées d'une action bien positive, et qui ne m'ont
« donné que des résultats négatifs. L'innocuité des injections
« de perchlorure dans les veines variqueuses me semble au-
« toriser et justifier leur emploi dans le cas de pyoémie par
« phlébite.

« La réunion immédiate ne réussissant presque jamais
« dans les mauvaises conditions ; étant la principale cause
« de l'ostéo-myélite et de la pyoémie, par l'obstacle qu'elle
« apporte à l'écoulement facile des matières purulentes ;
« rendant surtout très-difficile les applications locales néces-
« saires pour modifier la surface traumatique, je crois qu'en
« pareille circonstance, il conviendrait de la rejeter d'une
« manière absolue, pour éviter les accidents d'abord, et se
« ménager, ensuite, la possibilité d'agir en temps opportun.
« Mais lorsque la pyoémie est menaçante ou se déclare après
« la réunion immédiate, il ne faut pas craindre, il est même
« indispensable, de séparer complètement les lambeaux, et
« de mettre à nu le fond de la plaie. La modification sera
« beaucoup plus difficile, le succès moins certain ; mais il
« faut encore essayer et agir rapidement et énergiquement.
« Autant la réunion immédiate est cause de complications
« fâcheuses, embarrassantes, et rend difficile, trop tardive et

« souvent impuissante la médication locale, autant la réunion
« médiate est inoffensive, simple et facile, parce qu'elle per-
« met d'apprécier journellement les modifications locales,
« d'agir facilement, convenablement, dès la manifestation
« des premiers signes de la complication pyoémique.

« Enfin, dans certaines circonstances de guerre surtout,
« il n'est pas toujours prudent ni possible d'ajourner à
« des temps meilleurs certaines amputations urgentes pour
« débarrasser les blessés d'un foyer d'infection, et les sortir
« au plus tôt d'un milieu malfaisant; dans ces cas, il sera
« encore rationnel d'employer immédiatement le perchlo-
« rure, lorsqu'on sera obligé d'opérer dans des conditions
« individuelles mauvaises, locales ou générales, et d'agir
« sur des tissus profondément altérés. Le fait suivant mon-
« trera ce qu'on peut en attendre en pareille circonstance.

« Le nommé Jollet (Pierre), jeune soldat au 7ᵉ de ligne,
« fut atteint de congélation aux deux pieds dans la journée
« du 19 décembre 1855. A son arrivée à Constantinople, le
« 25, six jours après l'accident, il présente les symptômes
« suivants : constitution primitivement peu forte, actuelle-
« ment détériorée par l'affection scorbutique et la diarrhée
« qui dure depuis trois semaines; amaigrissement prononcé;
« coloration noirâtre des orteils qui sont flétris, desséchés,
« presque insensibles; il n'existe encore aucun travail d'é-
« limination ; la mortification s'étend inégalement jusqu'au
« delà de la partie moyenne de la première phalange, mais

« n'atteint sur aucune, les articulations métatarso-phalan-
« giennes, qui sont intactes, mobiles, peu ou pas doulou-
« reuses; sous l'influence d'un régime réparateur et d'une
« médication tonique, la diarrhée diminue sans cesser com-
« plètement; l'état général s'améliore sensiblement. Dans les
« premiers jours de janvier, l'élimination commence; le 12,
« les parties molles sont détachées; les os font saillie à la sur-
« face des plaies, qui sont fongueuses, violacées, doulou-
« reuses, et fournissent un ichor noirâtre, abondant et fétide.
« Les jours suivants, les deux pieds s'engorgent; la diarrhée
« augmente et se complique de symptômes bien prononcés
« d'intoxication putride qui m'engagent à précipiter l'opé-
« ration, malgré les mauvaises conditions de l'état local et
« général, pour débarrasser ce blessé du foyer d'infection
« qu'il porte, et le soustraire le plus vite possible à l'in-
« fluence du milieu typhique dans lequel il est plongé. Le
« 18, désarticulation collective de tous les orteils, aux deux
« pieds, par la méthode ovalaire, avec application immédiate,
« sur la tête des métatarsiens, d'un plumasseau de charpie
« imbibé de perchlorure pur, interposé aux lambeaux, dont
« l'inférieur est maintenu relevé par des compresses lon-
« guettes. Malgré les douleurs vives, mais supportables et
« inoffensives qu'il provoque, le même pansement est renou-
« velé à peu près chaque jour jusqu'à modification suffisante,
« qui s'est produite lentement et difficilement, mais d'une
« manière progressive et sans aucune complication locale ni

« générale. Le 24 février, la cicatrisation se faisait réguliè-
« rement, et était assez avancée pour permettre l'évacuation
« sur France de ce blessé, qui n'a éprouvé, depuis, aucun
« accident, et qui a obtenu une guérison complète et solide.

« Le même jour, j'ai pratiqué la même opération aux
« deux pieds sur un canonnier-conducteur du 10° d'artillerie,
« atteint aussi de congélation dans la journée du 19 dé-
« cembre, en faisant partie d'un convoi qui se rendait dans la
« vallée de Baïdar. Cet homme était dans des conditions or-
« ganiques infiniment meilleures que le précédent, et qui
« promettaient une guérison plus rapide et plus facile. L'o-
« pération était motivée par un ensemble de symptômes
« graves, mais pas assez caractérisés pour faire croire plutôt
« aux débuts de l'affection typhique qu'à un commencement
« d'infection putride : quelques jours après, il a été pris de
« typhus rapidement mortel.

« Ces deux blessés ont été opérés sans l'emploi du chlo-
« roforme, dont je redoutais l'action immédiate et consécu-
« tive dans des conditions organiques et pathologiques
« aussi défavorables ; mais l'opération a été bien supportée
« et n'a produit aucune perturbation immédiate fâcheuse ; la
« douleur produite par l'application du perchlorure pur sur
« des tissus encore saignants a été moins forte, moins pro-
« longée et beaucoup mieux supportée que je ne le pensais.
« On pourra donc, en pareille circonstance, l'appliquer sans
« crainte sur une plaie récente, et avec toute chance de

« succès, lorsqu'il n'existera pas de complication générale
« assez grave pour en paralyser l'effet (1).

« Depuis, je l'ai employé plusieurs fois sur des plaies
« moins étendues, résultant de l'amputation d'un ou deux
« orteils atteints de sphacèle par congélation ; toujours le ré-
« sultat a été favorable, quoique lent et difficile.

« Mais l'ébranlement nerveux produit par une double opé-
« ration et des pansements douloureux a-t-il été pour quel-
« que chose dans l'explosion du typhus aigu rapidement
« mortel qui a enlevé mon second amputé ? J'ose presque
« nier le fait, parce que j'ai observé beaucoup d'autres cas
« semblables qui n'avaient été précédés d'aucun traumatisme
« thérapeutique récent, sur des hommes présentant les mêmes
« lésions par congélation, qui, après une période d'incubation
« plus ou moins prolongée, ont été pris pareillement de
« typhus aussi grave et à marche aussi rapide. Je crois donc
« qu'il est permis de douter, et d'en appeler à l'expérience
« pour savoir ce qu'il convient de faire en pareille circon-
« stance, quand le diagnostic flotte incertain entre le typhus
« et l'infection putride.

« L'observation du canonnier Madre, traité à l'hôpital de
« Versailles, prouve que le perchlorure de fer est aussi effi-

---

(1) Il est à remarquer que le perchlorure appliqué sur les plaies récentes, n'est presque pas douloureux, ou que du moins, il l'est infiniment moins que sur les plaies anciennes et de mauvaise nature.

(*Note de l'auteur.*)

« cace contre l'infection putride que contre l'infection puru-
« lente ; parce que les indications sont les mêmes dans les
« deux affections ; parce que son mode d'action est parfaite-
« ment semblable contre deux unités pathologiques procédant
« d'une cause à peu près identique, et aboutissant à un ré-
« sultat commun, l'altération du sang. En décomposant im-
« médiatement le produit morbide, il le rend inoffensif; et
« en modifiant la surface sécrétante, il change complètement
« la nature du produit sécrété; il favorise le développement
« des granulations et le travail de cicatrisation. Aussi, je le
« crois susceptible d'exercer une influence beaucoup plus
« sûre et plus favorable que la teinture d'iode dans le trai-
« tement de beaucoup de tumeurs enkystées, que l'on n'ose
« ou que l'on ne peut attaquer par l'instrument tranchant,
« et que l'on traite actuellement par les injections iodées.

« J'ai rapporté deux observations pour prouver que dans
« les fractures comminutives par coup de feu, avec plaie,
« qui ne paraissent pas nécessiter l'amputation immédiate,
« il sera souvent possible, avec le perchlorure de fer, de
« prévenir la pyoémie ou de l'enrayer, d'obtenir la guérison
« ou de conserver les blessés dans des conditions favora-
« bles au succès d'une amputation consécutive, si la conso-
« lidation devient impossible, ou est retardée d'une manière
« compromettante.

« L'observation cinquième prouve toute la puissance d'ac-
« tion du perchlorure de fer injecté dans les cavités puru-

« lentes, qu'il modifie rapidement et de la manière la plus
« avantageuse; elle prouve surtout la supériorité du per-
« chlorure sur la teinture d'iode, qui avait été complètement
« impuissante et inefficace, et qui doit inspirer peu de
« confiance dans les cas graves et dans les conditions
« hygiéniques mauvaises.

« Malgré les applications abusives que l'on a déjà faites
« du perchlorure de fer contre des affections qui n'en com-
« portaient pas l'emploi, je suis autorisé à croire, d'après
« les résultats favorables obtenus, qu'il est plus que coa-
« gulant, qu'il doit entrer dans la matière médicale pour
« l'usage externe, et qu'il est appelé à rendre de grands
« services dans des conditions multiples, mais surtout dans
« les conditions analogues à celles où nous nous trouvions
« en Orient. Comme modificateur et désinfectant, il sera
« encore indiqué, et d'une application sûre et facile, dans
« les trajets, les foyers et les cavités purulentes, pour pré-
« venir et enrayer l'intoxication purulente et putride. S'il
« n'est pas toujours suffisant pour guérir la lésion principale,
« il aura toujours l'immense avantage d'empêcher ou de
« retarder les complications, et de laisser, à l'organisme
« et à la médication interne, le temps d'opérer les modifi-
« cations constitutionnelles nécessaires à la guérison de la
« lésion locale. On rencontre journellement, dans les services
« de chirurgie, une multitude d'états morbides de forme et
« de nature en apparence très-diverses, mais ayant pour

« résultat commun la production de produits pathologiques
« qui finissent par la pénétration de quelques uns de leurs
« éléments dans la circulation, où ils altèrent la composition
« du sang et déterminent un appareil symptomatologique
« que l'on appelle fièvre hectique, mais qui n'est, en réalité,
« qu'une cachexie purulente ou putride. Ces nombreuses
« lésions, si souvent rebelles à l'action des moyens ordi-
« naires, seront toujours avantageusement combattues, et
« souvent guéries, par l'usage du perchlorure de fer ration-
« nellement employé; mais à la condition de ne pas lui
« demander plus qu'il ne peut donner; de ne le considérer
« que comme un modificateur local énergique et puissant,
« d'une action souvent suffisante contre les lésions trau-
« matiques récentes, le plus fréquemment impuissante
« contre les affections constitutionnelles qui réclament tou-
« jours une médication générale.

« L'action avantageuse que le perchlorure de fer exerce
« dans les fractures comminutives, sur les os dénudés par
« les projectiles de guerre, sur les extrémités osseuses d'un
« moignon, permettent de supposer qu'il aura aussi une
« action curative très-favorable contre les altérations orga-
« niques des os, dans les abcès symptomatiques d'une nécrose
« ou d'une carie; mais à la condition expresse d'être porté
« jusque sur le siége du mal; autrement, il ne produira
« que des modifications partielles, insuffisantes, de courte
« durée, qu'il faudra renouveler indéfiniment, et qui fini-

« ront par fatiguer le chirurgien et décourager le malade.

« Je crois avoir déjà suffisamment varié les applications
« de perchlorure pour être autorisé à dire qu'il peut être
« appliqué sur tous les organes, sur tous les tissus, en
« proportionnant son degré de concentration à la sensibilité
« des parties, et à l'effet que l'on veut obtenir sans crainte
« de produire aucune perte de substance, de provoquer
« aucune réaction inflammatoire dangereuse; qu'il pourra
« être employé dans tous les cas où la teinture d'iode a
« été essayée, et substitué à celle-ci, lorsqu'elle se montrera
« insuffisante ou inefficace. Je crois même que, dans la
« grande majorité des cas, le perchlorure convenablement
« employé dès le principe donnera des succès plus rapides
« et plus sûrs que la préparation iodique, qui, le plus sou-
« vent, n'agit que lentement, dont l'action est plutôt dy-
« namique que locale.

« Les résultats comparatifs que m'ont donnés ces deux
« agents thérapeutiques employés contre des lésions de na-
« ture parfaitement identique, dans les mêmes conditions
« hygiéniques et pathogéniques, ne me laissent aucun doute
« sur la supériorité d'action du premier; et la différence
« dans la rapidité des modifications produites par l'un et
« par l'autre rend impossible l'incertitude du choix contre
« les affections morbides graves et dangereuses dans les-
« quelles il est important de produire une modification ra-
« pide et profonde. Mais si, dans beaucoup de circonstances,

« le perchlorure de fer possède une supériorité d'action
« incontestable, qui devra souvent lui faire accorder la pré-
« férence, je suis loin de vouloir nier les propriétés désin-
« fectantes et curatives réelles et précieuses que possède la
« teinture d'iode, et surtout de ne pas reconnaître les succès
« nombreux qu'elle a déjà donnés depuis quelques années,
« ou tous les services qu'elle est appelée à rendre à la
« thérapeutique externe; pouvant être absorbée en partie,
« passer dans la circulation, produire une action dynamique
« et générale, et modifier la constitution, tout en modifiant
« l'état local, la teinture d'iode sera, dans beaucoup de
« circonstances, beaucoup mieux indiquée et plus avan-
« tageuse que le perchlorure de fer, qui ne peut agir que
« localement comme stimulant énergique. Dans les engor-
« gements passifs, chroniques, strumeux, sur les tissus
« indurés, lardacés, non susceptibles d'une résolution rapide,
« la composition iodique aura des avantages incontestables,
« et devra être employée de préférence, parce que, outre
« ses propriétés fondantes, elle possède une propriété dé-
« sinfectante réelle et suffisante dans les cas d'intoxication
« purulente chronique, d'une puissance peu énergique,
« non susceptible de déterminer des accidents rapides et
« prochains. Dans les vastes cavités closes, séreuses ou mu-
« queuses, normales ou pathologiques, elle devra encore
« obtenir la préférence, parce qu'elle a donné des succès
« déjà nombreux, et que son innocuité en pareille circons-

« lance est constatée par une expérience suffisamment répétée.
« Mais, lorsqu'elle sera insuffisante, je crois qu'il sera ra-
« tionnel et légitimement permis de lui substituer le perchlo-
« rure doué de propriétés plus énergiques, et d'un emploi
« aussi sûr et aussi facile.

« Si l'on admet le principe de thérapeutique, principe qui
« ne me paraît guère contestable, que chaque modificateur
« produit une modification spéciale en raison de sa compo-
« sition chimique, il faudra forcément reconnaître que le
« perchlorure de fer possède une action propre inhérente à
« la réunion des deux corps élémentaires dont il est formé,
« et qu'on ne pourra obtenir au même degré avec aucun
« des autres produits chimiques connus, malgré leur ana-
« logie de composition. La solution de chlorure de zinc,
« qui est éminemment antiseptique et conservatrice, pro-
« duirait-elle une stimulation aussi énergique et aussi inof-
« fensive que le perchlorure de fer? N'ayant jamais été
« employée comme modificateur des surfaces traumatiques,
« il faut laisser à l'expérience le soin de déterminer sa
« valeur thérapeutique; quant aux chlorures alcalins, malgré
« leurs propriétés désinfectantes réelles et très-utiles, ils
« ne produisent qu'une modification locale insignifiante,
« qui les rend complètement impuissants dans les cas un
« peu graves.

« Mais si le perchlorure de fer possède une puissance
« d'action bien supérieure à celle de tous les agents théra-

« peutiques compris dans la classe des excitants modifica-
« teurs, même à celle du fer rouge, je ne prétends pas qu'il
« soit destiné à les remplacer tous et toujours, surtout le
« dernier. Il ne faudra jamais oublier qu'il produit des dou-
« leurs vives, quelquefois excessives, qui, pour être utiles
« souvent, ne sont pas nécessaires toujours, et qui, dans
« certaines circonstances ou sur certains sujets par trop dé-
« bilités ou trop impressionnables, pourraient peut-être dé-
« terminer des perturbations dangereuses, bien que nous
« n'en ayons jamais observé aucune. Dans les conditions
« hygiéniques et individuelles favorables, il sera toujours
« prudent de commencer par les modificateurs ordinaires, et
« de les remplacer par de plus forts, s'ils se montrent insuf-
« fisants, surtout s'ils ne peuvent prévenir ou arrêter assez
« promptement les accidents qui seraient menaçants ou dé-
« veloppés. Dans les conditions hygiéniques contraires, sur
« des blessés fortement déprimés par des influences physi-
« ques et morales prolongées, plongés dans un milieu mias-
« matique délétère, incapables de réactions franches et
« énergiques, la temporisation serait toujours imprudente,
« l'emploi des petits moyens ferait perdre un temps précieux,
« et ne permettrait plus aux moyens actifs d'agir assez
« promptement pour enrayer la marche de complications
« déjà avancées. Il faut, en pareille circonstance, agir promp-
« tement, énergiquement, et compter sur le perchlorure de
« fer, qui rendra de grands services s'il est employé avec

« hardiesse et confiance, et surtout en temps opportun. Mais
« je répète encore que le perchlorure de fer ne possède
« aucune propriété spécifique ; qu'il n'agit que comme dé-
« sinfectant, stimulant et modificateur des surfaces trau-
« matiques, et qu'il ne doit être employé que pour modifier
« et désinfecter. Lorsqu'il sera nécessaire de détruire, de
« stimuler et de modifier en même temps, le cautère actuel
« sera toujours un agent précieux et utile ; possédant aussi
« une action propre et spéciale que ne donnera jamais aucun
« des caustiques solides ou liquides, et qui ne devront jamais
« lui être substitués. On ne devra surtout jamais oublier que
« si la thérapeutique est une combinaison de moyens con-
« duisant souvent au même but par des routes différentes,
« dont le choix est quelquefois embarrassant et difficile dans
« les cas graves, la prudence commande de prendre toujours
« la plus courte et la plus sûre, fût-elle la plus douloureuse.

« Si l'on veut bien accorder quelque crédit aux observa-
« tions que j'ai consignées dans ce travail, aux résultats que
« j'ai obtenus dans des circonstances exceptionnelles, il est
« vrai, dans des conditions très-défavorables ; si l'on veut
« bien ne pas juger trop sévèrement les idées théoriques qui
« m'ont dirigé dans l'emploi du perchlorure de fer, j'ose
« espérer que l'on voudra bien en appeler à l'expérimentation
« clinique pour détruire, confirmer ou rectifier ce que j'ai
« dit des propriétés d'un produit chimique appelé, je crois, à
« rendre de grands services dans la thérapeutique chirur-

« gicale, surtout sur les blessés du champ de bataille. Mais,
« avant de terminer, je crois devoir rappeler à ceux qui
« seraient tentés de contrôler ces résultats que, si l'effica-
« cité d'un agent thérapeutique dépend surtout des cir-
« constances dans lesquelles on l'emploie, elle dépend encore
« beaucoup plus du mode d'administration, qui, pour être
« avantageux, doit remplir exactement les indications for-
« mulées.

7 septembre 1859.

« Depuis trois mois j'ai eu de nombreuses occasions d'ap-
« pliquer et de faire appliquer le perchlorure de fer pour
« combattre la pourriture d'hôpital, et surtout l'infection
« purulente, sur les blessés de l'armée d'Italie. Les résul-
« tats que j'en ai obtenus sont si positifs et si satisfaisants,
« qu'ils ont confirmé de la manière la plus complète tout ce
« que j'ai dit dans mon premier travail, et solidement établi
« les propriétés de cet agent thérapeutique contre les deux
« principales complications des plaies par armes à feu.

« Dans les hôpitaux de Turin nous avons eu peu de cas de
« pourriture d'hôpital. Cette complication s'est montrée pres-
« que toujours sous la forme ulcéreuse à marche quelquefois
« rapidement destructive; le plus souvent sous la forme
« plutôt pultacée que véritablement pulpeuse, à marche lente,
« chronique, ne produisant pas de désorganisations pro-
« fondes, mais difficile à modifier radicalement sur quelques

« blessés épuisés par une abondante suppuration et par un
« long séjour à l'hôpital. Le perchlorure de fer, appliqué
« suivant les indications que j'ai données, a constamment
« triomphé de la pourriture d'hôpital avec une sûreté d'action
« qui a convaincu tous les médecins qui me l'ont vu ap-
« pliquer.

« Mais c'est surtout contre l'infection purulente chronique
« que le perchlorure de fer nous a rendu de véritables
« services et nous a permis de conserver un certain nombre
« de membres fracturés qui, sans lui, auraient nécessité des
« amputations consécutives sur quelques blessés ; il a permis
« de retarder l'opération, pour attendre une saison et une
« température plus favorables à la réussite des amputations,
« qui ont été assez souvent suivies d'accidents graves pen-
« dant les chaleurs de l'été.

« J'ai vu si souvent le perchlorure de fer enrayer rapide-
« ment la marche de l'infection purulente, dissiper en peu
« de temps des symptômes graves et menaçants, transformer
« en peu de jours d'une manière si complète et si avanta-
« geuse l'état local et général, que je ne peux plus douter
« de ses propriétés thérapeutiques et surtout prophylactiques
« de la pyoémie.

« Dans les trajets purulents sous-cutanés et profonds,
« il a souvent déterminé des guérisons rapides, et plusieurs
« fois arrêté et dissipé des érysipèles traumatiques.

« A Turin, ayant eu constamment à surveiller plusieurs

« services de blessés, et n'ayant jamais pu en faire un d'une
« manière suivie, j'ai pu me convaincre combien il est im-
« portant avec le perchlorure, comme avec tout autre agent
« thérapeutique, d'agir rapidement et énergiquement dans
« les cas graves, pour obtenir des succès complets et du-
« rables.

« Le perchlorure de fer n'étant pas compris dans le For-
« mulaire des hôpitaux militaires, j'ai trouvé, à Turin, un
« professeur de chimie qui a eu l'extrême obligeance de
« m'en préparer plusieurs litres, marquant 30 degrés à l'a-
« réomètre. Nous l'avons employé plus ou moins concentré
« suivant les indications à remplir et les effets à obtenir;
« mais plusieurs fois j'ai dû l'employer complètement pur
« contre la pourriture d'hôpital. Toujours il a déterminé des
« douleurs vives, mais jamais aussi vives que dans les hôpi-
« taux de Constantinople, où la pourriture d'hôpital causait
« des douleurs brûlantes beaucoup plus intenses que dans
« les hôpitaux de Turin, et sévissait sur des blessés beau-
« coup plus affaiblis et plus détériorés que ceux de l'armée
« d'Italie.

« Dans les premiers temps, n'ayant pas encore de perchlo-
« rure de fer, j'ai employé le persulfate avec succès contre
« l'infection purulente chronique, contre l'atonie des plaies,
« dans les trajets et les foyers purulents; plus tard, je les
« ai essayés comparativement. D'après les résultats obtenus,
« dans les cas simples ou de médiocre gravité, je crois que

« le persulfate vaut presque le perchlorure; mais l'action
« du premier étant moins intense, moins prolongée, me
« paraît moins sûre et nécessite des applications plus répé-
« tées et plus concentrées.

« Contre la pourriture d'hôpital, le persulfate pourra en-
« core rendre des services, parce qu'il est d'une application
« aussi simple et aussi facile que le perchlorure, mais son
« action, quoique énergique et presque aussi douloureuse,
« ne me paraît pas devoir être suffisante. Dans les cas graves,
« qu'il faut enrayer le plus promptement possible, je ne
« pense pas qu'il puisse remplacer le perchlorure.

« Outre leurs propriétés thérapeutiques communes à des
« degrés différents, le persulfate, comme le perchlorure, est
« un désinfectant et neutralise parfaitement les odeurs pu-
« rulentes; mais par sa composition chimique, le second
« l'étant beaucoup plus que le premier, mérite encore, sous
« ce rapport, une grande préférence (1). »

« (1) Le 20 août dernier, M. Cambay, médecin principal de première classe,
« chef de l'hôpital militaire *Della Neva*, à Gênes, a fait un heureux essai de l'emploi
« du perchlorure de fer dans le traitement de la pourriture d'hôpital. La seule
« observation qu'il ait recueillie a été adressée, par lui, au Conseil de santé des
« armées et à l'Académie impériale de Médecine. M. le baron Larrey, membre du
« Conseil de santé, présent à la séance académique à laquelle cette observation
« a été communiquée, a fait observer à ses éminents collègues que la note de
« M. Cambay étant de beaucoup postérieure à l'envoi du mémoire de M. Salleron,
« la question de priorité ne pouvait faire l'objet d'un doute entre ces deux mé-
« decins. »

Il résulte de ce qui précède que le perchlorure de fer rendit en Orient des services signalés, non seulement par ses propriétés hémostatiques, mais encore comme antiputride et désinfectant contre les suppurations de mauvaise nature et la pourriture d'hôpital, cette terrible complication, qui n'est pas seulement grave pour le malheureux blessé ou amputé qu'elle atteint ; mais parce qu'elle est, en outre, la cause déterminante du typhus d'hôpital, qui fait tant de victimes parmi les malades à la suite des grandes guerres (1) ;

Et que, de plus, il a également rendu en Italie des services signalés et du plus haut intérêt dans la pyoémie, comme agent prophylactique de l'infection purulente et putride.

Il nous est donc permis aujourd'hui de croire que de braves soldats auraient sans doute succombé à leurs blessures, ou subi tout au moins de nouvelles mutilations, si les médecins habiles et dévoués, qui leur prodiguèrent leurs soins, n'avaient pas eu sous leur main le précieux agent.

---

(1) Dans la pourriture d'hôpital et la suppuration fétide, il s'exhale des plaies, comme nous l'avons dit déjà, des gaz sulfureux et ammoniacaux saturés de miasmes morbides qui se répandent dans les salles, dont ils vicient l'air, et généralisent ainsi la contagion. — Or, on sait que le perchlorure de fer a la propriété de décomposer et de fixer les gaz ammoniacaux et sulfureux ; donc, en lavant les plaies avec de l'eau aiguisée de perchlorure de fer et d'un peu de jus de citron pendant les pansements ; puis, après le pansement, en enveloppant extérieurement tout l'appareil de linges en cinq ou six doubles imbibés de perchlorure à 10 ou 12° Baumé, nous avons la certitude que l'on éloignerait ainsi les terribles dangers de la contagion et du typhus.

Et nous éprouvons un plaisir très-grand à exprimer ici le vif témoignage de notre reconnaissance au savant et illustre médecin, que l'Empereur avait placé à la direction du service de santé de l'armée d'Orient. — L'accueil bienveillant que M. Michel Lévy s'empressa de faire à notre envoi de la liqueur Pravaz, si sagement et si dignement exprimé dans la lettre que nous avons reproduite plus haut, justifie pleinement nos sentiments profonds à son égard.

Dès le commencement de la guerre d'Italie, et aussitôt que le Corps de santé de notre armée fut organisé, nous nous empressâmes, espérant être utile cette fois encore, d'écrire une lettre à M. le baron Larrey, médecin en chef, dans laquelle nous prenions la liberté de lui faire observer qu'au début de la nouvelle campagne, il était peut-être à regretter que le perchlorure de fer eût été rayé du Formulaire de l'armée et remplacé par le persulfate, qui ne partage pas toutes ses propriétés thérapeutiques. Nous exposions à l'honorable et savant chirurgien, sans vouloir rien ôter au mérite du travail de notre confrère M. Monsel, sur le persulfate de fer, que dès le mois de juin 1853, M. Lallemand avait présenté en notre nom à l'Institut, le mémoire dont nous avons déjà parlé plus haut, et dans lequel nous avions fait l'étude comparative du perchlorure, du persulfate et du perazotate de fer sur les principes albumineux du sang. Et nous ajoutions :

Que, si comme hémostatique le persulfate valait le perchlorure de fer, il n'en était pas de même à d'autres points de vue, et principalement sous le rapport de l'action comparative de ces deux agents, comme désinfectants et topiques modificateurs des surfaces traumatiques dans les plaies de mauvaise nature et la pourriture d'hôpital;

Que sur ce point, d'une si grande importance dans la chirurgie militaire, pendant la guerre, le perchlorure de fer l'emportait à un très-haut degré sur le persulfate, beaucoup moins actif que lui;

Que de plus, une foule d'observations médicales faites sur grand nombre de points divers, par des médecins habiles et dignes d'attention, étaient venues démontrer que, si le perchlorure était un agent précieux dans ses applications locales et directes, il n'était pas moins remarquable dans son emploi à l'intérieur, par son action dynamique générale indirecte, comme puissant sédatif, médicament tonique réparateur, et même prophylactique de certaines affections aiguës ayant leur cause dans le sang;

Que sous ce rapport encore, le perchlorure devait avoir la prééminence sur le persulfate, parce que ce dernier est beaucoup moins actif d'une part, et que de l'autre il est très-difficilement toléré par l'estomac; tandis que le perchlorure, en procédant graduellement, peut être pris à la dose de 50 à 60 gouttes par jour, sans amener aucun trouble du côté des voies digestives;

Enfin, ne connaissant pas le mémoire de M. le docteur Salleron à cette époque, nous ajoutions à M. le baron Larrey, que nous avions rédigé d'après la thèse de M. le docteur Bourot, une note sur l'emploi du perchlorure contre la pourriture d'hôpital pendant la campagne d'Orient, que nous avions fait imprimer, et dont nous prenions la liberté de lui adresser un exemplaire. Nous terminions enfin notre lettre en offrant de mettre à la disposition du savant médecin en chef de l'armée d'Italie, la quantité qu'il désirerait de perchlorure de fer, si, comme nous le pensions, le service médical placé sous son habile direction, n'était pas pourvu de ce médicament.

Voici la réponse dont nous fûmes honoré par M. le baron Larrey :

ARMÉE D'ITALIE.   Au grand quartier général, Alexandrie, le 27 mai 1859.

SERVICE DE SANTÉ.

MONSIEUR,

L'importante question du perchlorure et du persulfate de fer, qui vous préoccupe si justement pour l'armée d'Italie, a été pour moi l'objet d'observations cliniques que j'aurai sans doute à revoir ici en grand.

Je vous remercie de vos offres bien obligeantes, et s'il en est besoin, je pense que le Conseil de santé les appréciera favorablement auprès du Ministre de la guerre.

Agréez, Monsieur, l'assurance de mes sentiments distingués.

Le Médecin inspecteur, Médecin en chef de l'armée,

Signé : **Baron LARREY.**

Depuis la lettre de **M**. le baron Larrey, nous étions resté jusqu'ici, absolument sans nouvelles de ce qui avait été fait et obtenu en Italie par l'emploi du perchlorure de fer. C'est donc avec une vraie satisfaction que nous avons lu, tout dernièrement, la note si nette et si affirmative de M. Salleron, datée du 7 septembre 1859, et dans laquelle cet habile médecin déclare que : « Les résultats si positifs et si satis-
« faisants qu'il a obtenus en Italie, de l'emploi du perchlo-
« rure de fer contre la pourriture d'hôpital et surtout l'infec-
« tion purulente, ont confirmé de la manière la plus complète
« tout ce qu'il avait dit dans son premier travail. »

Nous sommes un peu surpris, dirons-nous seulement, que M. le docteur Salleron n'ait pas trouvé de perchlorure à Turin. Car dès le début de la guerre, et avant même le commencement des hostilités, nous adressâmes une première caisse de perchlorure à **M**. le général comte DE LA MARMORA, Ministre de la guerre ; — puis une deuxième caisse dès les premiers jours de juin. M. le comte DE LA MARMORA, absent lors de l'arrivée de la première caisse, nous fit l'honneur de nous accuser réception de la deuxième en nous adressant la lettre qui suit.

MINISTÈRE

DE LA GUERRE.

———◎———

DIVISION

des services administratifs

SECTION DES HÔPITAUX.

⁓⁓⁓

N° 8590.

⦿ⒷⒿⒺⓉ⁏
Perchlorure de fer.

Répondu à la lettre du 12 juin.

═══

à M. BURIN DU BUISSON

Pharmacien de 1re classe

Membre de plusieurs Sociétés
scientifiques,

LYON.

—⸙⸙⸙—

TURIN, le 12 juillet 1859.

MONSIEUR,

La caisse contenant les bouteilles de perchlorure de fer dont vous m'annonciez l'envoi
est parvenue, il y a peu de jours, à sa destination,
et a été consignée au Laboratoire de Chimie
et de Pharmacie militaire de Turin, afin d'être
utilisée au bénéfice des soldats des armées
alliées.

Veuillez, Monsieur, agréer nos remercîments
empressés, soit pour la générosité du nouveau
don, soit pour l'aimable lettre qui l'accompa-
gnait, soit enfin pour le vif intérêt que vous
témoignez à l'armée piémontaise.

Signé : *Le Ministre,*

A. DE LA MARMORA.

———

M. le Ministre de la guerre, comme on vient de le voir, fit
déposer le dernier perchlorure de fer envoyé au Laboratoire
de Pharmacie militaire, pour être utilisé et mis à la disposition
du service médical des armées alliées : circonstance qu'aura
ignorée sans nul doute M. le docteur Salleron.

Le perchlorure de fer, comme nous l'avons déjà dit, après
avoir été compris dans le Formulaire des hôpitaux militaires,
fut supprimé et remplacé par le persulfate, en 1857, croyons-
nous. M. Salleron eut donc l'occasion, à Turin, d'employer

ce dernier sel comme succédané du perchlorure contre la pourriture d'hôpital et l'infection purulente. Et l'examen comparatif qu'il a fait des deux produits dans diverses expérimentations pratiques, l'a conduit, comme on l'a vu, à accorder une préférence incontestable au perchlorure de fer sur le persulfate, dont il ne méconnaît pas du reste les propriétés thérapeutiques.

Nous espérons donc que le Conseil de santé de l'armée, composé de noms dont les sciences médicales s'honorent à tant de titres, redonnera au perchlorure de fer la place qui lui est due dans le Formulaire militaire, et qu'il a conquise par les services éminents qu'il a déjà rendus et ceux qu'il est appelé à rendre.

L'exposé lumineux, théorique et pratique de M. le docteur SALLERON, sur l'action du perchlorure de fer dans la pourriture d'hôpital, l'infection purulente, et à la surface des plaies récentes et anciennes, sera apprécié comme il mérite de l'être par tous les médecins. Mais de plus, d'autre part, il donne une importance extrême à un travail de M. le docteur RODET, de Lyon, dont nous allons parler dans le chapitre suivant.

LE PERCHLORURE DE FER

EMPLOYÉ

COMME MOYEN PROPHYLACTIQUE

DES

VIRUS DE LA SYPHILIS ET DE LA RAGE

PAR

M. LE DOCTEUR RODET,

Ex-Chirurgien en chef de l'Antiquaille.

Le Corps médical lyonnais a toujours occupé en France et même en Europe, un rang des plus distingués, et le nom de plusieurs de ses membres a pris place dans la liste européenne des grands médecins.

Parmi les causes qui ont le plus contribué à créer à Lyon un centre médical important, il faut mettre en première ligne le concours qui fut institué chez nous en 1788. — Ce nouveau mode d'élection, puissant agent de progrès scientifiques, éleva le majorat des hôpitaux de Lyon au rang de premier ordre, en y appelant tous les mérites et toutes les capacités chirurgicales. — M. A. Petit, Cartier, Bouchet, Viricel, Gensoul, Bonnet, pour l'Hôtel-Dieu; Martin, Imbert, Colrat, pour la Charité; Bottex, Gauthier, Baumès, pour l'Antiquaille, ont laissé des noms qui resteront vivants pour l'honneur de notre cité et de son école de chirurgie.

Une juste part dans le succès est également due à l'administration si intelligente de nos établissements hospitaliers.

Cette habile et précieuse institution (1) a réuni depuis long-temps dans un seul hôpital, l'Antiquaille (consacré aux af-fections syphilitiques et aux dermatoses), les maladies des hommes et celles des femmes, les affections primitives et les affections consécutives, enfin les maladies de la peau, de telle sorte que le maître et l'élève sont à la fois maintenus dans la voie de la vraie théorie et de la saine pratique, par le spectacle incessant de la cause et de son effet.

Une organisation si sagement conçue a depuis longtemps porté ses fruits. La syphilographie est, on ne saurait le mé-connaître, une des gloires caractéristiques les moins con-testables du Corps médical lyonnais. — Après les noms de Bottex, de Gauthier et de Baumès, ceux de MM. Diday, Rodet et Rollet, se sont déjà conquis une place éminente dans la science.

Mais la médecine n'a pas seulement pour but de guérir les maladies ; le premier devoir du médecin est avant tout de les prévenir. On comprendra donc que tous les médecins distingués se soient préoccupés de savoir si la science ne

---

(1) Dans la liste des administrateurs de nos hospices civils, depuis 1830, figurent les médecins dont les noms suivent : Gilibert, Viricel, Lortet, Mermet, Bouchet, Ferrez, Terme, et enfin M. le Bon de Polinière, qui, élu en 1842, réélu en jan-vier 1848, apporta dans sa carrière administrative les qualités de l'esprit et du cœur, l'aménité du caractère et l'exquise distinction des formes, qui, pendant toute sa car-rière médicale, l'ont fait chérir de ses clients comme de tous ses confrères et font aujourd'hui honorer sa mémoire.

pourrait pas trouver un moyen d'arrêter la propagation du virus syphilitique. — Ce fut dans ce but que notre savant syphilographe, M. Diday, imagina la vaccination syphilitique.

Ce fut encore pour le même ordre d'idées que M. Rodet entreprit, en 1853, une série d'expériences qui l'on conduit à la découverte qu'il a exposée dans le travail suivant :

PROPHYLAXIE DE LA SYPHILIS.

« Lorsque la syphilis fit son apparition en Europe, à la
« fin du xvme siècle, dit M. Rodet (1), elle se répandit avec
« une rapidité inouïe et frappa ses victimes avec une ef-
« froyable intensité. Mais on ne tarda pas à voir ce fléau
« perdre peu à peu une partie de sa furcur; aussi les auteurs
« qui écrivirent un demi-siècle plus tard, crurent-ils pouvoir
« prédire qu'il ne serait que temporaire et qu'il disparaîtrait
« au bout de quelques siècles, comme avait fait la lèpre, cet
« autre fléau plus effroyable et plus terrible encore. Cette pré-
« diction ne s'est pas réalisée, et, malheureusement, rien
« n'annonce qu'elle doive se réaliser un jour. Entretenue et
« propagée par des passions que l'on ne parviendra jamais
« à étouffer, la syphilis s'étend de plus en plus, au lieu de

---

(1) Extrait du Compte rendu du service chirurgical de l'Antiquaille, pendant les six années comprises entre le 1er janvier 1849 et le 31 décembre 1854. Brochure in-8o, page 62, *Lyon*, imp. d'Aimé Vingtrinier, 1855.

« disparaître. Elle s'insinue peu à peu dans les villages, dans
« les hameaux et quelquefois jusque dans les chaumières,
« d'où l'avaient exclue pendant longtemps des mœurs simples
« et pures, et si elle se montre moins cruelle qu'autrefois
« pour chacune de ses victimes, c'est peut-être uniquement
« parce que l'art est mieux armé pour la combattre (1).

« Lorsqu'on réfléchit à tous les ravages que produit cette
« maladie ; lorsqu'on voit le nombre des victimes qu'elle
« frappe incessamment ; lorsqu'on songe surtout que bon
« nombre de ces victimes, ignorant la gravité du mal qui
« les dévore, ne se soumettent pas à des traitements suf-
« fisants, et transmettent à leurs descendants le poison qui
« circule dans leurs veines, il est impossible de ne pas être
« effrayé et de ne pas appeler de tous ses vœux la décou-
« verte de quelque remède efficace, qui, tarissant le mal
« dans sa source, l'empêche de se propager, le rende de
« plus en plus rare et finisse par le faire disparaître en-
« tièrement.

« Plusieurs tentatives hardies ont été faites pour obtenir

______

(1) « D'après une idée émise récemment par M. le docteur Clerc (voy. *Union*
« *Médicale*, 1854, nᵒˢ 151 et 152), les chancres indurés et la syphilis constitution-
« nelle deviendraient de plus en plus rares. Cet auteur pense que non seulement
« les individus qui ont ou ont eu la syphilis constitutionnelle ne peuvent plus con-
« tracter des chancres indurés, comme l'a établi M. Ricord, mais encore que le virus,
« en passant de nouveau par leur organisme, perd pour toujours le pouvoir d'infecter
« d'autres constitutions et ne conserve que celui de produire des effets locaux, c'est-
« à-dire de reproduire des chancres simples.

« ce résultat immense ; mais jusqu'ici, il faut l'avouer, aucune
« n'a été couronnée de succès. La *syphilisation*, la plus
« audacieuse de toutes, n'a pu réaliser ses brillantes pro-
« messes. Séduit par ses pompeuses annonces, je l'ai mise
« en pratique une fois et ce fait unique a suffi pour me
« convaincre de son impuissance et de ses dangers (1).

« La *vaccination syphilitique*, imaginée par M. Diday, s'est
« montrée bien plus modeste et, surtout, bien plus inno-
« cente. Elle n'avait pour but que de prévenir la syphilis
« constitutionnelle chez les malades atteints déjà de chan-
« cres ; mais comme elle excluait de sa sphère d'action tous
« les chancres indurés, il en résulte qu'elle ne prétendait
« préserver que les malades les moins exposés à l'infection
« générale.

« Persuadé que rien n'autorise jusqu'à présent à espérer
« la découverte d'un vaccin *syphilitique*, et que ce vaccin,
« s'il était connu, serait encore difficilement applicable, ce
« n'est pas dans ce sens que j'ai dirigé mes investigations.
« J'ai cherché à découvrir une substance qui soit douée du
« pouvoir de neutraliser complètement le virus syphilitique,
« même lorsqu'il est insinué depuis plusieurs heures dans
« l'épaisseur de la peau ou des membranes muqueuses, et
« de l'anéantir avant qu'il ait eu le temps de produire les
« moindres effets. Le problème était très-difficile à résoudre,

---

(1) Voyez *Gazette médicale de Paris*, 1852, n° 39, p. 606.

« car il fallait que cette substance réunît plusieurs conditions
« presque inconciliables. Ainsi il fallait : 1° qu'elle fût douée
« de propriétés assez actives pour détruire ce virus, mais
« pas assez pour cautériser les piqûres ou les excoriations ;
« 2° qu'elle fût liquide pour pouvoir s'insinuer facilement
« dans les membranes, à travers les moindres fissures ;
« 3° qu'elle ne fût pas irritante afin que la peau et les mem-
« branes muqueuses pussent supporter son contact ; 4° qu'elle
« ne fût ni toxique, ni vénéneuse, afin que son absorption
« n'exposât à aucun accident, et 5° enfin, qu'aucun élément
« d'un prix élevé n'entrât dans sa composition et ne l'em-
« pêchât de devenir vulgaire.

« Les difficultés ne me rebutèrent pas. Certain que si une
« telle découverte était difficile, du moins elle n'était pas
« impossible, puisque Luna-Calderon avait déjà trouvé, en
« 1812, un liquide neutralisant dont il ne fit pas connaître
« la composition ; encouragé d'ailleurs par l'espoir de dé-
« couvrir un secret qui pouvait avoir des conséquences in-
« calculables, je me mis à l'œuvre avec ardeur et j'entrepris
« en novembre 1853, une série d'expériences dont je vais
« indiquer brièvement les résultats, me proposant de les
« publier bientôt d'une manière plus étendue.

« Depuis quelque temps, je me livrais à des recherches
« sur les effets que pouvaient produire les différents chlo-
« rures employés dans le pansement des chancres et des
« bubons ulcérés, et j'avais remarqué que celui d'entre tous

« qui était doué, sous ce rapport, des propriétés les plus
« remarquables, était le chlorure de zinc. Dissous dans
« trente ou quarante fois son poids d'eau distillée ou d'alcool,
« il modifie puissamment la surface des chancres, les trans-
« forme quelquefois rapidement en plaies simples, surtout s'ils
« sont élevés, et en amène alors la cicatrisation en un petit
« nombre de jours. Assez souvent, il est vrai, il produit des
« escarres superficielles; il agit alors trop fortement et doit
« être remplacé par un chlorure plus faible, celui de barium
« par exemple, ou par tout autre moyen. Ce chlorure étant
« d'ailleurs sans effet sur la peau tant que l'épiderme est
« intact, et s'insinuant facilement à travers les plus légères
« fissures, me parut réunir plusieurs conditions favorables,
« et ce fut par lui que je commençai mes expériences.
« Dissous dans huit fois son poids d'eau distillée et appliqué
« sur une piqûre récemment inoculée, il détruit le virus
« et empêche la formation du chancre; mais comme il
« cautérise légèrement tout l'intérieur de la piqûre, il se
« forme, au bout de deux ou trois jours, un léger travail
« éliminatoire, d'où résulte une pustule simple qui dure
« ordinairement de six à neuf jours.

« Le chlorure de zinc ne remplit donc pas toutes les
« conditions désirables. Il préserve mais il cautérise. J'eus
« beau varier les doses de ce remède et l'associer de diffé-
« rentes manières, je ne pus pas sortir de l'alternative de
« cautériser ou de n'obtenir qu'une préservation incomplète.

« L'iodure de zinc, le chlorure de cadmium et le chlo-
« rure de barium que j'essayai ensuite, produisent des effets
« analogues : ils préservent, lorsque leur solution est assez
« concentrée, mais en donnant lieu à une pustule simple.

« Le perchlorure de fer ne cautérise pas les piqûres, mais
« il ne préserve pas ; il ne fait que retarder un peu les
« effets du virus. Quel que soit le degré de concentration
« auquel on l'emploie, on n'obtient pas de meilleur résultat.
« Tout insuffisant qu'il est, ce médicament me parut doué
« de propriétés précieuses, et loin de le rejeter, je cherchai,
« par différentes combinaisons ou associations, à lui donner
« les qualités qui lui manque, sans lui faire perdre celles
« qu'il possède déjà. Après quelques essais, le problème
« me parut résolu. Ayant appliqué, sur une piqûre d'ino-
« culation, une solution de perchlorure de fer et d'acide
« citrique, la préservation fut obtenue de la manière la plus
« irréprochable. Je répétai l'expérience un certain nombre
« de fois et j'obtins toujours à peu près les mêmes succès.
« Je me croyais arrivé au terme de mes expériences, lorsque
« je fus arrêté tout à coup par un de ces obstacles imprévus
« que la nature sème souvent sous les pas des expérimen-
« tateurs, comme si elle voulait que les découvertes fussent
« toujours le prix de la persévérance.

« L'échantillon de perchlorure de fer qui m'avait servi
« jusque là étant épuisé, je m'en procurai un autre qui ne
« fut plus doué des mêmes propriétés : la préservation ne

« fut plus obtenue, ni avec les mêmes doses, ni avec des
« doses plus fortes. Je m'adressai alors à toutes les offi-
« cines, mais ce fut en vain ; je ne pus plus trouver du per-
« chlorure semblable au premier. Je fus alors tenté de douter
« de moi-même et de croire que je m'étais fait illusion dans
« mes premières expériences. Heureusement je trouvai dans
« mon cabinet deux petits flacons contenant encore un peu
« du liquide que j'avais préparé avec le premier échantillon.
« Je les essayai et la préservation fut obtenue. Il n'y avait
« plus de doute possible. La différence des résultats ne tenait
« donc qu'à la différence de composition du perchlorure que
« j'avais employé. Mais quelle était cette différence et que
« fallait-il ajouter aux derniers échantillons pour les rendre
« semblables aux premiers ? Plusieurs tentatives que je fis
« dans ce sens furent infructueuses ; mais remarquant en-
« suite que le premier perchlorure était entièrement soluble
« dans l'eau distillée, tandis que les autres l'étaient incom-
« plètement et formaient tous un dépôt plus ou moins con-
« sidérable, je pensai que là était probablement la clé de
« l'énigme. J'ajoutai donc à la solution de mes nouveaux
« échantillons une quantité suffisante d'acide chlorhydrique,
« pour en compléter la solubilité et faire disparaître toute
« trace de dépôt, et dès lors les mêmes résultats purent être
« obtenus. La préservation eut lieu comme avec le premier
« échantillon.

« Maître désormais de graduer à mon gré les effets du

« remède, il ne me restait plus qu'à résoudre des questions
« accessoires et à déterminer :

« 1° Quelles sont les doses et les compositions qui pré-
« servent le mieux sans irriter les tissus sains ;

« 2° Quelle est la manière la plus simple et la plus efficace
« d'employer le remède ;

« 3° Quels sont les effets appréciables du remède sur les
« piqûres d'inoculation ;

« 4° Quelle est, à partir de l'insertion du virus, la durée
« du temps pendant lequel le remède jouit d'une puissance
« préservatrice, et quelles sont les modifications que pré-
« sentent ses effets à différentes distances de ce point de
« départ ;

« 5° Quelles sont les causes qui peuvent faire varier les
« effets préservatifs du remède ;

« Et 6° enfin, quelles sont les applications dont ce remède
« est susceptible.

« Les nombreuses expériences que j'ai faites pour éclairer
« ces différentes questions et que je ne puis rapporter ici (1),
« me permettent d'établir les propositions suivantes :

« 1° La dose la plus convenable de perchlorure de fer et

(1) « Quoique je me propose de publier un peu plus tard la plupart
« de ces expériences, je vais exposer brièvement ici quelques unes
« des plus importantes.

« 1re Observation. — *Nico**** *Etienne*, âgé de 19 ans, entre à l'An-

« d'acide citrique est de quatre grammes de chaque pour
« trente-deux grammes d'eau distillée. En ajoutant à cette

« tiquaille le 17 novembre 1854, pour un vaste chancre phagédénique
« du prépuce et du gland, datant de trois semaines, pour un bubon
« virulent de l'aine droite et pour un chancre inoculé sur l'index de la
« main gauche.

« Le 14 décembre, je prends du virus sur de nouveaux chancres qui
« se sont inoculés spontanément sur le limbe du prépuce, et je l'inocule
« sur la cuisse gauche, au moyen d'une lancette. Je couvre ensuite la
« piqûre d'un verre de montre, que je laisse à demeure.

« Le 15, l'inoculation a produit une pustule caractéristique au fond
« de laquelle se voit un petit ulcère à fond gris, à bords taillés à pic
« et entouré d'une auréole rouge.

« A 10 heures 20 minutes, c'est-à-dire 24 heures après l'inocula-
« tion, je dépose sur ce petit ulcère une goutte d'un liquide préser-
« vatif composé de 32 grammes d'eau distillée, de 4 grammes de per-
« chlorure de fer, et de quantité égale d'acide citrique et d'acide
« chlorhydrique.

« A 10 heures 40 minutes, j'absorbe le liquide avec de la charpie.
« Les bords et le pourtour de l'ulcère présentent une élevure de six
« ou sept millimètres de diamètre, mais cette élevure est un peu
« irrégulière, comme mamelonnée. Il semble que quelques points,
« protégés probablement par un dépôt de lymphe plastique, n'ont
« pas été atteints par le liquide.

« Le 16, l'auréole inflammatoire a presque disparu et s'est affaissée.
« La surface de l'ulcère est un peu brunâtre.

« Le 17, M. Bondet, interne du service, pratique, à 7 heures 5 minutes
« du matin, deux inoculations sur la cuisse droite, avec le pus des

« solution un gramme d'acide chlorhydrique, la préserva-
« tion a lieu, mais elle est incomplète ou incertaine. Avec

« chancres du limbe, que j'ai déjà éprouvé, et en outre avec celui d'un
« petit chancre qui s'est formé depuis deux ou trois jours sur la partie
« inférieure du méat urinaire.

« Le même jour, à 9 heures 10 minutes, il pratique une troisième
« inoculation, huit centimètres plus bas, avec le pus des mêmes
« chancres.

« A midi 5 minutes, 4 heures 58 minutes après les premières inocu-
« lations et 2 heures 53 minutes après la troisième, je dépose sur
« chaque piqûre une goutte du préservatif déjà indiqué.

« Le 18, l'une des trois piqûres est un peu rouge, les deux autres
« ne le sont pas.

« Ce jour-là, M. Bondet a pratiqué deux inoculations nouvelles avec le
« pus des mêmes chancres que la veille, l'une à 6 heures 1/2 du matin,
« sur la cuisse droite, et l'autre à 8 heures 1/2, sur la cuisse gauche.

« A 10 heures 1/2, c'est-à-dire quatre heures après la première ino-
« culation et deux heures après la deuxième, je mets une goutte du
« préservatif sur chacune des deux piqûres; dix minutes après, chaque
« piqûre est entourée d'une élevure régulière semblable à une piqûre
« de cousin.

« Ce malade a donc six piqûres d'inoculation, deux sur la cuisse
« gauche et quatre sur la cuisse droite. Ces piqûres ont été traitées
« par le liquide préservatif, 24 heures, 5 heures (en ne tenant pas
« compte des fractions), 4 heures, 3 heures et 2 heures après l'inocu-
« lation, et, pour me rendre plus clair, c'est par ces chiffres que je
« les désignerai dans la suite de ma description.

« Le 17, la piqûre de 24 heures va assez bien, l'ulcère ne s'étend

« deux grammes d'acide chlorhydrique la préservation est
« plus sûre, et avec quatre grammes elle est plus sûre
« encore. On obtient ainsi pour formule :

« Eau distillée. . . . . 32 grammes.
« Perchlorure de fer. . . ⎫
« Acide citrique. . . . . . ⎬ ana 4 —
« Acide chlorhydrique. . ⎭
« M. S. A.

« pas et l'auréole diminue toujours. Les quatre autres vont parfaitement
« bien et ne présentent ni rougeur, ni élevure.

« Le 20, les piqûres de 5 heures et de 3 n'offrent toujours aucune
« rougeur. Celles de 4 et de 2 en présentent une légère. (Je dois faire
« remarquer que le liquide avait été tenu moins longtemps en contact
« avec ces deux piqûres, à cause de la direction oblique des surfaces.)

« Le 22, le petit ulcère de 24 heures n'offre plus d'auréole inflam-
« matoire, mais il est stationnaire. Les quatre autres piqûres sont com-
« plètement guéries.

« Le 23, l'ulcère de 24 heures étant toujours stationnaire, je le fais
« panser avec un mélange de 16 grammes d'onguent basilicum et de
« 4 gr. d'oxyde rouge hydrargyrique.

« 2me OBSERVATION. — *Litau*** François*, âgé de 45 ans, entre à
« l'Antiquaille le 21 décembre 1854, pour un chancre simple du sillon
« balano-préputial, datant de trois semaines, et pour lequel il n'a fait
« aucun traitement.

« Le 22, j'inocule le pus de ce chancre sur la cuisse gauche au moyen
« de deux piqûres pratiquées à 6 centimètres l'une de l'autre.

« On forme encore un liquide doué de propriétés à peu
« près identiques en retranchant l'acide citrique, et en

« Une heure après, je lave la première piqûre avec le liquide de
« M. Langlebert et je mets sur cette piqûre un bourdonnet de charpie
« imbibé du même liquide. Immédiatement après je mets sur la deuxième
« piqûre un bourdonnet de charpie imbibé du liquide préservatif indiqué
« dans l'observation précédente.

« Le même jour, je fais une troisième inoculation sur la cuisse droite
« et je ne mets sur cette piqûre aucun préservatif.

« 23. Le liquide de M. Langlebert a produit la vésication de tous
« les points qu'il a touchés.

« La deuxième piqûre, sur laquelle j'ai mis mon préservatif, ne
« présente ni rougeur ni élevure.

« La troisième n'offre pas encore de pustule, mais elle est rouge et
« élevée, et en la pressant latéralement, on en fait sortir un peu de
« sérosité roussâtre.

« 24. La troisième piqûre offre une petite pustule caractéristique. Je
« déchire cette pustule et je dépose sur l'ulcère qui commence à se
« former au-dessous, un petit fragment de nitrate d'argent fondu.

« 27. La cautérisation a arrêté le progrès du chancre inoculé.

« Le liquide de M. Langlebert a neutralisé les effets de l'inoculation,
« au moins en partie, mais en produisant le soulèvement de l'épiderme
« et en érodant la superficie du derme.

« La piqûre traitée par l'autre préservatif n'offre ni pustule ni in-
« flammation.

« 3me OBSERVATION. — *Mal*** Louis*, âgé de 16 ans, entre à l'Anti-
« quaille le 28 octobre 1854, pour une syphilis secondaire survenue
« à la suite d'un chancre induré qu'il a contracté il y a trois mois,

« augmentant d'un tiers la dose de l'acide chlorhydrique,
« ce qui donne pour formule :

  « Eau distillée . . . . . . 32 grammes.
  « Perchlorure de fer. . . 4   —
  « Acide chlorhydrique. . . 6   —
  « **M. S. A.**

« et qui est actuellement cicatrisé. Je le soumets à un travail mercuriel.

« Le 19 décembre, à 10 heures 43 minutes du matin, M. Bondet
« pratique deux inoculations sur la verge, une dans le fond du sillon
« balano-préputial, à droite, et l'autre sur la partie antérieure de la
« muqueuse préputiale. Cette inoculation est faite avec du pus qui
« vient d'être pris, à la consultation gratuite, sur un chancre perfo-
« rant du frein, datant de 24 à 25 jours et encore à la période de
« progrès.

« A 11 heures 13 minutes, 30 minutes après l'inoculation, je dépose
« sur chaque piqûre une goutte du préservatif déjà indiqué et je mets
« par-dessus un peu de charpie imbibée du même liquide.

« 20. La charpie est restée en place. Les parties avec lesquelles elle
« a été en contact ne sont nullement irritées. Les piqûres sont à peine
« visibles. Celle du prépuce est si peu apparente, que nous restons
« incertains sur son véritable siége.

« 21. Les piqûres sont à peine apparentes.

« 22. Idem.

« 23. Idem. La préservation a été aussi parfaite que possible.

« Le 24 décembre, à 6 heures 25 minutes du matin, M. Bondet
« pratique deux nouvelles inoculations sur la muqueuse du prépuce,
« l'une en haut près du limbe, et l'autre à droite près du sillon ; avec

« Cependant, ce dernier liquide me paraît un peu plus
« irritant, et je donne la préférence au premier.

« du pus virulent pris sur le chancre du nommé Georges Vial***, qui
« est arrivé à l'hospice le 23. Ce chancre, situé à gauche du frein,
« date de trois semaines et il est en voie de progrès.

« Le même jour, à 10 heures 48 minutes (4 heures 23 minutes
« après l'inoculation), je lave tout le gland et le prépuce avec le même
« liquide que précédemment, et je mets par-dessus une bandelette
« de linge imbibée de ce liquide. Cette bandelette est enlevée une
« heure après.

« 26. La piqûre du prépuce est sèche et à peine visible. Celle du
« sillon ne présente pas de pustule, mais elle est un peu béante.

« 27. Les piqûres n'ont absolument rien produit.

« 28. Le résultat est aussi parfait que possible. Un contact d'une
« heure produit donc une préservation aussi complète qu'un contact
« plus prolongé.

« 4ᵐᵉ OBSERVATION. — *Boi*** Gaspard*, âgé de 24 ans, entre le
« 7 décembre 1854, pour une syphilis constitutionnelle commençante,
« survenue à la suite d'un chancre induré de la lèvre inférieure,
« contracté il y a trois mois, cicatrisé et accompagné d'un bubon
« sous-maxillaire indolent. Je le soumets immédiatement à un traite-
« tement général.

« Le 24 décembre, à 6 heures 17 minutes du matin, M. Bondet
« pratique deux inoculations sur la muqueuse du prépuce, près du
« sillon, avec du pus virulent qui vient d'être pris sur les chancres
« d'une femme du service des vénériennes. Ces chancres existent depuis
« 18 jours, sont phagédéniques, multiples, en voie de progrès et occu-
« pent la fourchette, ainsi que les grandes et les petites lèvres.

« 2° La manière la plus simple d'employer ce liquide con-
« siste à en déposer une goutte sur la piqûre et à l'y laisser

« A 10 heures et 39 minutes (4 heures et 22 minutes après l'ino-
« culation), je lave tout le gland et le prépuce avec un liquide composé
« de 32 grammes d'eau distillée, de 4 gr. de perchlorure de fer, de
« 4 gr. d'acide citrique et de 2 gr. d'acide chlorhydrique, et, par
« conséquent, plus faible que le précédent.

« J'entoure ensuite ces parties d'une bandelette de linge imbibée
« du même liquide, et cette bandelette est enlevée une heure après.

« 26. Les piqûres sont un peu élevées, mais ne présentent pas
« de pustule.

« 27. Pas de pustule, mais les piqûres ne sont pas fermées.

« 28. Toujours point de pustule ; mais les piqûres sont un peu plus
« apparentes que dans les cas précédents.

« 29. Les piqûres sont guéries et ne paraissent presque plus.

« 5me Observation. — *Chatel*** François*, âgé de 19 ans, entre le
« 16 octobre 1854, pour un chancre du sillon balano-préputial, com-
« pliqué de phymosis. Quelques temps après le chancre s'indure, et je
« commence le traitement général le 25 novembre suivant.

« Le 24 décembre l'induration a presque disparu, et il n'y a pas
« eu de manifestation secondaire.

« Ce jour là, à 6 heures 10 minutes du matin, M. Bondet pratique
« deux inoculations, l'une sur la muqueuse du prépuce, à gauche, et
« l'autre sur le gland, à droite, avec le pus virulent de la même femme
« qui en a fourni pour les inoculations du malade précédent.

« Le même jour, à 10 heures 27 minutes (4 heures et 17 minutes
« après l'inoculation), je lave le gland et le prépuce avec le liquide
« préservatif fort (c'est-à-dire, composé de perchlorure de fer, d'acide

« pendant dix ou quinze minutes, ou bien à appliquer sur
« la piqûre un peu de charpie ou de linge qu'on en a préa-
« lablement imbibés. Si le contact du liquide est de trop
« courte durée, la préservation est incomplète, et l'on voit
« survenir un petit ulcère qui marche lentement et que je
« considère comme un chancre imparfait.

« Il suffit que la charpie ou le linge soient maintenus
« appliqués pendant une heure pour que la préservation
« soit complète. Un temps plus court suffirait même pro-

« citrique et d'acide chlorhydrique, 4 gram. de chaque sur 32 gram.
« d'eau distillée), et j'applique ensuite tout autour une bandelette de
« linge imbibée du même liquide. Cette bandelette est laissée en place
« pendant 24 heures.

« En même temps, pour m'assurer des qualités du virus employé,
« je fais inoculer le même pus sur la cuisse gauche et je ne mets sur la
« piqûre aucun préservatif.

« 26. La piqûre de la cuisse a produit une pustule chancreuse très-
« caractérisée, de 2 millim. de largeur, au-dessous de laquelle est un
« ulcère à fond gris et à bords taillés à pic. J'arrête les progrès de cet
« ulcère en y mettant un petit fragment de nitrate d'argent fondu.

« Les deux piqûres du prépuce et du gland n'ont produit aucun
résultat.

« 27. Ces deux piqûres n'ont toujours rien produit.

« La cautérisation a arrêté le chancre de la cuisse.

« 28. Les piqûres ont été si bien préservées, qu'il est difficile de
« reconnaître les points où elles ont été pratiquées. »

« bablement, mais il n'y a point d'inconvénient à les laisser
« vingt-quatre heures.

« 3° Aussitôt que le liquide est mis en contact avec la
« piqûre, le malade éprouve un sentiment de cuisson qui
« ne dure qu'un instant. Un moment après on voit la piqûre
« s'élever et prendre la forme d'une papule. Puis cette éle-
« vure s'étend peu à peu du centre à la circonférence et
« finit par prendre assez bien l'aspect d'une piqûre de cousin.
« Au bout de vingt à trente minutes environ, elle cesse de
« s'étendre; demi-heure après, elle commence à se flétrir,
« et quelques heures plus tard il n'en reste plus aucune
« trace. Cette élevure est l'indice certain que le liquide a
« pénétré dans la piqûre, qu'il s'est infiltré dans les mailles
« du tissu réticulaire de la peau et que le virus, qui paraît
« s'y insinuer beaucoup plus lentement, a été complètement
« atteint. Pour que la préservation soit assurée, il faut que
« cette élevure acquière une étendue suffisante, ce qui
« nécessite l'absorption d'une certaine quantité de liquide,
« et voilà pourquoi il faut que ce liquide reste en contact
« avec la piqûre pendant un certain temps.

« 4° La préservation peut être obtenue tant que le virus
« n'a produit sur la piqûre aucun effet appréciable. Au bout
« de deux heures, de quatre heures et de six heures, elle
« a été aussi complète qu'après un temps plus court, pourvu
« que le liquide ait été laissé sur la piqûre pendant un
« temps suffisant.

« Si l'inoculation a déjà produit des effets sensibles, soit
« une pustule, soit seulement une papule, l'absorption du
« liquide se fait mal, l'élevure ne se forme pas d'une ma-
« nière régulière et, conséquemment, la préservation demeure
« incomplète. La cautérisation avec le nitrate d'argent solide
« est alors bien plus sûre et doit être préférée.

« 5° Les effets du liquide préservatif peuvent être mo-
« difiés, non seulement par les doses des substances actives
« qui entrent dans sa composition et par la durée de son
« contact avec les parties contaminées, mais encore par le
« degré d'activité du virus employé. J'ai vu des doses faibles
« préserver complètement dans certains cas, et ne produire
« dans d'autres que des préservations incomplètes. D'après
« les faits que j'ai observés, je crois pouvoir établir que
« le virus syphilitique a d'autant plus d'énergie que l'ulcère
« qui le fournit est plus récent, et d'autant moins, au
« contraire, que cet ulcère se rapproche davantage du mo-
« ment où il se transforme en plaie simple. Cela ne veut
« pas dire que le virus produise des chancres nécessairement
« plus bénins dans un cas que dans un autre, car il peut se
« retremper et se régénérer par une nouvelle germination,
« mais seulement qu'il épuise, en quelque sorte, le sol sur
« lequel il a été implanté, qu'il s'affaiblit lui-même en vieil-
« lissant, qu'il produit plus lentement ses effets et qu'il ré-
« siste moins à l'action neutralisante du liquide préservatif.

« 6° Ce liquide me paraît susceptible de plusieurs autres

« applications. D'abord il modifie les chancres simples avec
« une rapidité vraiment remarquable et leur fait perdre quel-
« quefois en vingt-quatre heures la propriété de sécréter du
« pus virulent (1).

« Le vaccin est neutralisé par ce liquide, de la manière la
« plus complète. Ce fait offre peu d'importance par lui-même,
« mais il permet de croire que l'on parviendrait peut-être à
« empêcher l'éruption variolique et les stygmates désolants
« qu'elle laisse quelquefois, en lavant avec ce liquide, en
« temps opportun, les parties de la peau que l'on voudrait
« préserver.

« Enfin, ce liquide serait-il capable de neutraliser le virus
« de la rage aussi bien que celui de la syphilis et de la vac-
« cine? Si l'expérience venait à répondre affirmativement,
« la science aurait fait une conquête importante. Ce remède
« ne cautérisant pas les tissus, on ne craindrait pas de s'en
« servir pour laver toutes les morsures, même les moins
« suspectes, et la rage n'aurait jamais lieu; tandis que la
« cautérisation, outre qu'elle repousse bon nombre de vic-
« times par l'effroi qu'elle inspire, n'atteint pas toujours

---

(1) M. le docteur RODET nous a dit, il y a peu de jours, avoir fait dans son cabinet,
depuis la publication de son premier travail, un grand nombre d'applications de son
liquide sur des chancres simples et des chancres indurés, qui lui ont montré la puissance modificatrice de ce médicament à des points de vue divers, si concluants, qu'il
est déterminé à publier prochainement diverses observations nouvelles à cet égard.

« toutes les morsures et ne détruit pas toujours tout le
« virus.

« Je viens de faire connaître un moyen très-simple et
« très-facile de neutraliser le virus syphilitique partout où
« il se trouve, et de tarir ainsi dans sa source l'une des
« maladies les plus répandues et les plus redoutées (1).
« En le livrant à la publicité, je crois remplir un devoir
« impérieux et sacré; mais qu'il me soit permis de ne pas
« le suivre dans ses applications et de jeter un voile sombre
« sur ces plaies hideuses de la société. Sera-t-il accueilli
« favorablement, et ne me semble-t-il pas déjà entendre
« murmurer de loin le reproche d'immoralité? Si un re-
« proche semblable venait à être formulé, je le repousserais

---

(1) « Avant de me livrer aux recherches que je viens de faire connaître, j'avais
« essayé plusieurs fois le liquide de M. Langlebert. Je l'ai essayé plusieurs autres
« fois depuis et voici les résultats que j'en ai obtenus : 1º un petit tampon de charpie
« imbibé de ce liquide et placé à demeure sur une piqûre, peu de temps après l'ino-
« culation, détruit le virus, mais produit inévitablement une vésication sur toute l'é-
« tendue de la peau qui a subi son contact. Si l'on enlève l'épiderme ainsi soulevé,
« on voit le derme rouge, irrité et quelquefois excorié sur plusieurs points; on voit
« aussi le point où la piqûre a été faite. Ce point est ordinairement érodé, mais le
« chancre ne s'y forme pas. 2º Si l'on se borne à laver la piqûre et à la laisser cou-
« verte d'une couche spumeuse de ce liquide, la vésication a encore lieu, mais elle
« se forme lentement. 3º Si on lave la piqûre sans la laisser couverte de liquide, la
« vésication ne se produit pas, mais la préservation n'a pas lieu ou est incomplète.
« Ces résultats ont été observés sur la cuisse. Ils seraient probablement plus pro-
« noncés encore sur la peau délicate et sur la membrane muqueuse des organes
« génitaux,

« de toutes mes forces. Ce qui est immoral, c'est la débauche,
« c'est la dépravation, c'est la promiscuité, c'est, en un mot,
« ce qui peut nécessiter l'emploi de ce moyen prophylactique.
« Ce qui serait immoral encore, pour un médecin, ce serait
« d'avoir dans ses mains les moyens de prévenir de grands
« maux et de refuser d'en faire usage, pour un motif quelcon-
« que. La médecine est comme la charité ; elle doit faire le
« bien en détournant la tête. Sa mission sainte est de guérir
« les maux, de quelque source qu'ils émanent; et l'on voudrait
« qu'elle refusât de les prévenir ! Et qu'on ne dise pas que
« la syphilis doit faire exception à ces règles éternelles. Si
« Dieu avait voulu l'envoyer en expiation à la débauche,
« comme on l'a soutenu, pourquoi n'aurait-elle pas exercé
« ses ravages dans les sociétés antiques où la dépravation
« des mœurs était portée au comble ?

« Si les mœurs sont aujourd'hui meilleures, ce n'est pas
« à la crainte qu'inspire la syphilis qu'il faut l'attribuer,
« mais à l'action bienfaisante du christianisme. Que la reli-
« gion poursuive donc son œuvre; qu'elle épure les senti-
« ments et les mœurs qui en sont l'expression générale;
« qu'elle apaise les passions désordonnées; qu'elle éteigne
« peu à peu ces foyers impurs où s'allument tant de maux,
« et qui sont la honte des sociétés, et la médecine applau-
« dira la première à de tels résultats. Mais, en attendant,
« qu'on ne lui oppose point d'obstacles lorsqu'elle poursuit
« aussi son œuvre non moins sublime, qui consiste à prévenir

« les maladies toutes les fois qu'elle le peut, à les guérir lors-
« qu'elle n'a pu les prévenir, et à les soulager lorsqu'elle
« ne peut les guérir. »

Le travail qui précède fut lu par M. Rodet, en séance publique de l'Administration des Hôpitaux civils de Lyon, le 30 décembre 1854, puis bientôt après, reproduit et commenté dans presque toute la presse médicale française.

Les expériences produites par M. Rodet, nettes et tranchées, ne pouvaient laisser aucun doute à l'esprit. Elles ouvraient du reste la voie à tous les expérimentateurs. Tout dans l'œuvre de M. Rodet appelle la confiance et la foi. Et pourtant malgré l'importance si grande d'un résultat que l'on pouvait considérer comme atteint : la découverte d'un moyen prophylactique capable d'arrêter la propagation du virus syphilitique, l'émotion qu'elle fit naître à son apparition se calma bientôt peu à peu, et après quelques mois il cessa d'en être question. On put croire la découverte du docteur Rodet morte à sa naissance.

Il n'y a pourtant pas en médecine un but plus grand que celui que s'était proposé M. Rodet, et qu'il a complètement atteint, ajouterons-nous, en le démontrant à notre tour.

Mais il est un sentiment que tout le monde éprouve, et auquel M. Rodet n'a pas échappé lui-même, car il a cherché à y répondre d'avance, qui s'empare de nous à notre insu, lorsque nous avons à parler de tout ce qui se rapporte aux maladies vénériennes.

Ce sentiment est un préjugé funeste, qu'il faut détruire dans l'intérêt de l'humanité.

Voici comment s'exprime, à cet égard, le plus grand syphilographe de notre temps, M. le docteur Ricord, dans son TRAITÉ DES MALADIES VÉNÉRIENNES (*Paris*, 1838, pag. 587):

« Si l'art de prévenir les maladies doit être mis en pre-
« mière ligne dans tous les cas, il faut ajouter que la négli-
« gence et les préjugés qui peuvent faire omettre les soins
« prophylactiques méritent plus de reproches, surtout lors-
« qu'il s'agit de certaines affections si terribles dans leurs
« conséquences.

« Mais quels contrastes dans la science et dans ceux qui
« la pratiquent ! Car, tandis que les plus beaux encourage-
« ments sont donnés d'un côté, de l'autre, le blâme, ou tout
« au moins le ridicule, sont les seules récompenses. Ainsi,
« lorsque chaque année on étale une liste de nombreuses
« médailles que l'Académie royale de Médecine accorde à
« ceux qui, en propageant la vaccine, s'opposent aux ravages
« de la petite-vérole, on voit la même Académie éprouver
« une sorte de gêne lorsqu'on vient offrir à son jugement
« quelque remède pour arrêter un fléau bien autrement
« affreux. Sans doute, dans les moyens proposés pour pré-
« venir la vérole, les coupables spéculations du charlata-

« nisme ont eu, jusqu'à présent, la plus grande part; mais
« est-ce à dire qu'il en a toujours été ainsi, et qu'il en sera
« toujours de même? Non sans doute, et, dans le siècle où
« nous sommes, et auquel nous devons appartenir, les sottes
« préventions d'une prétendue morale fausse et mesquine
« ne nous permettent plus de regarder les maladies véné-
« riennes comme une punition que le ciel a réservée au li-
« bertinage, et que l'homme sage doit respecter. Le créateur
« de toutes choses, qui a si généreusement placé l'instinct
« de conservation en opposition à tout ce qui peut attaquer
« notre existence, n'a pas voulu sans doute que le génie de
« l'homme, si fécond en ressources conservatrices, restât
« inactif et muet en face du plus grand des dangers, de celui
« qui menace sa vie dans tous ses instants et jusque dans
« sa source. Non, le véritable sage, le moraliste vertueux
« et philanthrope dira, avec de Horne, qu'il faudra regarder
« comme le véritable bienfaiteur du monde, comme le conser-
« vateur de l'espèce la plus respectable, la plus faible et la
« plus souvent sacrifiée, celui qui découvrira le véritable
« secret de nous préserver de la contagion la plus terrible
« qui ait jamais menacé l'humanité. »

Nous partageons complètement les sentiments si éloquem-
ment exprimés par l'illustre médecin que nous venons de
citer. Mais nous n'avons pas oublié l'observation que nous
adressa un honorable membre de l'Académie de Médecine,

lors de la discussion sur le perchlorure; et si, comme appartenant au Corps médical, une découverte aussi importante que celle de M. le docteur Rodet, nous donnait le droit, en tout état de cause, d'émettre notre opinion particulière, notre rôle comme pharmacien ne nous eût sans doute pas permis de nous en préoccuper davantage. Et nous eussions laissé à ceux auxquels ce devoir incombe légitimement, le soin de la discuter, de l'étudier, pour pouvoir après la classer parmi les faits acquis à la science.

Mais il s'agissait ici de l'application thérapeutique d'un produit auquel notre nom est aujourd'hui attaché, et dont nous n'avons cessé de nous occuper un seul instant depuis le jour où M. Pravaz vint faire connaître au monde médical ses précieuses propriétés hémostatiques et hémoplastiques. C'est à ce titre seul que nous nous sommes permis d'empiéter sur un terrain qui n'est pas complètement le nôtre. Et nous espérons que ces diverses considérations nous seront une excuse suffisante.

Il y avait du reste dans la question du perchlorure de fer, considéré comme agent thérapeutique, des questions appartenant à l'ordre physiologique et chimique, qui étaient et qui sont essentiellement de notre domaine, et dont l'importance ici est quelquefois capitale. C'est, à notre avis, parce que le perchlorure de fer était fort mal connu à l'époque (1854) où M. le docteur Rodet faisait ses expériences à l'Antiquaille, que la découverte de cet habile médecin n'a pas encore pris dans la science le rang qui lui appartient.

En effet, M. le docteur Rodet a parfaitement démontré ce fait : qu'une solution aqueuse acidifiée de perchlorure de fer détruit le virus syphilitique, le virus du vaccin, et nous ajouterons le virus rabique. Mais il ne nous paraît pas avoir saisi quel était dans ce phénomène le véritable rôle du perchlorure de fer d'une part, et de l'autre, celui de l'acide qu'il ajoutait à sa solution.

Nous devons même dire, dès à présent, que M. Rodet a donné aux acides citrique et chlorhydrique, une importance directe dans l'action prophylactique du sel ferrique, qui ne leur appartient pas, du moins au point de vue où semble s'être placé M. Rodet. De là une sorte d'indécision dans la formule de sa liqueur préservative, et l'adoption fâcheuse de deux liqueurs, avec le fait plus regrettable encore d'avoir donné la préférence à la plus acide, et par conséquent à la plus irritante.

M. le docteur Rodet prit pour point de départ de ses recherches, les expériences faites à Paris avec un plein succès, en 1812, par le docteur Luna-Calderon (1) à l'hôpital des

---

(1) Démonstration pratique de la prophylaxie syphilitique, par le docteur Luna-Calderon, publiée à Paris en 1815, dont M. Ricord donne l'analyse dans son Traité pratique des Maladies vénériennes, déjà cité, pag. 170.

vénériens, en présence d'une commission nommée par la
Société du Cercle médical, et composée de MM. Capuron,
de Mangeon, Gardien et d'Olivéra.

Les expériences de Luna-Calderon furent faites par la
méthode de la vaccination, en inoculant, par conséquent,
le virus à l'aide de la lancette sur un point quelconque du
corps, mais le plus souvent sur la muqueuse du prépuce.
Puis par l'application de l'agent prophylactique sur le point
inoculé.

M. le docteur Rodet adopta le même ordre de faits. Et
dans la recherche d'une substance douée de la propriété de
détruire le virus, il s'adressa d'abord à toute la série des
caustiques. Mais si la plupart préservaient, ils cautérisaient
en même temps et formaient des escarres. M. Rodet eut alors
l'heureuse idée d'essayer le perchlorure de fer. « Mais si le
« perchlorure de fer ne cautérise pas les piqûres, il ne pré-
« serve pas, dit-il ; il ne fait que retarder un peu les effets
« du virus. Quel que soit le degré de concentration auquel
« on l'emploie, on n'obtient pas de meilleur résultat. Tout
« insuffisant qu'il est, poursuit M. Rodet, ce médicament
« me parut doué de propriétés précieuses, et, loin de le
« rejeter, je cherchai, par différentes combinaisons ou asso-
« ciations, à lui donner les qualités qui lui manquent sans
« lui faire perdre celles qu'il possède déjà. Après quelques
« essais, le problème me parut résolu. Ayant appliqué, sur

« une piqûre d'inoculation, une solution de perchlorure de
« fer et d'acide citrique, la préservation fut obtenue de la
« manière la plus irréprochable. Je répétai l'expérience un
« certain nombre de fois et j'obtins toujours à peu près le
« même succès. »

Constatons d'abord, avant d'aller plus loin, que la solution
suivante, dont se servit primitivement M. le docteur Rodet,

<pre>
Eau pure. . . . . 32 grammes.
Perchlorure de fer sec.   4   —
Acide citrique.   4   —
</pre>

« est douée de propriétés préservatives les plus irrépro-
chables, » sans qu'elle exerce sur la muqueuse des parties
génitales, la moindre action caustique, ni même irritante.

Ici, M. Rodet se trouve tout à coup arrêté dans ses recherches expérimentales. Il avait eu jusque-là un perchlorure sec bien soluble, mais il ne lui en reste plus. Il s'en
procure alors un autre échantillon, mais ce dernier n'est
plus complètement soluble : « La préservation (malgré l'acide
« citrique) ne fut plus obtenue, ni avec les mêmes doses, ni
« avec des doses plus fortes. »

En conséquence, dirons-nous, c'est le perchlorure de fer qui
préserve, et l'acide citrique, si tant est qu'il agit, n'intervient
ici qu'indirectement, comme nous le démontrerons plus loin.

Et pour que l'action prophylactique du sel ferrique ne

puisse plus être mise en doute, nous rappellerons qu'il suffit à **M.** Rodet d'ajouter au perchlorure de fer insoluble assez d'acide chlorhydrique pour lui rendre sa solubilité, pour que, du même coup, il lui rendit sa première propriété préservative.

Donc, il est démontré encore une fois, par ce nouveau fait, que dans la solution de **M.** Rodet, c'est le perchlorure de fer qui produit la préservation, et que l'acide ajouté n'y est pour rien.

Nous constatons et nous continuons.

Des faits aussi nets ont dû nécessairement frapper un esprit aussi clairvoyant. Mais à l'époque où **M.** Rodet faisait ses premières expériences, le perchlorure n'était encore connu que par son application à la méthode des injections coagulantes, et l'étude de ses propriétés thérapeutiques et physico-chimiques restait à faire. — D'autre part, **M.** Rodet croyait alors, cela nous semble évident: qu'il fallait un agent caustique pour détruire le virus syphilitique. Il considérait le perchlorure comme tel, mais à un degré trop faible, et il ajoutait d'abord de l'acide citrique seul, puis de l'acide chlorhydrique, dans le but évident d'augmenter l'énergie caustique de sa solution.

Cette manière de voir nous semble seule avoir déterminé **M.** Rodet à donner la préférence à celle de ses deux formules qui contient de l'acide chlorhydrique.

Or, ce dernier liquide préserve aussi bien, il est vrai, que la première solution de perchlorure et d'acide citrique. Mais ce fut lui, nous l'avons constaté un grand nombre de fois, qui, par son action irritante, caustique même chez certaines personnes dont la muqueuse était d'une excessive sensibilité, devint la principale cause du temps d'arrêt qu'a subi la découverte si importante du docteur Rodet.

En effet, lorsqu'on pique à l'aide de la lancette un point du prépuce, et qu'après avoir introduit le virus dans l'épaisseur des tissus, on se borne à placer sur la piqûre une goutte de cette solution, ou même un peu de charpie imbibée, l'action irritante ou caustique est peu sensible, et l'expérimentateur peut s'y laisser tromper.

Mais si un flacon de cette solution est mis aux mains d'une personne étrangère, et qu'elle l'emploie elle-même dans le but de se préserver, les choses se passeront tout autrement. Ce ne sera plus alors sur un petit point déterminé d'avance, mais bien sur tout le prépuce qu'elle devra appliquer, non plus une goutte de liquide ou un peu de charpie mouillée, mais bien un linge en deux ou trois doubles fortement imbibé du médicament préservatif. Et c'est alors, que la solution contenant de l'acide chlorhydrique sera reconnue être beaucoup trop irritante.

Dès le début de la découverte de M. Rodet, nous eûmes à préparer un grand nombre de fois, sur la prescription de notre vénéré protecteur et ami, l'illustre et tant regrettable docteur GENSOUL, la formule de M. Rodet, ainsi conçue:

Eau. . . . . 32 grammes.
Perchlorure de fer sec. . . ⎫
Acide citrique. . . . . . . ⎬ a a. 4 grammes.
Acide chlorhydrique. . . . ⎭

Les effets obtenus par l'emploi de cette solution, furent suivis avec un intérêt extrême par M. Gensoul et par nous. Et il nous fut démontré que, dans la plupart des cas, son action irritante en rendait l'application impossible.

Ce qui contribua, du reste, à induire M. Rodet en erreur, ce fut le fait regrettable également d'avoir choisi, pour composer sa liqueur, du perchlorure de fer sec, produit infidèle qu'il faut rejeter, comme tout le monde en est convaincu aujourd'hui, au lieu d'avoir employé la solution normale de perchlorure à 30° Baumé.

Cela était d'autant plus facile que, dès le mois de février ou de mars 1854, M. Gobley avait déterminé, dans un travail publié par M. DEBOUT dans son *Bulletin général de Thérapeutique*, les quantités respectives de perchlorure de fer sec ($Fe^2 Cl^3 + 5$ aq.) et d'eau, que renferment les solutions de perchlorure à diverses densités. Or, la solution normale à 30° renfermant, d'après le tableau de M. Gobley, que nous avons donné plus haut, page 36, un peu plus du tiers de son poids de perchlorure sec, 12 grammes de cette solution représentent donc 4 grammes du sel ferrique supposé sec.

Mais les réflexions qui précèdent ne peuvent diminuer en rien la grandeur des résultats obtenus par M. le docteur Rodet. Et après tout, la découverte du savant syphilographe lyonnais n'a fait que subir une épreuve inséparable de toute idée nouvelle à son début, et qui devait même lui être favorable dans l'avenir.

La série d'expériences chimiques et physiologiques que nous avions entreprises dès le mois de mai 1853, à l'Hôtel-Dieu de Lyon, sur l'action du perchlorure de fer sur le sang, lesquelles devinrent l'objet de notre mémoire à l'Institut;

Le nombre assez grand de faits que nous avions eu l'occasion de remarquer, ou qui nous avaient été révélés sur l'action locale et directe de perchlorure à la surface des plaies récentes et anciennes, pendant les visites des chirurgiens de l'Hôtel-Dieu au lit des malades, visites que nous suivîmes très-exactement pendant presque toute l'année 1853 et une grande partie de l'année suivante 1854;

Les applications très-nombreuses que nous avions vu faire du perchlorure dans le cours d'un nombre considérable d'opérations chirurgicales, pratiquées en ville par MM. Gensoul, Pétrequin et d'autres chirurgiens lyonnais, qui nous chargent habituellement du soin d'éthériser leurs malades;

Tant de conditions précieuses réunies, nous permirent promptement de nous former une opinion sur les faits qui précèdent. Et il nous parut bientôt démontré que : dans la découverte de M. Rodet, le perchlorure n'intervenait en aucune manière comme agent caustique à un degré quelconque, mais bien comme *coagulant*. Et que, s'il était nécessaire de lui donner une réaction acide plus forte, en sus de celle qui lui est propre (par une raison que nous dirons), trop d'acide en rendait l'application impossible.

Cette manière de voir était déjà arrêtée dans notre esprit, lorsque le travail de M. le docteur Bourot, sur l'emploi du perchlorure de fer contre la pourriture d'hôpital, vint lui donner une certitude absolue et définitive.

La solution aqueuse de percholure de fer à la densité de 30° Baumé, disait M. Bourot, « exerce par son application sur les surfaces traumatiques une action très-douloureuse, il est vrai, mais tout aussi énergique que le cautère actuel, le fer rougi à blanc.

« Alors même que cette solution était allongée de une ou deux fois son volume d'eau, une seule application dans la pourriture d'hôpital, suffisait pour modifier profondément et de la manière la plus heureuse, l'aspect de la plaie, qui prenait une surface rouge, vermeille, les bourgeons charnus commençaient à s'élever, la suppuration était devenue plus normale. »

« Agissant presque à la manière des épispatiques, ajoute M. Bourot, le perchlorure, loin de diminuer de capacité le réseau capillaire, détermine au contraire l'exsudation des liquides épanchés ou infiltrés dans les tissus. Il agit par une action irritante, énergique, qui modifie rapidement et profondément la surface traumatique et les tissus vivants. »

De telles indications, auxquelles le savant travail de M. Salleron est venu porter depuis un si puissant appui, devaient nous éclairer. Et devant cette assertion de M. Rodet : « que le perchlorure de fer seul ne préservait pas, quel que fût le degré de concentration auquel il l'eut employé, » nous vînmes à douter de la solution de perchlorure que l'habile expérimentateur avait préparée avec ce dernier sel desséché. Nous supposâmes que cette solution trop basique, et trop vite saturée par conséquent, par les liquides albumineux, ne pouvait pas pénétrer assez loin dans l'intérieur des tissus, et que le virus qui venait d'y être introduit échappait ainsi à son action destructive.

Un plan fut dès lors arrêté dans notre esprit. Et ce plan consistait à prier M. Rodet de recommencer en notre présence des expériences à l'Antiquaille.

Notre proposition fut acceptée avec empressement par M. Rodet, qui y mit toute la complaisance et la bonté qui le distinguent.

Les nouvelles expériences furent faites dans la salle des

femmes vénériennes avec l'habile concours du médecin en chef, notre excellent ami M. le docteur Bonnaric, et de M. Desprez, interne du service.

M. le docteur Rodet porta lui-même un flacon de sa liqueur ainsi composée :

> Eau. . . . . 32 grammes.
> Perchlorure de fer sec. . ⎫
> Acide citrique. . . . . . . ⎬ a a. 4 grammes.
> Acide chlorhydrique. . . . ⎭

De notre côté, nous livrâmes deux flacons d'une solution semblable, mais ne contenant pas d'acide chlorhydrique, et qui était ainsi composée :

> 1er flacon. Eau. . . . . 24 gram.
>   Perchlorure de fer liquide à 30 degrés. 12 —
>   Acide citrique cristallisé. . . . . 4 —
>
> 2me flacon. Eau. . . . . 26 gram.
>   Perchlorure de fer liquide à 30 degrés. 12 —
>   Acide citrique. . . . . 2 —

Puisque 12 grammes de perchlorure liquide à 30 degrés contiennent 4 grammes de perchlorure sec, notre formule n° 1 représentait donc exactement la formule primitive de M. Rodet, et la 2me n'en différait que par la quantité de l'acide citrique, qui était de moitié moindre.

De même que dans les premières expériences de M. Rodet, on inoculait le virus à l'aide de la lancette sur un point quelconque du corps, mais plus ordinairement sur les cuisses. Deux ou trois piqûres étaient faites à chaque cuisse; le virus était fourni par le sujet lui-même. Quelquefois il était pris sur une autre malade présentant des symptômes morbides identiques. De une heure, à six ou huit heures après l'inoculation on plaçait un peu de charpie imbibée de l'un des trois liquides ci-dessus, sur un certain nombre de piqûres de chaque côté, tandis que les autres étaient abandonnées à elles-mêmes.

Quel que fût celui des trois liquides ci-dessus, qui eût été appliqué, les résultats obtenus ont été constamment et identiquement les mêmes.

La préservation fut toujours complète et absolue pour tous les points inoculés, sur lesquels le perchlorure avait été employé.

Les piqûres abandonnées à elles-mêmes, au contraire, ont toujours produit un chancre parfait, que l'on a cautérisé avec le nitrate d'argent après quelques jours.

Une fois seulement, il se forma deux petites pustules de même forme et de même aspect sur deux sujets différents. Dans l'un de ces deux cas, la liqueur remise par M. Rodet avait été appliquée; tandis que pour l'autre on avait fait usage du liquide le plus faible, préparé par nous.

Ces deux chancres imparfaits n'étaient pas nés viables du

reste ; car, après être restés stationnaires deux ou trois jours, ils se cicatrisèrent et disparurent d'eux-mêmes sans qu'il ait été nécessaire d'employer le nitrate.

M. Desprez, qui avait pratiqué ces deux inoculations, nous fit part de ce fait qu'il importe de noter, que, dans les deux derniers cas où l'action préservative des liquides s'était montrée moins puissante, il avait parfaitement remarqué au moment où il fit l'application de la charpie imbibée, qu'une petite goutelette de sang était venue se former à l'entrée des deux piqûres.

Cette remarque est importante à nos yeux, car elle nous prouve que cette petite quantité de sang coagulée par le perchlorure, forma comme une sorte de bouchon qui ne permit pas au liquide de pénétrer assez avant dans l'épaisseur des tissus pour détruire complètement le virus.

Or, bien que l'une des deux petites pustules ci-dessus soit survenue malgré l'application du liquide le plus acide, cette contradiction apparente ne nous empêche nullement de dire, d'accord avec M. Rodet, que, pour préparer le perchlorure de fer préservatif, il faut toujours introduire dans la solution ferrique un peu d'acide libre ; mais, ajouterons-nous, en donnant la préférence à l'acide citrique sur l'acide chlorhydrique qui est trop irritant.

La nécessité de l'addition d'un acide, repose à nos yeux, sur ce fait chimique important, déjà signalé plus haut, page 36, que : tous les acides redissolvent le coagulum formé par le perchlorure de fer sur le sang; d'où il en résulte nécessairement cette conséquence : qu'une solution de perchlorure avec excès d'acide ayant besoin de plus d'albumine pour être complètement saturée et coagulée, elle sera toujours susceptible, toutes choses égales d'ailleurs, de pénétrer plus avant dans l'intérieur des tissus, que la même solution neutre.

Le rôle unique que jouent dans la destruction du virus, les acides citrique et chlorhydrique, est donc uniquement de favoriser la pénétration du perchlorure dans toutes les fissures des membranes muqueuses et dans l'intérïeur des tissus.

Mais il faut bien se garder d'exagérer l'acidité de la liqueur, parce que, d'une part, une trop forte dose d'acide pourrait contrarier l'action spéciale du perchlorure; et que, de l'autre, elle rendrait l'usage de la solution impossible chez un grand nombre d'individus, par l'action trop irritante qu'elle lui communique.

L'agent prophylactique dans la liqueur du docteur Rodet, c'est le perchlorure seul; et ce sel préserve non pas parce qu'il cautérise à un degré quelconque, mais bien parce qu'il *coagule*; il préserve parce qu'il s'oppose à la résorption, qu'il attire du dedans au dehors les liquides albumineux qui existent au pourtour du point inoculé, et qu'il les coagule à mesure qu'ils arrivent, et que le virus, l'être mystérieux qui produit la syphilis, pris au milieu des coagulum albumineux, se trouve tué, détruit lui-même, et bientôt éliminé.

Il résulte donc de l'expérience acquise par l'emploi comparatif des trois liquides ci-dessus, fait en dernier lieu à l'Antiquaille, d'une part; et des faits que nous venons d'exposer d'autre part, qu'il paraît démontré expérimentalement, qu'il convient d'adopter définitivement la première solution de M. Rodet, ne contenant que du perchlorure et de l'acide citrique, en la formulant comme il suit :

<pre>
Eau pure. . . . .   24 gram.
Perchlorure de fer liquide à 30°. .   12 —
Acide citrique. . . . .   4 —
P. S. A.
</pre>

Quoi qu'il en soit, les faits et les réflexions qui précèdent viennent confirmer de la manière la plus complète, non par des théories toujours discutables, mais par des preuves irrésistibles, la propriété prophylactique de la syphilis, que M. le docteur Rodet a constatée le premier dans le perchlorure de fer.

La priorité comme l'honneur de cette grande découverte reviennent donc en entier au savant médecin lyonnais.

Un fait d'une immense portée reste acquis dès à présent : c'est que la science et l'art de guérir possèdent aujourd'hui un agent prophylactique de la maladie vénérienne, facile à employer, que tous les pharmaciens sont aptes à préparer, et dont le prix est assez minime pour être mis à la portée de tous.

Il ne reste plus qu'à en propager, à en généraliser l'usage par tous les moyens convenables et possibles.

Chercher un moyen d'arrêter la propagation du virus syphilitique, c'est, dit le premier syphilographe de notre temps, M. Ricord, vouloir résoudre le plus grand, le plus important problème, que la science et l'amour de l'humanité puissent poser !

Le Corps médical européen, tout entier, a noblement fait son devoir à cet égard, il faut le reconnaître. Partout, depuis vingt années, en dehors des chercheurs isolés, cette grande question était à l'ordre du jour des Corps savants. — Après le concours proposé par la Société des sciences médicales et naturelles de Bruxelles, dont parle M. Ricord, nous avons vu, dans l'année 1859, l'Académie royale de Cadix, mettre la même question au concours.

Mais aujourd'hui que ce grand problème est résolu, ce n'est plus aux médecins seuls, mais bien à l'autorité, qu'il appartient d'ordonner à bref délai les mesures indispensables pour en réaliser les bienfaits.

Jamais en France aucun gouvernement ne s'est autant préoccupé du bien-être général que celui sous lequel nous vivons. Eh bien, nous le disons avec la conviction la plus entière, la plus absolue, si on le veut réellement, on peut éteindre en dix années la maladie vénérienne.

Pour cela, l'autorité n'a qu'à venir en aide au Corps médical, en rendant obligatoire dans toutes les maisons de tolérance, l'emploi du moyen prophylactique proposé par M. le docteur Rodet.

Si nous n'étions pas parvenu à lever tous les doutes, que le Gouvernement saisisse les Corps savants de l'examen des faits qui viennent d'être exposés; qu'une commission prise dans le sein de l'Académie impériale de Médecine, soit chargée de faire, à bref délai, des expériences nouvelles dans les hôpitaux de Paris, et la vérité que nous annonçons sera bientôt reconnue de tous.

Le terrible fléau, que nous légua le moyen-âge, coûte à l'Etat des sommes considérables. A Paris seulement, les hôpitaux des vénériens absorbent plusieurs millions. — A ce point de vue seul, l'économie serait considérable.

Mais où la perte et le dommage pour l'Etat sont incalculables, c'est dans les forces vives que cet horrible mal, transmissible par voie d'hérédité, enlève à la société dans presque tous ses membres. — Au moral, il humilie et abaisse la dignité humaine; il obscurcit le rayon de majesté divine que le Créateur a mis en l'homme. — Au physique, semblable au serpent de Laocoon, il embrasse tous les âges de ses ignobles replis: enfants, avant même qu'ils aient vu le jour, jeunes gens et hommes faits; il épuise les forces vitales qu'il atteint dans leur source même. Il étiole, rabougrit l'organisme et devient la cause incessante de l'appauvrissement de l'espèce humaine.

Que l'Etat veuille donc venir en aide à la science en lui accordant le concours qu'elle réclame, et tant de maux disparaîtront. — Vienne alors une nouvelle génération, et, au lieu du triste spectacle que présentent aux yeux nos Conseils de révision, dans ce nombre si grand de jeunes gens, pâles, souffreteux, minés par les diathèses syphilitiques et scrofuleuses, petits de taille, sans force physique, et dépourvus de cette sève de vie, de cette énergie vitale qui doivent être l'apanage constant de cet âge, — au lieu d'un tel spectacle, disons-nous, on aura des hommes, dans l'acception vraie du mot, vigoureux, sains de corps, forts et robustes comme de vrais fils d'Adam. C'est alors que la force physique de nos soldats étant à la hauteur de leurs nobles sentiments, on pourra dire avec vérité que l'armée française est bien réellement la première armée du monde.

Que l'on nous pardonne cet élan de patriotisme. — La science médicale, comme les autres sciences, a le monde pour patrie. Elle ne doit voir dans tous ceux qui souffrent, que des maux à guérir, des larmes à sécher.

MODE D'APPLICATION.

L'application de ce liquide est aussi simple que facile. Il suffit toujours, pour se préserver, de faire le plus promptement possible un lavage avec un mélange d'eau et du liquide, dans la proportion d'une cuillerée à bouche pour un à deux verres d'eau. On imbibe après de la charpie ou un linge en **2** ou **3** doubles avec le liquide pur, et on le laisse appliqué pendant un quart-d'heure sur les parties supposées contaminées, en ayant soin seulement que le liquide pénètre dans tous les replis de la peau et de la muqueuse. Pendant l'application du linge, on pratique une injection avec le mélange ci-dessus d'eau et de liqueur préservative. Puis enfin, on fait un dernier lavage à l'eau froide.

En agissant ainsi, la préservation est certaine même après six et huit heures. Et encore presque aussi certaine au bout de douze heures, d'après nos propres observations ; mais il faut alors que l'application du linge mouillé ait lieu pendant trente à quarante minutes.

On a prétendu que l'application de la liqueur du docteur Rodet était impossible chez la femme. Nous ne voyons pas, comme l'a dit **M. Rodet**, quelle difficulté il y a, après le premier lavage ci-dessus pratiqué, à faire une injection avec le même liquide, et à tenir appliqué pendant quelques minutes un linge mouillé de la solution pure, entre les grandes et les petites lèvres, puis à faire un dernier lavage à l'eau?

La réponse nous paraît concluante. Mais nous irons encore plus loin. Et nous dirons qu'en supposant que le moyen prophylactique du docteur Rodet fût inapplicable chez l'un des deux sexes, ce qui n'est pas, il suffirait que l'autre l'employât constamment, pour que la syphilis disparût au bout d'un certain temps, un peu plus long, voilà tout.

PROPHYLAXIE DE LA RAGE.

Après que M. le docteur Rodet eût constaté la facilité avec laquelle une solution de perchlorure de fer, avec excès d'acide, détruit le virus de la syphilis et le vaccin, il se demanda aussitôt, comme on l'a vu par l'exposé de son travail, si ce même liquide ne détruirait pas également le virus rabique. Et bientôt après, dans le but de s'assurer de cet autre fait si important, il commença des expériences en ce sens à l'Ecole vétérinaire de Lyon, avec le concours de M. Rodet, son frère, professeur de pathologie interne, et de M. Saint-Cyr, chef de service de clinique.

M. Rodet n'a encore rien publié de ses travaux à cet égard, et nous n'en connaissons que ce qu'il a bien voulu nous communiquer lui-même, et ce que nous avons appris à l'Ecole vétérinaire. Mais nous sommes autorisé à dire, dès à présent, que jusqu'ici les résultats obtenus lui paraissent concluants.

Voici, du reste, comment la liqueur du docteur Rodet a été expérimentée, à l'Ecole vétérinaire de Lyon, contre le virus rabique.

On a commencé par faire mordre la patte d'un chien bien portant par un chien atteint de la rage. Un certain temps après, on pansait toutes les morsures avec le liquide préservatif. Cette expérience a été renouvelée six fois sur six chiens différents, et pas un seul n'est devenu enragé.

Mais ici **M. Rey**, professeur de clinique, ayant fait observer que l'on pourrait peut-être objecter que les poils avaient pu empêcher le contact de la bave du chien hydrophobe avec les blessures produites par ses morsures, on convint de changer le mode d'expérimentation en opérant par la méthode de l'inoculation, de la manière suivante :

On présentait à un chien hydrophobe, dans le paroxysme d'un accès, une spatule de fer sur laquelle il mordait aussitôt en y déposant de sa bave. — Cette bave prise sur la lancette était immédiatement introduite dans une piqûre qui venait d'être faite en même temps sur un chien bien portant, tantôt sur le nez, tantôt sur un autre point du museau. Puis, quelque temps après, on appliquait la liqueur préservative sur la piqûre d'inoculation, absolument comme pour les expériences de la syphilis.

Un grand nombre d'inoculations ont été faites, puis traitées de cette manière, et toujours avec un plein succès. Aucun des animaux n'est devenu enragé.

Il est pourtant acquis aujourd'hui à la science, comme on le sait, que la bave d'un chien hydrophobe ainsi inoculée sur un chien bien portant, produit la rage chez ce dernier. Et en effet, **M.** le professeur Rey affirme avoir donné un grand nombre de fois la rage à des animaux sains, en leur inoculant, à l'aide de la lancette, la bave d'un chien enragé (1).

---

(1) Voir Recueil de Médecine vétérinaire, an. 1842, p. 529.

Notre confrère et ami, M. Vezu, a eu l'occasion d'appliquer une fois, il y a trois ans, le liquide préservatif chez une dame fortement mordue aux doigts d'une main, par un petit chien atteint de la rage, et qui périt quelques jours après à l'Ecole vétérinaire avec tous les symptômes les plus graves et les plus caractéristiques de l'hydrophobie.

Cette dame porta elle-même son chien à l'Ecole vétérinaire, où M. le professeur Rey constata l'état de l'animal en engageant cette personne à faire cautériser le plus promptement possible toutes les morsures, craignant même qu'il ne fût trop tard, car cinq heures s'étaient déjà écoulées depuis l'événement. Très-justement effrayée de sa position, cette dame se rendit aussitôt chez M. Vezu qui, connaissant la liqueur Rodet, en laquelle il avait pleine confiance, l'appliqua immédiatement, et le succès fut complet. Cette personne n'a pas cessé de jouir, depuis lors, de la plus parfaite santé, malgré la gravité de ses blessures et le temps perdu qui était de près de six heures.

M. Rodet, de l'Ecole vétérinaire, a plusieurs fois inoculé de la même manière le virus de la morve sur des chevaux sains, en appliquant après la liqueur préservative; et dans ces cas nouveaux, encore, il ne s'est jamais formé de pustule morbide. L'action prophylactique a été démontrée.

On ne peut tirer de ce fait aucune conclusion relative au traitement préventif de la morve; on le conçoit; mais il est un puissant argument en faveur de la prophylaxie de la rage et de la syphilis par le liquide de M. le docteur Rodet.

En définitive, la somme des faits acquis par ce dernier est déjà assez forte pour lui permettre de croire, comme nous le croyons nous-même, que l'action préservative de sa liqueur est aussi certaine contre la rage que contre la syphilis. Et ce savant médecin n'a retardé jusqu'à ce jour la publication de ses expériences, que parce qu'il désire pouvoir les compléter de tout point, et être en mesure de répondre péremptoirement d'avance à toute objection qui pourrait lui être faite.

Mais de plus, dirons-nous, à notre tour : pour qui vient de lire avec attention, plus haut, le travail remarquable de M. SALLERON, et les observations théoriques et pratiques qu'il contient sur l'action locale du perchlorure de fer sur les plaies, tant dans la pourriture d'hôpital, que dans l'infection purulente et putride, n'est-il pas évident que la démonstration de l'action prophylactique du perchlorure de fer contre tous les virus, tous les poisons d'origine animale pénétrant dans le sang et l'économie par la voie des vaisseaux sous-cutanés, en découle clairement et nettement ?

« Appliqué sur le derme dénudé, dit M. Salleron, le perchlorure de fer agit d'une manière analogue aux vésicants épispastiques, sinon parfaitement semblable ; il détermine l'exhalation d'une certaine quantité de sérosité qu'il coagule, et produit la formation d'une croûte, plus ou moins épaisse, que l'on a prise pour une escarre.

« Appliqué sur une plaie compliquée de pourriture d'hôpital, il exerce une action irritante et attractive, il fait affluer à l'extérieur la sérosité contenue dans les vaisseaux superficiels, et surtout celle qui imbibe les tissus, qui constitue l'engorgement sous-jacent et périphérique. . . . .

. . . .

« L'action du perchlorure n'est pas seulement immédiate et instantanée, mais elle est encore successive et continue ; elle se prolonge jusqu'à ce que la croûte ait acquis un certain degré d'épaisseur et de dureté suffisantes pour limiter son action coagulante (1). . . . .

. . . .

« Incapable d'agir à travers l'épiderme qu'il durcit, le perchlorure agit simplement sur les surfaces traumatiques comme un puissant irritant ; il agit à la manière des épispastiques ; mais son action est plus immédiate, plus rapide, plus étendue et plus énergique ; *il fait affluer à la surface des plaies les fluides extravasés, et en coagule les parties fibrineuses et albumineuses*; par son action irritative prolongée, il modifie éner-

---

(1) Cette remarque de M. Salleron justifie encore ce que nous avons dit du rôle que jouent les acides en excès dans la liqueur de M. Rodet ; en s'opposant ou du moins en retardant la formation de la croûte albumineuse, ils permettent à la liqueur de pénétrer plus avant dans les tissus.

giquement et profondément la vitalité des tissus, change leur mode de sécrétion et les ramène au type normal; la croûte n'est qu'un accident; sa formation est plus nuisible qu'utile, parce qu'elle limite l'intensité et la durée de l'action du perchlorure.

Puis en parlant de la pyoémie et de la septicopyoémie, infection purulente et infection putride, M. Salleron s'exprime ainsi :

« Le perchlorure de fer est bien certainement le modificateur le plus énergique et le plus efficace que nous possédions (il n'en excepte pas même le cautère actuel); il faudra, sinon toujours, au moins le plus souvent l'employer comme prophylactique et l'appliquer sur toutes les plaies de mauvais aspect, d'une cicatrisation lente et difficile. . . . .
. . . .

« Le perchlorure de fer est aussi efficace contre l'infection putride que contre l'infection purulente; parce que les indications sont les mêmes dans les deux affections; parce que son mode d'action est parfaitement semblable entre deux unités pathologiques procédant d'une cause à peu près identique, et aboutissant à un résultat commun , l'altération du sang. *En décomposant immédiatement le produit morbide, il le rend inoffensif*; et en modifiant la surface sécrétante, il change complètement la nature du produit sécrété; il favorise le travail de développement des granulations et le travail de cicatrisation. »

On ne saurait méconnaître, nous le répétons, l'appui puissant que les observations théoriques qui précèdent viennent apporter aux faits constatés par M. Rodet.

Il y a en effet, entre le mode d'action du perchlorure contre les virus de la syphilis et de la rage, et ce même mode d'action contre l'infection purulente et l'infection putride, une similitude physique et chimique dans la manière d'agir, qui ne peut échapper à personne.

Les médecins et les physiologistes entendent par virus une production morbide, possédant la propriété de développer, sur un sujet sain, le mal auquel elle doit sa formation. Cette propriété de reproduction, ou mieux cette véritable incubation ou germination forme le caractère essentiel des virus.

Les virus se rangent naturellement en deux classes : les virus volatils et les virus fixes.

Les virus volatils, comme le virus de la variole, de la coqueluche, de la rougeole et de la scarlatine, peuvent se contracter en pénétrant seulement dans la chambre d'un sujet qui en est atteint. La pourriture d'hôpital appartient encore à cette classe et se communique d'une plaie affectée de pourriture à un autre sujet porteur d'une plaie saine par le fait seul de la cohabitation, de la réunion dans une même salle.

Les virus fixes ou d'incubation ne produisent d'abord qu'un effet local. Ils commencent par annoncer leur présence en produisant une papule, laquelle devient bientôt une petite pustule qui ne tarde pas à se développer et à former un ulcère complet, de peu d'étendue ordinairement, mais qui commence aussitôt à sécréter du pus virulent.

Les pustules du vaccin et les ulcères syphilitiques, ou le chancre, sont les types de cette sorte de virus.

Parvenu à son état de complet développement, le chancre sécrète un pus au milieu duquel le principe de la syphilis se génère spontanément. Ce pus commence bientôt à être résorbé par les vaisseaux ambiants qu'il enflamme ; il pénètre dans le sang, et l'infection générale de l'économie en est la conséquence.

Dans l'infection putride et l'infection purulente, les plaies sécrètent également un pus virulent, chargé de miasmes et de gaz délétères qui pénètrent avec lui dans le sang, dont ils tuent les globules et produisent aussitôt des effets toxiques généraux.

La morsure des animaux enragés, pas plus que l'inoculation de leur bave, ne produit pas, il est vrai, d'effet local appréciable, ni pustule, ni ulcère. — La rage ne survient jamais pourtant qu'à une époque assez éloignée de l'accident. — Il y a donc certainement ici incubation. Mais cette incubation où se fait-elle ? Serait-ce dans les plaies même pendant le travail de cicatrisation, ou bien le poison passerait-il presque aussitôt dans la masse du sang, et le travail d'incubation se ferait-il dans l'économie même ? C'est là ce que la science ignore encore, et ce qui oblige à une plus grande circonspection pour ces redoutables accidents.

Quoi qu'il en soit, le perchlorure de fer, soit qu'on l'applique sur un point dénudé sur lequel on a déposé du virus syphilitique, ou sur une plaie faite par la dent d'un animal enragé, pénètre dans l'épaisseur des tissus, s'oppose à la résorption en attirant à lui les liquides albumineux qu'il coagule ; il tue et détruit le virus, qui se trouve emprisonné au milieu de l'albumine coagulée, et aussitôt éliminé avec elle.

Il existe donc une similitude absolue entre le mode d'action du perchlorure contre le virus de la rage et le virus de la syphilis.

Et de même :

Lorsque le chancre vénérien est déjà en pleine activité (sans que nous ayons à nous occuper de savoir ici, s'il est ou s'il n'est pas induré ; s'il n'est encore qu'à l'état de plaie locale, ou si le sujet est déjà atteint de la syphilis constitutionnelle), à cette période d'activité, disons-nous, le perchlorure de fer appliqué sur le chancre, comme sur une plaie lorsque la pyoémie n'est plus douteuse, modifie rapidement et profondément la surface traumatique ; il coagule et attire au-dehors, comme ci-dessus, les liquides albumineux, s'oppose à toute résorption purulente, détruit le virus qui ne peut plus se reproduire, et la plaie redevenue simple ne tarde pas à se cicatriser.

Les phénomènes physico-chimiques, comme les résultats pathologiques obtenus, sont donc encore ici exactement semblables.

Toutefois, malgré là puissance de tels faits, et malgré la conviction profonde où nous sommes, que le perchlorure de fer est le remède prophylactique de la rage aussi certainement qu'il est celui de la syphilis, la rage est un mal si terrible, sans autre issue que la mort la plus effroyable, que nous n'oserions pas encore, et surtout de nous-même, proposer d'abandonner, dès à présent, le seul moyen que la science ait reconnu efficace jusqu'à ce jour : le cautère actuel, la cautérisation des morsures par le fer rougi à blanc.

Nous laisserons donc M. Rodet compléter et publier lui-même, dans tous leurs détails, le résultat de ses observations.

Et en attendant, nous dirons que si le perchlorure de fer n'est pas encore le succédané de la cautérisation par le feu, il doit, dès aujourd'hui, en être l'adjuvant le plus précieux.

Ce que le fer rougi à blanc ne peut pas faire : pénétrer toujours et partout jusqu'au fond des plaies, le perchlorure, au contraire, le fera avec la plus grande facilité. Et par l'association de ces deux puissants moyens prophylactiques, vous éloignerez pour toujours les affreux malheurs qui viennent trop souvent frapper les familles et désoler l'humanité.

MM. Salleron et Bourot en parlant de l'application du cautère actuel au traitement de la pourriture d'hôpital et de l'infection purulente et putride, ont parfaitement démontré les difficultés pratiques, souvent insurmontables, que l'on éprouve dans l'application de ce moyen énergique. La cautérisation par le fer rouge, outre l'effroi invincible qu'elle inspire toujours et les stygmates qu'elle laisse après elle, est très-souvent inapplicable dans le voisinage des gros vaisseaux, des organes importants, des cavités splanchniques, etc.

Le perchlorure de fer au contraire, n'est ni caustique, ni même irritant sur la peau ; sa forme liquide lui permet de pénétrer partout dans les plaies profondes ou sinueuses ; on peut, à l'aide de linges imbibés, en recouvrir les membres en entier, pour être ainsi certain que pas une seule égratignure ne pourra échapper à son action préservative.

Enfin, par l'heureuse réunion de ces deux puissants moyens, nous ne saurions trop le répéter, l'explosion de la rage deviendra bientôt aussi impossible que celle de la syphilis.

MODE D'APPLICATION ET DE TRAITEMENT.

Dès qu'une personne a été mordue par un chien ou tout autre animal que l'on suppose atteint de la rage, il importe toujours avant tout d'appliquer les agents préservatifs avec la plus grande promptitude.

Dans un cas semblable, on emploiera immédiatement la liqueur Rodet, ou à défaut le perchlorure de fer de la manière suivante :

On lave et on absterge de suite toutes les plaies à l'eau froide ; puis on applique aussitôt sur toutes les morsures, des linges en deux ou trois doubles fortement imbibés du liquide préservatif pur, ou au besoin de perchlorure de fer, liqueur hémostatique de Pravaz, allongé de son volume d'eau. Après vingt minutes de contact, il faut laver une deuxième fois les morsures, imbiber de nouveau les linges et les replacer aussitôt sur les plaies

D'autre part, on fait fortement rougir une barre de fer pour cautériser toutes les plaies.

Une personne intelligente peut faire à la rigueur cette opération. Mais il est de beaucoup préférable, à cause des dangers auxquels elle peut exposer, que ce soit un médecin qui la fasse.

L'application de la liqueur Rodet permettra toujours, du

reste, d'avoir le temps d'attendre l'arrivée d'un médecin, qu'il faudra dans tous les cas appeler le plus promptement possible.

Après la cautérisation au fer rouge, on place de nouveau sur toutes les plaies les linges imbibés du liquide prophylactique, lesquels devront toujours rester appliqués 24 heures de suite, en ayant soin de les tenir bien arrosés pendant tout ce laps de temps.

Si on n'avait ni liqueur Rodet, ni perchlorure de fer à sa disposition, il faudrait s'en procurer au plus vite, et en attendant commencer la cautérisation par le fer rouge ; puis on appliquerait comme dessus, les linges imbibés de liqueur, en les maintenant en place pendant 24 heures également.

Ce temps écoulé, on devra laisser les plaies se cicatriser sans crainte, car la préservation sera radicale. Nous croyons pouvoir parler ainsi sans crainte d'être démenti dans l'avenir.

Mais l'essentiel, nous le répétons, c'est que, d'une part, les deux moyens préservatifs, ou l'un des deux au moins soit employé promptement; et que, quoi qu'il en soit, l'application de la liqueur prophylactique ait eu lieu dans tous les cas, une heure à deux heures, au plus, après l'accident.

Et d'autre part, il faut que pas une morsure, ni même la moindre égratignure, n'échappe à l'action des agents préservatifs. Or, cette condition, qui seule assure le succès, si souvent impossible par la cautérisation au fer rougi à blanc, devient d'une extrême facilité avec un liquide, qui pénètre partout, sans cautériser ni causer aucune perte de substance.

Il importe donc au plus haut point, que les plaies profondes, sinueuses, que peuvent produire les dents des animaux, ne puissent dans aucun cas, échapper à l'action prophylactique du perchlorure.

A cet effet, le petit instrument que nous représentons ici, et qui a été imaginé par M. le docteur Leriche, de Lyon, qui s'en sert pour produire à l'aide de l'acide azotique monohydraté, des cautérisations linéaires, nous paraît devoir rendre des services importants dans le traitement préventif de la rage.

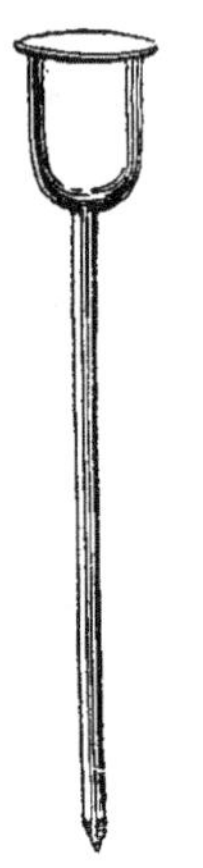 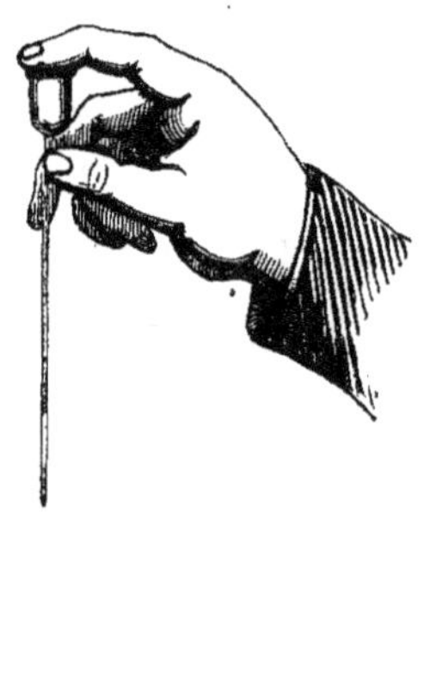

Ce petit instrument, que nous appelons *porte-liqueur*, est simplement un tube capillaire creux en cristal ou en platine, renflé à une de ses extrémités, de manière à présenter un godet sous forme d'entonnoir, tandis que son autre bout pointu est taillé en biseau.

Pour se servir de cet instrument dans le traitement pro-phylactique de la rage, on le remplit de liqueur Rodet, et on applique l'index sur le godet pour suspendre l'écoulement du liquide. On introduit alors l'extrémité pointue du tube jus-qu'au fond de la plaie(1); puis, en retirant le doigt qui bouche le godet et en imprimant au tube un léger mouvement de va-et-vient, on voit le liquide descendre peu à peu dans la plaie.

Si un caillot albumineux vient à boucher l'ouverture du bout du tube, l'opérateur rend possible l'écoulement de la li-queur en appliquant les lèvres sur le godet pour souffler légèrement sur le liquide.

En outre de son action locale spéciale, le perchlorure de fer administré à l'intérieur exerce une action sédative sur la circulation du sang, assez puissante pour rendre fort diffi-cile et fort lente la pénétration de ce fluide dans les petits vaisseaux, et surtout dans les capillaires extérieurs. — Ce fait dont nous parlerons longuement dans le chapitre suivant, trouve encore une application importante dans le traitement

---

(1) Lorsque la cautérisation au fer rouge aura précédé l'application du perchlorure, il faudra toujours percer, déchirer à l'aide du bistouri, et au besoin d'un canif ou de tout autre instrument pointu, l'escarre ou croûte produite par l'action du feu ; afin, on le conçoit, de faciliter la pénétration du liquide et son contact avec toutes les parois des plaies.

préventif de la rage, car il diminue puissamment la force résorbante des vaisseaux.

En conséquence, il sera de la plus grande importance, pendant le traitement local, dont la durée est de 24 heures, d'administrer au malade, toutes les deux heures, une cuillerée à bouche du mélange suivant :

Eau sucrée. . . . . 500 gr. ou demi-litre.

Perchlorure de fer à 30°.   5 gr. ou demi-cuillerée à café.

On peut au besoin remplacer le perchlorure de fer par une cuillerée et demie à café de liqueur Rodet.

MORSURES ET PIQURES DES SERPENTS

ET DES ANIMAUX VENIMEUX;

PIQURES ANATOMIQUES DANS LES ÉCOLES DE DISSECTION.

Nous avons fait personnellement quelques essais qui nous permettent de croire que la solution de perchlorure de fer du docteur Rodet, par son action locale et par son action dynamique générale, pourra rendre encore des services importants contre la morsure des serpents (1).

Mais ici, on le conçoit, on aura à faire d'une part, à des

---

(1) Nous allons entreprendre avec M. le docteur Rodet, une série d'expériences à ce sujet, en opérant sur le venin de la vipère principalement.

venins qui, aussitôt introduits dans les tissus vivants, sont absorbés avec une rapidité extrême et produisent des effets toxiques généraux presque immédiats.

D'autre part, les dents des serpents, de la vipère par exemple, pointues, fines et très-longues, vont déposer le venin à une profondeur relative très-grande dans les tissus, et ne laissent après elles que des ouvertures très-étroites. — On ne peut donc espérer ici avoir du succès, qu'à condition que l'application de la liqueur prophylactique sera faite immédiatement après la morsure. Il devient également indispensable dans ce cas, d'introduire le liquide dans les plaies à l'aide du tube porte-liqueur, en les élargissant au besoin avec un instrument tranchant et pointu.

On devra, de plus, administrer à l'intérieur, par cuillerées à bouche, toutes les heures d'abord, et puis toutes les deux heures, comme dans le traitement préventif de la rage, la potion ou limonade perchloroferrique dont nous avons donné la formule.

La liqueur Rodet est également le moyen prophylactique par excellence des piqûres de cousins, de guêpes, d'abeilles, etc., etc.

Son application immédiate, *intus et extra*, aura pour effet certain de rendre impossible pendant les fortes chaleurs, ces déplorables événements où l'on voit une simple piqûre de mouche déterminer des accidents mortels.

Enfin, M. le docteur Pétrequin, dont les bons avis et les savants conseils ne nous font jamais défaut, nous a plusieurs fois exprimé cette opinion: que la solution de perchlorure de fer du docteur Rodet, employée contre les piqûres anatomiques dans les écoles de dissection, lui paraissait destinée à conjurer ces horribles malheurs, qui sont venus trop souvent enlever par une mort si fatalement prématurée, à leur famille et à la science, de jeunes gens studieux, déjà distingués, et qui semblaient destinés à la carrière médicale la plus brillante.

La communication si importante de M. le docteur Rodet, vient donc jeter un nouvel éclat sur la découverte du docteur Pravaz, et élever encore puissamment la somme de reconnaissance que la science devait déjà à ce savant médecin.

Il nous reste maintenant, pour compléter l'histoire du perchlorure de fer, à parler de son emploi à l'intérieur, qui va faire l'objet du dernier chapitre.

EMPLOI

DU

PERCHLORURE DE FER

A L'INTÉRIEUR.

SON ACTION THÉRAPEUTIQUE GÉNÉRALE INDIRECTE.

Nous venons de faire l'étude de l'action locale du perchlorure, en examinant successivement son mode d'action à la surface des tissus dénudés de leur peau, des membranes muqueuses, de l'appareil vasculaire, des plaies récentes, des plaies anciennes et de mauvaise nature ; et enfin nous avons longuement parlé également, de son action si importante comme agent prophylactique des virus et des venins.

Il nous reste maintenant à étudier l'action générale indirecte de ce médicament administré à l'intérieur.

En solution dans l'éther sulfurique, sous le nom de teinture nervine de Bestuchef, de teinture nervino-tonique de Lamotte, de liqueur et gouttes d'or du général Lamotte, comme nous le dit M. Desertine, le perchlorure de fer fut employé à l'intérieur avec un succès immense et un éclat extraordinaire dans le siècle précédent, pendant un espace de temps de 50 à 60 ans, de 1725, époque de sa découverte, jusqu'à 1780.

Pendant ce laps de temps, la teinture éthérée de perchlorure de fer fut partout reconnue par tous les médecins, comme un puissant médicament *tonique, stimulant, sédatif.*

Dédaigné et peu à peu tombé en oubli, comme tant d'autres puissances, dans les dix années qui suivirent de 1780 à 1790, le perchlorure de fer disparut à peu près complètement de la scène du monde médical jusqu'à la découverte de M. Pravaz.

Mais du jour où le célèbre médecin lyonnais vint dévoiler les propriétés du perchlorure sur le sang, et en proposa l'emploi à la guérison des anévrismes, on vit bientôt ce médicament s'emparer de l'attention générale et la fixer de nouveau avec un éclat aussi grand, certainement plus vrai, et par conséquent plus durable que la première fois. Car aujourd'hui, ce n'est plus le public, auquel on vante un remède secret en le lui proposant sous la forme empirique, mais bien les savants et le corps médical tout entier qui considèrent le perchlorure de fer comme un médicament puissant, digne à plusieurs égards de fixer l'attention et l'esprit d'investigation du monde scientifique.

En effet; tandis que d'une part, les chirurgiens poursuivant de tout côté la première idée de M. Pravaz, s'efforçaient d'appliquer le perchlorure de fer à la coagulation du sang dans les tumeurs sanguines, et qu'ils étudiaient en outre son action locale sur la surface des plaies, soit comme agent hémostatique, soit comme modificateur des surfaces traumatiques dans les plaies anciennes et les suppurations de mauvaise nature ; les médecins d'autre part, ne restèrent pas inactifs, et le perchlorure de fer fut bientôt administré à l'intérieur dans un assez grand nombre de maladies.

Dans le cours de l'année 1855, on vit un médecin de Paris, M. le docteur Deleau, ouvrir un cours public dans la salle de l'école pratique de la Faculté, sur l'action thérapeutique du perchlorure de fer employé à l'intérieur.

Les premiers essais de la médication perchloroferrique furent dirigés contre les hémorrhagies de source interne et leur diathèse : métrorrhagies, épistaxis, hémoptysies, flux intestinaux et hémorrhoïdaires, et certaines pyrexies érysipélateuses. — Puis, des hémorrhagies on a passé aux affections catarrhales des muqueuses, aux leucorrhées, à la blennorrhagie ; et enfin de celles-ci aux scrofules, aux ulcères de diverse nature, au scorbut et aux maladies cutanées. — Et tout dernièrement encore le perchlorure a été administré à l'intérieur dans le croupe et l'angine couenneuse.

Dans les diverses affections ci-dessus, très-nombreuses comme on le voit, le perchlorure de fer a obtenu et il obtient chaque jour des succès incontestables, dus en partie aux propriétés que nous lui connaissons déjà ; mais dans lesquels une autre propriété de ce médicament, que nous allons faire connaître, joue très-certainement le premier rôle : nous voulons parler de *l'action sédative, puissante et presque ins-tantanée,* qu'il exerce sur la circulation du sang.

Cette sédation du pouls, aussi précieuse au point de vue thérapeutique, que digne d'attention pour le physiologiste, déjà reconnue dans le siècle précédent, a été remarquée et signalée pour la première fois dans ces dernières années par un jeune médecin, M. le docteur Pize, de Montélimar (Drôme). Elle nous semble de nature à jeter un grand jour snr l'emploi du perchlorure de fer à l'intérieur, et nous fixer complète-ment sur le mode d'action indirect de ce médicament dans les diverses affections que nous venons d'énumérer.

Devant l'importance d'une telle question, nous croyons devoir reproduire en entier le travail de M. Pize, publié par le *Moniteur des Hôpitaux*, 1ʳᵉ série, tome 5, page 137 Paris, 1857.

MÉMOIRE SUR L'ACTION THÉRAPEUTIQUE ET PHYSIOLOGIQUE
DU PERCHLORURE DE FER

Par M. le Docteur L. PIZE, de Montélimar.

« Le perchlorure de fer, médicament assez longtemps dé-
« daigné ou inconnu, paraît être appelé aujourd'hui à rendre
« à la thérapeutique interne d'aussi grands services que
« ceux qu'il a d'abord procurés à la thérapeutique externe.
« Nous commencerons ce travail en donnant le récit détaillé

« d'une observation remarquable qui, à part sa valeur parti-
« culière, expose l'action physiologique du perchlorure, qui
« ne nous paraît pas avoir été étudiée jusqu'ici : il s'agit d'un
« cas de *purpura hémorrhagica*.

« Le 15 septembre 1856, je fus appelé à Loriol, auprès de
« la nommée Clutier, âgée de 12 ans, qui présentait tous
« les symptômes d'une fièvre typhoïde au début, tels que
« prostration, céphalalgie, fièvre, enduit de la langue, diarrhée,
« ballonnement du ventre, etc. Je prescrivis des boissons
« rafraîchissantes et quelques verres d'eau de Sedlitz.

« Cet état dura pendant six jours, quand, à ma visite, le
« 21 septembre, je fus très-étonné de trouver des symptômes
« bien différents. La malade avait eu diverses hémorrhagies,
« ses gencives étaient fongueuses et saignantes ; elle crachait
« du sang, elle en vomissait, en rendait avec les selles et
« les urines, le tout en très-grande quantité. En outre, elle
« avait eu plusieurs épistaxis ; ses membres étaient couverts
« de nombreuses et larges pétéchies. Je prescrivis : limonade
« sulfurique et une potion avec 4 grammes d'extrait de ra-
« tanhia.

« Le 22, même état ; les hémorrhagies continuent. (Limo-
« nade sulfurique, potion avec 6 grammes d'extrait de
« ratanhia, sinapismes aux extrémités inférieures.)

« Le 23, le pouls devient faible, augmente en fréquence ;
« les hémorrhagies continuent ; l'urine est couleur de sang

« presque pur. J'ordonne une potion avec **2 gram.** de seigle
« ergoté.

« Les **24, 25** et **26**, même état. On reprend la potion avec
« le ratanhia ; cependant la malade perd beaucoup de sang,
« sa faiblesse est extrème ; le pouls est filiforme à **120** pulsa-
« tions ; la langue fuligineuse, la peau décolorée, de la blan-
« cheur de la cire, les extrémités sont froides ; céphalalgie
« intense. Un confrère est appelé en consultation et juge la
« malade perdue ; alors il me vient à l'idée, le **28**, d'employer
« le perchlorure de fer, et je prescris la potion suivante :
« eau, **100** grammes ; solution de perchlorure à **35°, 1** gram. ;
« sirop de coings, à prendre dans la journée. Le soir, potion
« avec extrait de quinquina, **5** grammes, pour ranimer la
« malade, qui est à un degré extrème de prostration.

« Le **29**, l'hématémèse et l'hémorrhagie intestinale ont
« cessé comme par enchantement ; il y a encore un peu de
« sang dans les urines. Le pouls a pris de la force et perdu
« sa fréquence, il est à **80**. La céphalalgie continue.

« Prescription : Limonade végétale ; potion avec extrait de
« quinquina, **4** grammes.

« Le **30**, il n'y a plus de traces de sang ; point de selles
« depuis deux jours, ce qui est un très-heureux résultat.

« Prescription : Bouillons en lavements et par la bouche ;
« vin de Bordeaux ; potion avec extrait de quinquina,
« **5** grammes.

« 1er octobre. Selles sans traces de sang ; potion *ut suprà*.

« Le 2, les pétéchies ont beaucoup pàli ; douleur entre les
« deux épaules ; la malade prend des forces.

« PRESCRIPTION : *Ut suprà*, excepté la potion au quinquina.

« Le 5, potages ; la malade, quoique plus forte, se plaint
« d'une faiblesse considérable de la vue ; il lui semble voir
« les objets à travers un voile.

« Le 13, il n'y a plus de pétéchies ; les téguments conti-
« nuent à se colorer ; les gencives sont roses. La malade com-
« mence à marcher.

« Quinze jours après, la malade était parfaitement guérie,
« forte et fraîche.

« Peu de jours après la guérison de cette malade, j'ai eu
« l'occasion d'employer le perchlorure de fer dans deux hé-
« morrhagies intestinales graves, survenues pendant le cours
« de fièvres typhoïdes ; l'hémorrhagie fut encore arrêtée
« dans l'espace de vingt-quatre heures, et le perchlorure
« manifesta encore son action en ralentissant le pouls et en
« lui donnant de la force, en diminuant la fréquence des
« évacuations alvines et en donnant aux selles une couleur
« noire-verdâtre caractéristique. Une des deux malades
« guérit ; chez l'autre, l'hémorrhagie récidiva ; le perchlorure
« la fit encore disparaître, quoique la lésion intestinale qui la
« produisait devait être grave, puisque, au bout d'une dizaine
« de jours la malade succomba à une perforation de l'intestin.

« J'ai encore eu l'occasion de donner avec succès le per-
« chlorure dans des métrorrhagies, et dans un cas je l'ai
« donné à un malade atteint d'hémorrhagie cérébrale ; mais
» comme ici j'ai employé les autres moyens en usage : émis-
« sions sanguines, sinapismes, eau glacée sur la tête, etc.,
« je ne puis affirmer l'efficacité de ce médicament ; cependant
« je crois que ses principales propriétés peuvent ici le rendre
» utile ; en effet, il peut arrêter l'hémorrhagie, soit par sa
« propriété coagulante, soit en ralentissant les mouvements
« du cœur et en diminuant, par conséquent, l'afflux du sang
« au cerveau dans un temps donné.

« Comment agit le perchlorure de fer? Ce médicament a
« deux propriétés principales : 1° il coagule ou épaissit le
« sang ; 2° il ralentit les mouvements du cœur.

« 1° Il coagule le sang s'il est en quantité suffisante, ou le
« rend seulement plus plastique si la quantité employée est
« peu considérable ; la coagulation du sang par le perchlo-
« rure est un fait connu de tout le monde ; mais ce qui ne
« l'est pas, c'est la manière dont se fait cette coagulation. Je
« me suis demandé si le perchlorure produisait un travail
« de coagulation semblable à celui qui se fait spontanément
« soit après la mort, soit dans une masse de sang retirée par
« la saignée ; en un mot, si le perchlorure coagule le sang en
« solidifiant seulement la fibrine, ou bien au contraire en
« agissant à la fois, et sur la fibrine et sur le sérum par l'in-

« termédiaire de l'albumine que celui-ci contient. J'ai fait à
« ce sujet quelques expériences dont voici le résultat :

PREMIÈRE EXPÉRIENCE.

« Je prends 20 grammes de sang de coq chaud et liquide, j'y
« verse dessus quelques gouttes de perchlorure de fer à 30°;
« sur-le-champ la masse se coagule, prend une couleur noi-
« râtre, un aspect charbonneux. J'examine six heures plus
« tard le coagulum, il ne s'est point dégagé sensiblement de
« sérum. Il faut avoir soin, dans cette expérience, de verser le
« perchlorure goutte à goutte, car si on mettait d'emblée une
« quantité trop forte, le coagulum y nagerait, et il serait im-
» possible alors de voir si le sang a laissé dégager du sérum.
« Cette expérience prouve que le perchlorure coagule le sang
« en masse.

DEUXIÈME EXPÉRIENCE.

« Je prends du blanc d'œuf frais, j'y verse dessus quelques
« gouttes de perchlorure, et immédiatement, à la tempéra-
« ture de 10°, j'obtiens un beau coagulum couleur orange
« foncée et d'une assez ferme densité ; ce coagulum est inso-
« luble dans l'eau et dans l'acide chlorhydrique (1). L'on voit

---

(1) M. le docteur Pize a mal observé ici; l'acide chlorhydrique, comme tous les
autres acides, redissout le coagulum formé par le perchlorure avec l'albumine de
l'œuf et celle du sang. Il y a même plus; ces deux coagulums sont solubles dans un
excès de perchlorure, dont la réaction est toujours acide, avons-nous dit.

Note de l'Auteur.

« par cette expérience que le perchlorure a la propriété de
« coaguler l'albumine.

TROISIÈME EXPÉRIENCE.

« Je prends 10 grammes de sérum provenant de sang de
« coq, j'y verse dessus quelques gouttes de perchlorure de
« fer, et immédiatement, le sérum se solidifie, et forme un
« coagulum jaunâtre, insoluble dans l'eau et dans l'acide
« chlorhydrique. Cette expérience démontre clairement que
« le sérum du sang est coagulé par l'action du perchlorure
« de fer.

QUATRIÈME EXPÉRIENCE.

« Je répète les deux dernières expériences en me servant,
« au lieu de perchlorure, tantôt d'acide chlorhydrique, tantôt
« d'acide azotique, et je vois que ces acides ont des propriétés
« coagulantes bien inférieures à celle du perchlorure (1).

« Il résulte de tous ces faits que le perchlorure de fer
« solidifie ou épaissit le sang non-seulement en coagulant la
« fibrine, mais encore en coagulant l'albumine, et bien plus,
« en agissant sur cette albumine, il coagule le sérum. Cette
« coagulation est si forte qu'elle emprisonne en un seul et
« même magma tous les principes du sang, tant solides que
« liquides.

---

(1) L'albumine coagulée par l'acide hydrochlorique et l'acide azotique est insoluble
dans un excès de ces deux acides. Ce fait démontre la différence des phénomènes qui
se produisent avec le perchlorure, et prouvent que ce n'est pas l'acide chlorhydrique
qui est l'agent coagulant, mais bien le sel lui-même.

Note de l'Auteur.

« 2° La deuxième propriété du perchlorure est de ralentir
« les mouvements du cœur ; c'est ce que nous avons toujours
« observé dans son administration, et c'est ce que l'on voit
« dans l'observation qui est en tête de notre travail. Cette ac-
« tion sur la circulation ne doit pas être sans influence sur l'arrêt
« des hémorrhagies ; elle ralentit les mouvements du cœur,
« et par suite diminue l'afflux sanguin vers le lieu hémorrha-
« gique. Peut-être cette propriété du perchlorure pourra-t-
« elle être utilisée dans quelques maladies ; c'est ce que nous
« recherchons. A ce sujet, nous citerons un cas intéressant :

« Mlle X***, âgée de 23 ans, est atteinte de chlorose, avec
« divers accidents graves, fièvre et infiltration des jambes. Je
« donne 10 gouttes de perchlorure pendant une quinzaine, le
« pouls revient à son état normal et l'infiltration disparaît.
« Ici, dans un cas complexe, le perchlorure a agi d'une ma-
« nière complexe : 1° il a servi à combattre la maladie prin-
« cipale, la chlorose, par le fer qu'il contient ; 2° il a, par sa
« propriété sédative, abattu la fièvre ; 3° enfin il a arrêté
« l'infiltration par ses propriétés plastiques en épaississant la
« masse du sang, qui alors a laissé transsuder moins facile-
« ment sa sérosité à travers les capillaires ; bien plus peut-
« être, comme tous les astringents énergiques, il a dû encore
« empêcher cette transsudation en tonifiant et en resserrant
« la fibre de ces capillaires.

« C'est ainsi qu'en rendant le sang plus plastique, surtout
« en épaississant le sérum, que le perchlorure peut agir effi-

« cacement dans certaines diarrhées où il a été employé par

« quelques observateurs distingués aussi bien que par moi,

« et je ne doute pas que ce médicament ne puisse rendre,

« dans certains cas d'hydropisies essentielles, de grands ser-

« vices, comme dans le cas d'infiltration des jambes que

« nous avons cité plus haut.

« Dans la plupart des affections que nous venons de citer,

« le perchlorure de fer peut encore agir heureusement sur

« l'économie par les propriétés toniques qu'il possède,

« comme dans toutes les autres préparations ferrugineuses

« et comme beaucoup d'astringents.

« Les propriétés énergiques du perchlorure en font un

« médicament qui peut avoir des dangers s'il n'est pas em-

« ployé avec prudence et discernement, et nous ne pouvons

« comprendre qu'un observateur distingué ait pu récemment

« écrire que l'emploi du perchlorure de fer à l'intérieur était

« sans aucun danger. Ses deux propriétés principales le ren-

« dent évidemment dangereux : ainsi, si l'on pousse trop

« loin son action coagulante, il pourrait donner lieu à des

« accidents graves, tels que formation de caillots dans le

« système circulatoire, gangrènes, etc.; d'un autre côté, en

« ralentissant trop les battements de cœur, il pourrait causer

« un trouble dangereux dans l'économie; il faut donc sur-

« veiller attentivement l'action de ce médicament, commencer

« par de petites doses, à moins de danger pressant, tel que

« dans une hémorrhagie grave, et surtout examiner l'état

« du pouls, qu'il ne faudrait pas ralentir trop au-dessous des
« limites physiologiques.

« Nous terminerons par les conclusions suivantes :

1° Le perchlorure de fer est le plus précieux des hémosta-
« tiques ;

« 2° Il doit ses propriétés hémostatiques à son pouvoir de
« coaguler et la fibrine et l'albumine du sang ;

« 3° Il coagule le sérum en solidifiant l'albumine contenue
« par celui-ci ;

« 4° Cette propriété de coaguler le sérum peut le rendre
« utile dans certaines maladies où ce liquide s'échappe du
« système circulatoire ;

« 5° Le perchlorure de fer a une action sédative sur la
« circulation ;

« 6° Le perchlorure est un médicament qui ne doit être
« employé qu'avec prudence. »

D'autre part, la *Gazette Médicale de Paris*, n° 41, p. 634,
oct. 1858, contient ce qui suit :

« Un article récemment publié par M. le docteur Vigla,
« dans le *Journal de Pharmacie et de Chimie*, fait connaître
« un cas d'application très-heureuse du perchlorure de fer
« administré à l'intérieur contre un catarrhe chronique très-
» intense de la vessie. Les injections d'eau froide, l'usage
« intérieur des balsamiques, n'avaient pu modifier la ma-
« ladie qui se compliquait d'hémorrhagies inquiétantes.

« L'usage du perchlorure de fer à l'intérieur triompha en
« très-peu de temps, non-seulement de l'hémorrhagie, mais
« modifia même profondément et amena à des bornes accep-
« tables l'écoulement catarrhal.

« Son action, comme hémostatique puissant, est confirmée
« par la communication à l'*Union Médicale de la Gironde*,
« par M. le docteur Méran (Bordeaux), de cinq cas de métror-
« rhagie, suites probables d'avortement, heureusement et
« promptement réprimées par l'administration interne du
« perchlorure de fer. La dose employée était de 20 gouttes
« d'une solution à 30° dans 100 grammes d'eau véhicule, ad-
« ministrée par cuillerées à bouche toutes les heures. Dès
« les premières cuillerées, il n'a plus été observé ni exsuda-
« tion, ni caillots. — M. Méran a constaté dans ces cinq cas
« un phénomène remarquable, à savoir l'ampleur, la plénitude
« du pouls qui s'est montrée dès les premières doses du sel
« ferrique. Cette reprise énergique de la circulation ne peut
« être simplement le fait de la cessation de l'hémorrhagie ;
« le balancement des quantités de liquide circulant ne sau-
« rait se faire avec une rapidité aussi étonnante. On est forcé
« de voir dans cette circonstance un des côtés de l'action
« névrosthénique du médicament. Particularisant ce mode
« d'action, M. Méran y voit une modification s'exerçant sur
« l'état des capillaires chez lesquels serait déterminée une
« astriction absente pendant l'hémorrhagie, et l'état de fai-
« blesse qui s'y lie. Le système artériel bénéficierait alors de

« la diminution de calibre des capillaires, et de la cessation

« de la stase relative du sang dans ces petits vaisseaux.

« Quand on considère la condition d'équilibration que rem-

« plissent ces deux systèmes au point de vue de l'intégrité

« de la circulation, on ne peut que trouver au moins ration-

« nelle et spécieuse l'opinion du médecin de Bordeaux. Quoi

« qu'il en soit de la théorie, cette plénitude du pouls après

« l'administration du perchlorure de fer, est un fait dont il

« est d'autant plus utile d'être prévenu qu'il pourrait en

« imposer pour une véritable fièvre, méprise que M. Méran

« avoue avoir commise dans quelques cas, mais que nous

« reconnaissons aussi qu'il a judicieusement évitée dans sa

« seconde observation chez la femme qui en fait le sujet. Le

« pouls, à peine perceptible et filiforme la veille de l'adminis-

« tration du perchlorure était devenu le lendemain, fort et

« comme pléthorique. Cette circonstance, remarquée déjà

« chez sa première malade, pouvait faire redouter le retour

« de l'hémorrhagie. M. Méran ne s'y trompe pas : notant une

« excitation nerveuse ou cérébrale excessive, notre judicieux

« confrère se convainquit qu'elle devait se trouver sous la

« dépendance de l'épuisement et non de la fièvre ; il pres-

« crivit, malgré cette fièvre, potages, vin et viande, le

« perchlorure de fer, et n'eut qu'à s'en louer ; et nous le

« croyons louable en effet.

« Le rôle du perchlorure de fer, administré à l'intérieur

« dans les hémorrhagies, n'est donc plus contestable.

THÉORIE DE L'ACTION HÉMOPLASTIQUE

DU PERCHLORURE DE FER ADMINISTRÉ A L'INTÉRIEUR.

Il résulte des communications qui précèdent, dues à MM. Pize et Méran, ainsi que de plusieurs autres que nous pourrions citer, que le perchlorure de fer, administré à l'intérieur à la dose de 20 à 30 gouttes dans un véhicule approprié, modifie avec une rapidité très-grande, surprenante même, les diathèses hémorrhagiques, et que dans ce phénomène, on remarque toujours que le pouls se relève, qu'il prend de la plénitude dès les premières cuillerées de l'administration du médicament, et qu'en continuant de donner le perchlorure, le pouls, toujours plein et puissant, perd bientôt peu à peu de sa fréquence jusqu'à la production d'un état sédatif des plus remarquables. — Il est permis, croyons-nous, aux personnes les plus prudentes en fait de théorie, alors même qu'il s'agit de faits qui se produisent au sein de l'organisme, sous l'influence par conséquent des phénomènes vitaux, de vouloir chercher au moins à se rendre raison des faits qui précèdent. C'est du reste, malgré les opinions contraires, ce que cherchera toujours à faire, et avec raison, dans l'intérêt de la science et de la vérité, tout esprit investigateur, animé du véritable amour du progrès. Nous ne voulons pas dire qu'en médecine, les théories, données ou acceptées trop légèrement, ne puissent pas quelquefois avoir des inconvénients. Mais nous croyons qu'une théorie même hasardée vaut mieux que rien, parce qu'elle appelle le contrôle et la discussion, qui sont les seules voies par lesquelles on arrive à là connaissance de la vérité.

M. le docteur Pize, comme on l'a vu plus haut, a cru reconnaître dans les phénomènes qui se sont produits chez sa jeune malade, l'épaississement de toute la masse du sang, déterminé par le perchlorure de fer, en vertu de la propriété qu'il possède de coaguler la fibrine et l'albumine du sang, celle du sérum séparé des globules et enfin l'albumine de l'œuf. Le sang condensé, épaissi, ne pourrait plus pénétrer dans les capillaires; d'où cessation immédiate et prompte des hémorrhagies par ces petits vaisseaux, concentration du sang dans les gros, laquelle aurait pour résultat immédiat un relèvement du pouls qui prend aussitôt de l'ampleur en diminuant de fréquence. Puis sous l'influence de cet état de choses, la réaction vitale, commençant aussitôt, vient ajouter son action puissante à celle du médicament; et le mal est vaincu.

Nous avions nous-même adopté cette manière de voir dans le Mémoire que nous avons adressé à l'Académie de Médecine pour le concours sur l'action thérapeutique du perchlorure de fer, et qui a eu l'honneur d'être couronné par cette savante Assemblée. De plus, nous avions appliqué cette théorie aux faits thérapeutiques remarquables observés par M. le docteur Méran; et de même, par conséquent, à tous les accidents inflammatoires des capillaires dans l'érysipèle et diverses pyrexies, qui cèdent presque toujours à l'administration du perchlorure.

M. Méran, de son côté, donnant une explication différente, « est forcé de reconnaître, dit-il, dans les faits qu'il a observés, un des côtés de l'action névrosthénique du médicament; et particularisant ce mode d'action, M. Méran y voit une modification s'exerçant sur l'état des capillaires chez lesquels serait déterminée une astriction absente pendant l'hémorrhagie et l'état de faiblesse qui s'y lie. Le système artériel bénificierait alors de la diminution du calibre des capillaires, et de là cessation de la stase relative du sang dans ces petits vaisseaux. »

L'intéressant Mémoire de M. Pize avait été l'objet d'un rapport à l'Académie de Médecine, par un habile expérimentateur, M. Devergié, dans la séance du 22 mai dernier. Dans ce travail remarquable, l'honorable rapporteur avait exposé nos théories physico-chimiques sur l'action hémoplastique du perchlorure de fer administré à l'intérieur. Et dans celle du 30, le rapport de M. Devergié a servi de texte à un éloquent discours d'un savant thérapeutiste, M. Trousseau, discours jugé très-remarquable aussi par quelques uns de ses collègues de Paris.

Directement intéressé dans le débat académique, nous demanderons la permission de suivre les arguments de M. Trousseau, dans l'ordre même où ils sont enchaînés dans la bouche de l'orateur, et tels que nous les trouvons reproduits dans la *Gazette Médicale de Lyon et la Gazette des Hôpitaux.*

M. Devergié a fait deux camps parmi les thérapeutistes : dans l'un il range les chimistes; dans l'autre, il fait entrer les organiciens, les dynamistes et les vitalistes. M. Trousseau se posant en éclectique au milieu des deux partis, s'est efforcé de les combattre avec cette puissance de dialectique que tout le monde lui reconnaît, mais qui heureusement pour ses adversaires peut pêcher quelquefois par la base. Placé comme nous le sommes, dirons-nous, en élargissant un peu le cercle de la question, juste à moitié chemin, entre Paris et Montpellier, nous nous sentirions fort à notre aise en abordant une telle discussion, si notre insuffisance ne venait y mettre un obstacle presque absolu. Mais pourtant, après avoir lu avec une extrême attention toute l'argumentation du savant orateur, nous avouerons n'y avoir rien trouvé qui justifie la séparation violente des thérapeutistes en deux ou trois camps, séparation acceptée avec tant d'empressement par M. Trousseau. Et pour mettre de suite notre pensée à l'aise, nous dirons qu'à notre avis, si on paraît faire quelquefois trop de chimie d'un côté, on néglige par trop l'étude de cette science de l'autre. — Vouloir expliquer les phénomènes de la vie organique et les fonctions si mystérieuses des organes par la chimie seule serait une prétention illusoire, dont pas un chimiste ne se rendra jamais coupable.

L'organicisme pur a conduit bien des fois des esprits supérieurs au scepticisme d'abord, puis au matérialisme ; jamais l'étude de la chimie n'a rendu aucun de ses adeptes matérialiste.

Mais si la chimie ne saurait prétendre constituer à elle seule la physiologie, qui pourrait dire qu'elle ne constitue pas le plus puissant moyen d'investigation que cette dernière, comme la médecine, puisse mettre en jeu ?

De l'immortel Bichat jusqu'à ce jour, quelles sont donc les conquêtes qu'ont faites la physiologie pure et l'organographie, en dehors de celles qu'elles doivent surtout à la chimie ?

De Lavoisier à Cl. Bernard, n'est-ce pas la chimie moderne qui nous a appris, par la composition de l'air et la découverte de l'oxygène, ce que c'était que la respiration dans ses principaux phénomènes au moins ; et qui, en nous éclairant de plus sur la digestion, nous a permis de soulever un coin du voile qui nous cache encore les lois principales de l'hématose ? N'est-ce pas aussi cette science qui nous a fait connaître la composition chimique du sang, de l'urine, du suc gastrique, de la bile, etc., en un mot, de toutes les humeurs de l'économie animale, en nous aidant de plus à nous rendre compte de leurs fonctions et de celles des organes au sein desquels elles se génèrent ? L'émotion produite dans le monde scientifique entier, par la découverte des fonctions glucogéniques du foie, n'est pas encore calmée, et les vibrations qu'elle a produites se font encore sentir partout.

Les thérapeutistes chimistes n'ont jamais eu la prétention d'avoir voulu tout expliquer. Mais ayant à l'aide de la chimie une connaissance plus intime des propriétés des corps et de leurs réactions réciproques, ils se font un appui de l'analyse et de la synthèse chimiques pour aider à l'explication de quelques uns des phénomènes qui se produisent dans l'organisme vivant. Et lorsqu'ils croient être sur la voie d'un fait, ils s'efforcent de le faire servir à l'étude de l'action thérapeutique des médicaments soit sur l'homme sain, soit sur l'homme malade.

Est-ce à dire que les chimistes aient jamais pensé un seul instant que cette admirable science les conduirait à la découverte de la vérité absolue? Non certainement. Ce sont leurs adversaires qui, surpris, éblouis dès le principe, comme cela arrive à tous ceux qui voient pour la première fois se produire des faits, des phénomènes dont ils ignorent la cause, ont prêté aux chimistes leur propre engouement.

Toutes les écoles de philosophie, en médecine comme dans toutes les autres sciences, se sont toujours flattées, sinon de tenir, du moins de conduire à la connaissance de la vérité absolue. La chimie, au contraire, ne porte pas ses vues aussi loin; elle ne recherche sans cesse et partout que des vérités et non la vérité, ce qui est bien différent.

Pour en revenir au Mémoire de M. Pize sur le purpura,

nous voyons qu'à propos du fait capital, à tous les points de vue, que renferme ce travail : la sédation du pouls sous l'influence du perchlorure, M. Trousseau dit que ce phénomène ne s'observe pas à l'état physiologique. — Mais c'est là une erreur ; le perchlorure de fer produit l'effet sédatif du pouls chez l'homme à l'état de santé, tout aussi bien que chez l'homme malade. Donnez pendant un certain nombre de jours du perchlorure à une personne phlétorique, et vous verrez bientôt ce médicament amener des troubles d'abord, puis des accidents sérieux du côté du cœur et du cerveau. Et à ce point de vue, M. Pize a parfaitement raison de dire que, dans certains cas, ce médicament peut être dangereux et qu'il faut l'administrer avec prudence.

« Il est hors de doute, poursuit le savant orateur, que le perchlorure de fer soit un hémostatique direct, ces applications topiques étant là pour le faire voir. Mais est-il vraiment un hémostatique indirect? » — Il nous semble, répondrons-nous, que les observations qui précèdent, communiquées par M. le docteur Méran à l'Académie de Médecine, devraient suffire pour résoudre cette question.—« L'explication, « dit ensuite M. Trousseau, qu'ont donnée de sa manière d'agir « les chimiâtres, n'est pas supportable. Comment peut-on com- « prendre que le perchlorure n'aille coaguler le sang que là « précisément où il y a hémorrhagie ; et qu'il n'exerce pas « son action coagulante en chemin? Ne doit-il pas passer « par les capillaires de l'estomac, par ceux de la veine-porte,

« par les sus-hépatiques, par les artères pulmonaires, etc?
« Sur tout ce trajet, il ne déterminerait aucune embolie, et
« irait seulement coaguler le sang dans les capillaires
« utérins, je suppose! cela est absurde en vérité. »

Il est très-certain, répondrons-nous, que si le perchlorure
de fer administré à l'intérieur dans le purpura, les hémorrhagies utérines, l'épistaxis, l'hémoptysie, l'érysipèle, le
croup, l'angine couenneuse, etc., traversait sans entrave et
sans être arrêté en chemin, les capillaires de l'estomac, ceux
de la veine-porte, les sus-hépatiques par les artères pulmonaires, etc., pour aller, d'un pas tranquille, coaguler le sang
là où le besoin s'en ferait sentir, dans les capillaires de l'appareil vasculaire et du tube intestinal, dans les capillaires utérins,
dans ceux des muqueuses du cerveau, du système bronchique
et pectoral, du tissu cutané, des muqueuses de l'arrière-
gorge, etc., — ce serait certainement fort beau de sa part, mais
très-certainement aussi, fort absurde de la nôtre, surtout en
présence de ce que nous avons écrit sur les propriétés chimiques de ce sel et de son mode d'action sur l'albumine. Heureusement, nous n'avons jamais rien dit, ni même pensé qui
puisse autoriser personne à nous attribuer une telle manière
de voir.

Nous avons dit, à propos des observations de M. le docteur
Méran : « que sous l'influence du perchlorure de fer administré à l'intérieur, la masse entière du sang contenue
dans toute l'économie prenait avec une rapidité relative

extrême, une plasticité, une condensation plus grande, qui s'annonçait rapidement par une sédation fort remarquable du pouls. Et que cet épaississement passager du sang, assez fort pour rendre impossible ou contrarier tout au moins considérablement la circulation de ce fluide vivant dans les capillaires, nous paraissait devoir contenir l'explication des faits observés par M. Méran, comme ceux produits par M. Pize. Et que, de plus, il justifiait de la même manière les succès obtenus de tout côté par le perchlorure de fer, administré à l'intérieur, contre les hémorrhagies passives et les maladies inflammatoires des capillaires externes. »

Cette opinion, explication ou théorie, est encore intacte dans notre esprit; nous n'avons rien trouvé, dans les éloquentes paroles de notre savant adversaire, qui fût de nature à l'ébranler. Voici, du reste, sur quelles bases nous l'avons appuyée :

Lorsqu'on délaye un blanc d'œuf dans deux fois son volume d'eau, et qu'après avoir laissé reposer le mélange, on fait tomber au milieu quelques gouttes de perchlorure (sans agiter le liquide), on remarque, après quelques heures, que toute la masse du liquide s'est prise en gelée.

Si, au lieu de l'albumine de l'œuf, on prend une solution concentrée de gomme arabique dans l'eau, le même phénomène se produit encore.

D'autre part; le sang défibriné se comportera absolument de la même manière avec le perchlorure de fer; il se prendra en masse gélatiniforme sous son influence, comme le lait sous l'action de la présure.

Mais l'albumine, principe immédiat du sang, comme l'albumine de l'œuf, a des propriétés physiques et chimiques que l'on ne saurait nier; la matière organisée ou non est soumise à certaines lois chimiques invariables, que la force vitale elle-même ne saurait modifier. Or, pourquoi l'action chimique, une, fatale, toujours identique, qu'exerce le perchlorure sur le sang chaud et vivant à sa sortie de la veine, ne serait-elle plus la même (nous ne disons pas identiquement la même sous tous les rapports) sur le sang contenu dans les vaisseaux de l'économie?

Nous ne voyons là rien de contraire à la saine logique, pour notre part. — MM. Thierry et Broca ont bien démontré que le perchlorure peut coaguler le sang à travers les parois veineuses. Puisqu'il en est ainsi, pourquoi ne pas vouloir admettre que, — ce médicament introduit dans le sang par les voies digestives et aussitôt combiné avec les premiers éléments albumineux qu'il y rencontre, — ce premier fait, purement de l'ordre chimique, ne puisse être suivi de l'un de ces phénomènes physico-chimiques et d'endosmose, dont on voit à tout moment des exemples dans l'organisme vivant, lequel aurait pour résultat de produire une sorte de resserrement, de contraction passagère de l'albumine et de la fibrine du sang, suffisante pour expliquer les phénomènes de sédation du pouls et ceux produits dans les vaisseaux capillaires, par conséquent ?

L'honorable orateur nie, il est vrai, ou du moins il met en doute le passage du perchlorure de fer dans le sang. Mais nier ce n'est pas prouver. Mieux vaut cent fois pour la science et l'honneur de l'esprit humain, nous le répétons, une théorie hasardée, fausse même, que le doute. — En physique, la théorie de l'émission, due au génie de Newton, a précédé et conduit à celle des ondulations; et de même la théorie, *fausse*, du phlogistique servit la chimie naissante jusqu'à l'époque où le génie immortel de Lavoisier vint nous faire connaître la vérité par la découverte des lois de la combustion.

« On a dit, continue M. Trousseau : que la proportion du « fer est moindre dans le sang des chlorotiques, et cela est « généralement admis ; mais voici M. Favre et M. Réveil « qui affirment qu'il y a deux ou trois fois plus de fer dans « l'hématosine du sang des chlorotiques.

« Ainsi, sur 1 kilogramme de sang tiré chez une femme « non chlorotique, on trouve 127 de globules contenant une « quantité quelconque de fer ; — sur 1 kilogramme de sang « tiré chez une femme chlorotique, on ne trouve que 37 de « globules. Mais cette moindre proportion de globules con- « tient la même quantité de fer que chez la précédente. Le « fer est donc plus condensé dans la chlorose, et la question « est, non pas d'en augmenter le chiffre ; mais de le répartir « plus également. »

Nous croyons ici à une équivoque de la part de M. Trousseau. — Dans le courant de mars, à Paris, notre savant confrère, M. Réveil, nous parla en quelques mots seulement de son travail sur le sang, qui n'était pas encore terminé. Il aura sans doute été publié depuis lors; mais nous n'avons pas encore eu le plaisir de le lire. (1) — Pourtant, nous ne pouvons nous empêcher de croire qu'il y a confusion dans l'interprétation que donne l'éloquent orateur, de la quantité de fer contenue dans le sang de la femme non chlorotique et dans celui de la femme atteinte de chlorose. Jusqu'à preuve du contraire par la lecture du travail de MM. Favre et Réveil, nous croirons que ces deux chimistes ont dû dire: « que dans les 37 de globules trouvés dans 1 kilogramme de sang chlorotique, la proportion de fer était la même que dans les 127 de globules de la femme non chlorotique. Ou, en d'autres termes, que les globules du sang des chlorotiques contenaient autant de fer que les globules du sang à l'état normal, ou même, si vous le voulez, à l'état de phlétore. » Il nous semble nous souvenir du moins, que c'est en ce sens que nous parla M. Réveil. Si cela est ainsi, ce que nous croyons, nous dirons que l'opinion de MM. Réveil et Favre est depuis longtemps la nôtre également. Mais ajouterons-nous, nous ne voyons rien là qui puisse infirmer notre manière de voir sur l'action du perchlorure de fer sur

---

(1) Il s'agit probablement d'un travail antérieur de MM. Réveil et Favre, et non de celui dont le premier s'occupait tout dernièrement.

le sang. — Que le globule du sang ait une composition fixe, et que la proportion de fer qui entre dans son organisation, ne puisse ni augmenter ni diminuer, nous l'acceptons d'autant plus volontiers que nous le trouvons conforme aux lois chimiques, créées par Dieu, inhérentes à la matière, et qui, si vous voulez bien nous permettre de le dire, concourrent tout aussi bien à la production des phénomènes de la vie qu'à ceux de l'ordre matériel. Une de ces lois, par exemple, nous montre que lorsque nous combinons 1 d'oxygène avec 1 de fer, nous obtenons 1 de protoxyde de fer possédant des propriétés physiques et chimiques particulières, très-définies et toujours identiques. Et de même si nous combinons 2 de fer avec 3 d'oxygène, nous aurons le sesquioxyde ou peroxyde de fer ; mais ce dernier aura des propriétés toutes différentes du premier, quoique tout aussi bien définies. Si au contraire nous voulons réunir 2 d'oxygène avec 1 de fer, nous n'y parviendrons pas ; la loi chimique semble s'y opposer.

Nous sommes donc très-disposé à admettre que le globule du sang, qui nous paraît être, entre les mains de l'intelligence suprême, à l'égard des tissus de l'organisme, pendant la vie, ce que le fil contenu dans la navette se trouve être à l'égard des tissus de l'industrie humaine, ait, en effet, et ne puisse jamais avoir qu'une composition identique, tant sous le rapport du fer que des autres matériaux qui concourrent à son organisation. — Comme d'autre part, la proportion des globules est moindre dans la chlorose, et que l'administration du fer guérit cette maladie, ce dernier fait nous suffit, et il importe peu à la chose en elle-même que le fer ingéré aille augmenter la quantité de celui existant déjà dans les globules, — ou que, conformément à une phrase que nous avons écrite et que l'orateur a répétée mot pour mot: « Une fois parvenu dans « le sang, l'acide du perchlorure s'unisse à l'alcali du sang, et « le peroxyde de fer à l'albumine, d'où il résulterait un com- « posé servant de noyau à de nouveaux globules, — à ceux « qui font défaut dans la chlorose. » Cette manière de voir, on en conviendra, concorde parfaitement avec les résultats analytiques de MM. Favre et Réveil, interprêtés comme nous l'avons fait.

Il y aurait donc, à l'état chlorotique, autant de fer dans les globules qu'à l'état de santé ; mais comme la chlorose est le résultat de la diminution de la proportion des globules dans le sang, il s'ensuit, qu'en fait, il y a moins de fer dans le sang des chlorotiques.

Dans le cas, au contraire, où MM. Favre et Réveil auraient réellement reconnu que les 37 de globules du sang de la femme chlorotique, contenaient en poids autant de fer que 127 de globules fournis par le sang de la femme non chlorotique, il y aurait là, en effet, la constatation d'un fait excessivement remarquable. Mais cette condensation du fer dans les globules restants, nous semblerait un argument puissant en faveur du rôle que les chimistes attribuent au fer contenu tant dans le sang que dans les parties solides de l'organisme. Il nous semble de plus, que ce fait justifierait singulièrement notre théorie sur l'action thérapeutique de ce médicament, et le rôle physiologique que nous lui avons prêté dans la formation du globule du sang et l'assimilation.

L'honorable orateur, avec cette souplesse d'esprit et ce talent de parole entraînante, que tout le monde lui connaît, nie tout ou doute de tout : que sais-je, que savons-nous ! — « Le « fer ne serait-il pas, dit-il, le spécifique de la chlorose et « de l'anémie à la manière du mercure pour la syphilis, du . « quinquina dans la cachexie palustre?

« Faut-il accepter le passage du fer dans le sang? Mais « l'albumine injectée dans les veines est rejetée par les « urines, l'économie veut faire elle-même l'albumine dont « elle a besoin. *Il en est de même du sucre ; il en est de même* « *de l'eau, de l'iode, etc. Toutes ces substances passent dans le* « *sang, le traversent ; mais ne s'y fixent pas. Il en est probable-* « *ment de même ainsi du fer.* »

Dans l'hypothèse où n'a pas craint de s'engager ici l'orateur, il s'ensuivrait que l'économie fabriquerait elle-même le fer et l'iode dont elle a besoin ; c'est-à-dire, que deux corps simples, deux éléments se généreraient spontanément dans l'organisme vivant! — Mais si tout ce qui entre dans l'économie en sort de même, il en résulterait que cette dernière fabriquerait elle-même également les autres éléments qui lui sont indispensables : l'oxygène, l'hydrogène, le carbone, l'azote, le phosphore, le calcium, etc. « En vérité, sommes-nous en droit de dire à notre tour, cela est absurde. »

La chimiâtrie aussi s'est quelquefois demandé si l'association des corps élémentaires avec les substances de l'ordre organique se faisait réellement dans le sang, ou si la molécule organique, l'association dont nous avons parlé du fer avec la substance albuminoïde n'aurait pas lieu dans les végétaux, tandis que l'organisme animal ne ferait que s'assimiler cette molécule toute organisée. — Partant de ce point de vue, voici comment raisonnent les chimistes : les corps simples ou les éléments, quel que soit leur nombre du reste, existent depuis la création de la matière ; leur nombre réel ne peut ni augmenter, ni diminuer. Existant à l'état tantôt passif, tantôt actif depuis la création du monde, ils sont déposés dans notre globe, soit au sein de la terre et de l'eau, soit dans l'atmosphère. Mais indépendamment du milieu qu'ils occupent momentanément, obéissant sans repos aux lois qui régissent l'univers, ils tendent sans cesse à passer de l'état passif à l'état actif, pour être réduits de nouveau à l'état passif et redevenir actifs, ainsi de suite. La main de Dieu va les puiser dans la matière pour leur donner une véritable vie dans l'organisme végétal et animal, où elle les emploie à certaines fonctions actives. C'est ce qui justifie ces paroles si vraies de Barthez : « Tout est vivant, tout vit dans la nature, et la mort n'est qu'un mode de la matière aux yeux de l'Etre suprême. »

Dans une telle hypothèse, reposant sur des faits de l'ordre éternel, contre lesquels tout l'éclectisme de notre siècle resterait impuissant, le fer nécessaire, indispensable à l'organisme végétal comme au règne animal, serait puisé, de même que le soufre, le phosphore, le calcium, etc., dans la terre par les radicules des plantes et transporté dans leurs tissus par la sève qui est le sang des végétaux. Là, le fer s'organiserait en se combinant, soit à la protéine qui est la base de l'albumine végétale et animale, soit à l'albumine elle-même ; et il en résulterait une molécule vivante que les végétaux transmettraient aux animaux herbivores et ceux-ci aux carnivores.

Cette manière de voir est certainement spécieuse, et il est incontestable qu'à l'état de santé, le fer, le phosphore, le soufre, etc., indispensables à l'entretien de la vie, nous sont amplement fournis par les aliments. Mais comme l'homme peut vivre cent ans en ne buvant que de l'eau et en ne mangeant que des *aliments cuits,* nous voyons dans ce fait un argument puissant contre la transmission de la molécule organisée et *vivante* par les végétaux aux animaux. Nous préférons admettre que le globule du sang se forme, sous l'action vitale, tout aussi bien dans le sang, que la molécule organisée dans la sève des végétaux. Quant à l'albumine, qui est à nos yeux, à l'égard des tissus de l'organisme vivant des deux règnes, si on veut bien nous permettre de reprendre, malgré sa couleur locale, l'argument comparatif dont nous nous sommes déjà servi, ce que la laine, la soie, le coton, le chanvre et le lin sont à l'étoffe de laine, de soie, de coton, de chanvre et de lin, nous serions beaucoup plus disposé à croire que cette substance s'élabore dans les végétaux. Mais que ces diverses hypothèses soient vraies ou qu'elles soient fausses, nous ne voyons pas, pour notre part, que l'on puisse les dédaigner ni les taxer d'absurdité.

En admettant que nos organes produisent eux-mêmes, sous l'influence de l'action vitale, les corps simples dont ils ont besoin, M. Trousseau donne en plein dans le vitalisme le plus pur; nous pourrions, en effet, citer cette manière de voir dans les ouvrages de l'un des adeptes les plus ardents, mais des plus honorables également, de la doctrine de Montpellier.

Toutefois, après s'être montré vitaliste, nous allons voir le savant orateur redevenir organicien, matérialiste, dans le passage suivant :

« L'homme, dit M. Trousseau, avec la matière brute, peut
« créer des fonctions téléologiques, c'est-à-dire convergeant
« vers une action déterminée. Ainsi une montre, une loco-
« motive, sont de vrais organes, et ils remplissent de vérita-
« bles fonctions. Avec la matière organisée, c'est plus difficile

« pour nous, mais il paraît que c'est très-facile pour l'intel-
« ligence suprême, par ce que nous voyons tous les jours et
« de toute part.

« L'intelligence humaine, qui a présidé à l'association de
« la matière pour créer l'organe, ne préside pas à la fonction ;
« la montre, une fois montée, marche seule ; la machine, une
« fois allumée, traîne les convois, indépendamment de la
« volonté de l'horloger ou du mécanicien. Il en est de même
« des organismes qu'a créés l'intelligence suprême ; leur
« fonctionnement est fatal. L'animal, la plante, une fois mis
« dans leur milieu, s'y développent, s'y nourrissent, etc., en
« vertu de l'adoption de leur organisation à ce milieu, sans
« qu'il soit nécessaire de faire intervenir une volonté, un
« principe, une force extrinsèque à eux et dont ils n'ont
« plus nul besoin. »

Nous vous concédons tout cela, Monsieur. Mais si vous voulez bien nous permettre de vous emprunter une partie de vos
arguments, pour bien établir la différence qui existe ici, entre
vous, matérialiste, organicien, et un des nôtres également
matérialiste, organicien, mais de plus que vous, chimiâtre,
nous dirons que, si l'un des organes de votre locomotive
vient à se rouiller, et qu'elle ne puisse plus fonctionner,
vous ne verrez là que le fait, l'impossibilité de la fonction, et
vous enverrez la machine chez le mécanicien ; — le chimiste,
au contraire, commencera, avant tout, par demander à ses

moyens d'investigation quelle est la cause qui fait que la locomotive ne peut plus fonctionner; et comme il reconnaîtra aussitôt que le métal s'est oxydé, qu'il a subi une véritable combustion en se combinant avec de l'oxygène, puisé soit dans l'air, soit en décomposant la vapeur d'eau autour de lui, croyez-vous que, connaissant ainsi la véritable cause du mal, il ne sera pas mieux armé que son adversaire pour le guérir et prévenir son retour? Appliquez le même ordre de faits et d'idées à la médecine, à la physiologie, et vous aurez la comparaison exacte entre les thérapeutistes, organiciens, vitalistes ou dynamistes, et ceux qui sont de plus chimiâtres.

Poursuivre plus loin l'honorable orateur dans son argumentation, serait nous écarter de notre propre sujet. Nous avons, du reste, les défauts de notre caste; et toute théorie, une fois entrée dans notre esprit, y reste jusqu'à ce qu'une théorie meilleure vienne à surgir; hors de là, toute la puissance de la dialectique de notre savant adversaire serait incapable d'ébranler notre foi, parce que les déductions et les conclusions qui en découlent sont complètement antipathiques à notre nature, comme à notre sentiment médical, en ce qu'elles tendent à ériger en dogme le doute et la négation, qui ne sont l'un et l'autre que le suicide intellectuel.

VITALISME ET ORGANICISME.

SUITE DE LA DISCUSSION SUR L'ACTION DU PERCHLORURE DE FER DANS LE PURPURA.

Les réflexions qui précèdent, en réponse aux passages qui nous concernent dans le discours de M. Trousseau, étaient déjà imprimées lorsque la *Gazette des Hôpitaux* nous a apporté successivement les discours de M. Bouillaud, de M. Malgaigne, et, il y a peu de jours, la réplique de M. Poggiale à ce dernier.

Le premier discours du savant professeur du Val-de-Grâce nous avait déjà paru, quoique un peu absolu peut-être dans quelques unes de ses conclusions, tout-à-fait à la hauteur de la cause importante qu'il avait pour but de défendre. Mais dans la séance du 31 juillet, M. Poggiale a définitivement pris sur ses honorables adversaires une position qu'il ne peut plus perdre. — Transportant d'un bond la discussion sur son véritable terrain, il lui a donné la base et la direction qui lui avaient fait défaut jusqu'à ce jour. Il a établi avec une habileté et une vérité incontestables, le bilan de la somme de progrès dont la philosophie et la médecine sont redevables à la chimie, en faisant comprendre, de plus, par un tableau saisissant, les nouveaux apports dont elle doit nécessairement enrichir leur domaine.

Décidément le perchlorure de fer ne porte pas bonheur à

M. Malgaigne. — M. Trousseau avait parlé du *pot-au-feu* de l'économie; M. Malgaigne n'a pas manqué, à son tour, de parler de la *cornue* des chimistes.

M. Poggiale comme tous les amis sincères du progrès scientifique, avoue n'avoir pas entendu sans émotion en pleine Académie, un des professeurs les plus distingués de la Faculté de Médecine, dire « qu'il ignorait complètement les sciences physiques. » — Mais M. Malgaigne, qui est également un savant professeur de la Faculté, déclara aussi à l'Académie de Médecine, si nous avons bonne mémoire, lors de la première discussion sur le perchlorure de fer, en argumentant contre nous, « qu'il n'était ni chimiste, ni pharmacien, et qu'il en ignorait le premier mot. » Après de tels aveux, nous ne voyons rien aujourd'hui, dans le discours de M. Malgaigne, qui doive étonner M. Poggiale. — Demandez à un aveugle de discuter couleurs et vous verrez ce que vous en retirerez.

Il nous semble pourtant, qu'en matière d'anthropologie, il faudrait commencer par faire deux parts dans l'étude de l'homme : 1° L'animal doué d'organes en rapport avec le milieu dans lequel il est placé, lesquels organes obéissent aux lois générales de la matière, d'où leurs éléments ont été puisés et à laquelle ils doivent retourner. — 2° L'homme est de plus un être privilégié auquel le Créateur a donné une âme ; — cette âme, d'essence divine, doit retourner à son auteur. — L'âme est donc un principe immatériel; mais s'ensuit-il qu'il soit libre pendant la vie humaine ? Non certainement, et nous y reviendrons.

Tout être vivant, en commençant par les végétaux pour remonter l'échelle animale, du premier échelon qu'occupent les infiniments petits, les animalcules des générations spontanées, jusqu'à l'homme qui couronne l'échelon supérieur, tout être vivant, disons-nous, n'est pas autre chose qu'un appareil plus ou moins compliqué dans lequel se produisent pendant la durée de la vie, une série de phénomènes physico-chimiques déterminés et qui se renouvellent sans cesse. — La science ne connaît pas encore tous ces phénomènes; mais elle arrivera très-probablement à les connaître tous.

Il ne se produit pas, il faut se hâter de le dire, que des phénomènes de cet ordre dans l'économie, et il est impossible de ne pas reconnaître, avec M. Trousseau, « que la matière vivante a des manifestations qui lui sont propres, qui n'appartiennent qu'à elle. » — La vie, nous semble-t-il, est la cause cachée et inconnue qui se révélant à partir du développement de l'embryon, met en jeu les forces physiques et chimiques, et continue à présider aux fonctions des organes. — La vie, avons-nous dit déjà, c'est le secret de Dieu. — L'homme, quels que soient dans l'avenir les progrès de la science, ne saura jamais quelle est la nature du principe mystérieux qui fait que le grain de blé resté trois mille ans enfoui dans les tombeaux de l'Egypte, peut encore au contact de la terre, de l'eau et de l'air, germer et donner naissance à de nouveaux épis.

L'homme, comme tous les êtres qui vivent autour de lui, est plongé dans une puissante couche de gaz qui le pressent en tout sens, en pesant sur la surface de son corps d'un poids moyen de 15,500 kilogrammes; — ces gaz qui forment l'atmosphère de notre globe, sont d'abord un mélange à proportions définies, à peu près invariables, d'oxygène et d'azote, qui constituent l'air atmosphérique, puis des quantités variables d'acide carbonique et de vapeur d'eau. — Un de ces corps gazeux, l'oxygène, est l'agent initiateur des phénomènes physico-chimiques de l'organisme humain, comme de celui de tous les êtres vivants.

Tant que les ultra-vitalistes n'auront pas prouvé le contraire en démontrant que l'oxygène n'entre pas dans le sang par le poumon, toute leur doctrine, au point de vue du progrès des sciences médicales, ne sera qu'un assemblage suranné de mots aujourd'hui sans valeur. — Mais vous ne le pouvez pas. — Placez-vous sous une cloche pneumatique dans laquelle on fera *légèrement* le vide, et priez la force vitale de vous sauver........ Ou, pour être moins absolu, enlevez à l'air un tiers ou un quart de son oxygène, et vous verrez ce qui arrivera à l'animal que vous aurez placé dans un tel milieu.

Les animaux, vous le savez, ne peuvent pas vivre sans oxygène, et les chimistes vous démontrent comment l'oxygène contribue à l'entretien de la vie. — Donnez-leur des preuves à votre tour et gardez vos mots, dont le seul tort, comme nous l'a fait voir M. Malgaigne, n'est pas toujours d'être sans valeur.

L'oxygène pénètre donc dans le sang humain pour y remplir les phénomènes chimiques, exposés avec autant d'éloquence que de vrai savoir par M. Poggiale. Le plus important et le plus remarquable de ces phénomènes, c'est la production de la chaleur animale par la combinaison de l'oxygène avec l'excès de carbone, dont l'économie se trouve ainsi débarrassée.

Par un admirable effet de l'intelligence suprême, ajouterons-nous, les plantes absorbent à leur tour l'acide carbonique produit par l'économie animale, fixent le carbone dans leurs tissus et restituent l'oxygène à l'air.

Le corps humain est donc, au point de vue physiologique, un milieu dans lequel se produisent sans cesse sous l'impulsion des forces vitales pendant la durée de la vie, des réactions chimiques et des phénomènes physiques. Quand la vie cesse, d'autres phénomènes chimiques succèdent aux premiers; mais les derniers sont encore du même ordre. Il n'y a pas deux ordres de propriétés et d'affinités chimiques. Les principes élémentaires agrégés pendant la vie, se séparent après la mort pour obéir à leurs propriétés naturelles ; ils retournent à l'état passif jusqu'à ce qu'ils soient appelés de nouveau à faire partie d'autres corps organisés et vivants.

M. Trousseau, de son côté, sommé par son honorable collègue, M. Bouillaud, à qui nous devons un discours aussi éloquent que sage, de faire devant l'Académie sa profession de foi médicale, a répondu de la manière suivante :

« Je crois, a-t-il dit, qu'il n'y a chez l'animal vivant aucune « manifestation qui ne suppose un *substratum*, c'est-à-dire « des tissus et des organes. — Je suis donc *organicien*.

« Je crois, comme Descartes, que chez l'homme et chez « les animaux, il y a un principe immatériel et libre, mais « qui ne se mêle pas du *pot-au-feu* de l'économie, suivant « une expression heureuse de M. Dolfus. — Je suis donc « *animiste*.

« Je crois que la matière vivante a des manifestations qui « lui sont propres, qui n'appartiennent qu'à elle. Je les ap- « pelle forces vitales ou propriétés vitales. — Je suis donc « *vitaliste*. »

Si le savant académicien eût parlé de la sorte, lors de son premier discours, il est presque certain que tout le monde étant à peu près d'accord sur ce terrain, où toutes les écoles peuvent prendre place, la discussion à laquelle nous assistons ne fût pas allée plus loin.

Il est pourtant un point dans la profession de foi aussi piquante qu'originale, de M. Trousseau, qui ne nous semble pas à l'abri de toute observation. C'est celui où l'orateur, à propos de l'âme, parle du *pot-au-feu* de l'économie.

Vous dites, Monsieur, que l'âme humaine ne se mêle en rien du *pot-au-feu* de l'économie, ce qui implique forcément que, d'après vous, l'âme retenue dans le corps humain (on ne saurait alors trop pourquoi), n'aurait aucune action directe ou indirecte sur les phénomènes physico-chimiques de l'organisme; ou, si vous le préférez, sur les phénomènes physiologiques qui se passent dans nos organes; ou, soit encore sur les forces ou propriétés vitales, qui, comme vous le dites, « sont des manifestations propres à la matière vivante. »

Mais, dirons-nous, l'espérance, la joie, le souvenir, le chagrin, le remords sont des manifestations de l'âme immatérielle. — Or, si l'âme ne se mêle en rien du *pot-au-feu* de l'économie, dites-nous, Monsieur, pourquoi l'espérance et la joie font rire ou pleurer, le remords tour-à-tour rougir et pâlir, et pourquoi un chagrin violent, une nouvelle inattendue peuvent troubler l'ordre de votre pot-au-feu au point de faire cesser la vie, de tuer aussi sûrement qu'un poison subtil ou un coup de poignard?

Voyons à cet égard, la différence entre l'homme et l'animal. — Car à moins de vouloir s'exposer à passer pour un matérialiste honteux, on doit nécessairement faire une diffé-

rence entre l'âme de l'homme et celle des animaux. Exa--
minons, en nous plaçant sur ce terrain, les arguments que
peuvent nous fournir l'une et l'autre, eu égard au *pot-au-feu*
de l'économie.

L'animal le plus intelligent, la chienne, par exemple, à qui
on enlève ses petits peu de jours après leur naissance,
éprouve réellement bien une douleur morale, qui se peint
dans ses regards et qui peut faire admettre, comme l'a fait
Descartes, une âme chez les animaux. Cette douleur, il est
vrai, semble plutôt naître d'une *sensation* que d'un sentiment.
L'amour maternel, chez l'animal, cesse à peu près complètement du jour où le nourrisson peut se passer de la mère,
et pourvoir lui-même à l'entretien de sa vie ; — ce moment
arrivé, cette dernière le repousse et paraît même ne plus le
reconnaître au bout de peu de temps.

Il semblerait que l'attachement de la mère n'est ici qu'un
instinct, une propriété inhérente aux fonctions physiques
de la maternité, dont le créateur et conservateur de toutes
choses, dans l'intérêt de la perpétuité des espèces, aurait
doué cette dernière. — L'amour de la chienne pour ses
petits, de la vache pour son veau, ne paraît pas s'étendre
au-delà du fait matériel de la séparation ; il ne dépasse pas
un certain rayon, et il semble, « que les manifestations
propres à la matière vivante, et qui n'appartiennent qu'à
elle, » pourraient suffire pour s'en rendre compte ; ni l'une

ni l'autre, en effet, n'ont la conscience du sort qui attend l'être aimé qu'on emporte loin d'elles. — Nous connaissons pourtant l'histoire d'une chienne, dont le maître avait fait jeter les petits dans un étang voisin, et qui allant les repêcher, les porta l'un après l'autre aux pieds de son maître, et après avoir déposé le dernier, regarda ce maître et mourut !

L'histoire très-véridique de cette chienne, est certes bien de nature à faire croire à l'âme des animaux. Mais alors, il est impossible de ne pas reconnaître aussi, que même chez ces derniers, l'âme est fort loin de ne pas se mêler du *pot-au-feu* de l'économie.

Mais chez l'homme (sans vous parler de l'influence de l'âme dans l'état pathologique sur le cours des maladies), voyez la négresse esclave à laquelle on enlève son enfant ! — Quel que soit l'état d'abjection morale dans lequel soit retenu cet être humain, la malheureuse éprouvera bien aussi, comme l'animal, la douleur relative aux organes physiques ; — mais de plus, son âme immatérielle lui montrera loin d'elle l'enfant qu'on lui a ravi, courbé sous le poids d'un travail au-dessus de ses forces, brisé par le fouet d'un maître sans pitié, appelant en vain sa mère à son secours. — Et ce tableau, que l'âme tiendra sans cesse sous les yeux de cette infortunée, réagissant bientôt sur ses organes, détruira l'harmonie de leurs fonctions et finira par éteindre la vie ; — sa pensée l'aura tuée !

Après ce dernier exemple, il ne nous semble plus possible de dire « que l'âme immatérielle et libre ne se mêle pas du *pot-au-feu* de l'économie » ; — et de ne pas en conclure, en même temps, que l'expression empruntée à M. Dolfus est contraire aux faits comme à l'expérience et à la raison.

Nous répéterons donc, avec notre savant confrère, M. Poggiale, que quelles que soient les prétentions des ultra-vitalistes, « l'étude de l'homme appartient à tout le monde,
« aux philosophes, aux médecins, aux chimistes, aux phy-
« siciens. Les premiers étudient l'intelligence de l'homme
« et ses nobles facultés ; les médecins, indépendamment des
« études pathologiques, analysent plus particulièrement les
« phénomènes vitaux, tels que la sensibilité et motilité ; le
« physicien et le chimiste, le rôle de la matière dans les
« phénomènes de la vie, c'est-à-dire l'étude des phénomènes
« qui, dans l'économie comme en dehors de l'économie, appar-
« tiennent aux lois générales de la matière. Cette étude
« se ferait beaucoup mieux si le médecin était en même
« temps chimiste et physicien ; mais leurs efforts combinés
« peuvent conduire au même résultat sans subordination et
« sans absorption. »

PASSAGE DU FER DANS LE SANG;

SA LOCALISATION DANS LES GLOBULES.

Comme il est impossible d'admettre que l'économie animale fabrique elle-même le fer dont elle a besoin, d'une
part, et que de l'autre, ce métal est un des éléments des
globules du sang, il faut donc admettre le passage du fer
dans le sang par les voies digestives.

Dans l'état de santé, les aliments solides et liquides fournissent à l'organisme tout le fer dont il a besoin. Mais lorsque survient un état pathologique et particulièrement un
désordre dans la digestion, il n'en est bientôt plus de même,
le sang perd de sa plasticité, la quantité de ses globules diminue, il prend une fluidité plus grande, d'où la diathèse
hémorrhagique, ou une tendance à s'échapper au dehors de
l'économie par les voies anormales. La répartition de ce
fluide et son équilibration cessent d'être harmoniques. La peau
se décolore, et surtout celle de la face ; à cette décoloration
des téguments se joint un état de faiblesse habituelle, la
dépravation des fonctions digestives et la gêne de la respiration.
Ces divers symptômes constituent la *chlorose*, de χλωρος, mot
grec qui signifie pâleur, couleur verte ou jaune. La chlorose
est une maladie plus particulière aux jeunes filles et aux
jeunes femmes, mais qui s'observe également chez les jeunes
garçons.

L'état chlorotique conduit à une autre maladie du sang, qui est l'*anémie*, de α privatif et de αιμα, sang, privation du sang. Cette maladie est souvent consécutive à la chlorose; ou plutôt on pourrait dire que la chlorose est une espèce d'anémie. Mais cette dernière affection, proprement dite, peut provenir de causes particulières, comme d'hémorrhagies abondantes, de même qu'elle peut survenir dans le cours de diverses maladies chroniques. La chlorose et l'anémie présentent des symptômes identiques, tels que décoloration de la peau, jointe à un état de faiblesse habituelle, inertie de l'estomac, inappétence, dégoût, tristesse, gêne de la respiration, etc. Or, le fer administré contre ces deux affections, et surtout contre l'anémie chlorotique, agissant comme un véritable spécifique, il est bien naturel que le thérapeutiste et le physiologiste cherchent à se rendre compte du mode d'action de ce métal.

Le fer, administré dans la chloro-anémie, quelle que soit la forme sous laquelle on le donne, passe dans le sang; cela est certain. Et si la dose prescrite n'est pas trop forte, cet agent commence presque toujours à témoigner sa présence par des phénomènes thérapeutiques complexes, qui surviennent dans l'ordre suivant : il imprime à l'organisme une sorte de commotion générale qui a pour résultat de réveiller les fonctions gastriques ; le malade ne tarde pas à désirer des aliments; puis, le pouls se relève de jour en jour, la peau et surtout les téguments de la face commencent à se colorer, les lèvres redeviennent roses, la gaîté renaît peu à peu et la santé ne tarde pas à se rétablir complètement.

Sous l'influence du fer, le sang a regagné la quantité de globules qu'il avait perdus, il a repris toute sa plasticité, d'où son équilibration et sa répartition normale dans les divers organes de l'économie.

Or, comme le fer est un des éléments du sang et qu'il fait également partie de la chair musculaire et de tous nos autres organes (1), nous sommes amené forcément à dire que ce métal, administré dans la chlorose et l'anémie, c'est-à-dire dans ces deux maladies caractéristiques du sang, paraît agir à la fois comme médicament et comme aliment; et que, de plus, les persels de fer à acide minéral exercent, en outre, une action physico-chimique spéciale sur le sang, qui suit presque immédiatement leur administration.

Le cas cité plus haut par M. Pize, d'une demoiselle de 23 ans, atteinte de chlorose, avec divers accidents graves, fièvre et infiltration des jambes, en est une preuve aussi remarquable que saisissante.

Par l'administration chez cette malade, de 10 gouttes de perchlorure de fer, pendant une quinzaine, le pouls se re-

---

(1) La quantité totale de fer contenue dans toute l'économie est relativement très-petite; mais cela importe peu à la question, puisque nous voyons que toute diminution de cette quantité amène aussitôt des désordres pathologiques considérables.

leva presque aussitôt, le sang commença dès les premiers jours par s'épaissir sous l'influence des propriétés plastiques du sel ferrique, d'où cessation de l'infiltration de sa sérosité à travers les capillaires, et la preuve, par conséquent, de l'action physico-chimique du médicament; puis, par son action sédative, il a abattu la fièvre; et enfin, agissant comme aliment tonique et réparateur, il a guérit la chlorose en déterminant la formation de nouveaux globules, à la constitution desquels il concourt directement, nous persistons à le croire.

L'on voit par ce dernier fait, comme par tous ceux que nous avons déjà cités, que, contrairement à l'opinion généralement admise jusqu'ici, c'est un sel de fer peroxydé à acide minéral qui démontre le mieux le passage de ce médicament dans le sang. — Il était pourtant admis jusqu'à l'étude thérapeutique du perchlorure, que les persels de fer et ceux à acide minéral principalement, agissaient seulement comme toniques et astringents sur les organes des voies digestives. Mais on croyait peu à leur passage dans le sang; et, à ce point de vue, on leur préférait les sels de protoxyde de fer combinés à un acide organique, ou simplement le fer métallique. Les travaux d'un habile chimiste sur le lactate de fer, M. Gélis, avaient beaucoup contribué à propager cette manière de voir. Dans ces dernières années surtout, cette opinion avait pris une force toute nouvelle après un travail publié par un savant et regrettable confrère, l'honorable M. Quévenne, dont les bonnes relations nous furent si précieuses dans les dernières années de sa vie, aussi modeste que laborieuse, qui fut la vie d'un homme de bien et d'un ami dévoué de la science.

En effet, M. Quévenne, pharmacien en chef de l'hospice de la Charité à Paris, dans son très-remarquable Mémoire sur l'action physiologique et thérapeutique des ferrugineux (1), s'efforce d'abord de se faire une idée du mode d'introduction du fer dans le globule du sang et du rôle qu'il est appelé à y remplir. — Puis établissant un parallèle entre les composés de fer peroxydés à acide minéral et les protosels de fer à acide organique, notre éminent confrère s'exprime ainsi :

« Quoi qu'il en puisse être de ces explications, il y a deux « choses bien certaines et sur lesquelles il me paraît « impossible d'élever le moindre doute ; c'est, d'une part, la « plus grande stypticité des composés de fer et à acide « minéral (ou même ne réunissant que l'une des deux « conditions), et, d'autre part, le fait de la localisation du fer « dans les globules du sang.

« Or, ne doit-on pas croire que l'on parviendra moins « bien à faire pénétrer le fer dans les organes de la circula-

---

(1) Archives de Physiologie, de Thérapeutique et d'Hygiène, n° 2, oct. 1854, pages 196 et 197.

« tion si l'on administre des composés peroxydés ou à acide
« minéral, qui présentent toutes les chances possibles d'être
« arrêtés à leur passage et précipités par les matières
« alimentaires ou muqueuses de l'estomac, soit même par
« l'effet d'une réaction sur les parois organiques avec
« lesquelles ils se trouvent en contact, et à travers lesquelles
« ils sont destinés à pénétrer.

« Non-seulement ces réactions et ces combinaisons con-
« stituent un obstacle qui entrave la marche du fer, mais
« elles ont l'inconvénient de déterminer, en agissant locale-
« ment sur les organes, un effet qu'on ne cherchait pas à
« produire.

« Ne semble-t-il pas, au contraire, que l'on arrivera plus
« sûrement à faire pénétrer l'agent médicamenteux dans le
« sang, si l'on présente à celui-ci le composé sous une
« forme où il ne soit pas tout d'abord aussi facilement pré-
« cipitable par son contact avec les matières organiques :
« tels sont les sels de protoxyde à acide organique, le
« protocarbonate et le fer métallique, qui introduisent des
« protosels dans l'estomac, ou bien les y produisent. »

Tout ce qui précède paraît logique et tout à fait en rapport
avec la manière de voir généralement adoptée sur l'action
des ferrugineux. — Il y a même plus ; ce que nous avons
dit de l'affinité extrème des sels de peroxyde de fer à acide
minéral pour les matières albumineuses et muqueuses, qui

font partie soit des sécrétions, soit des tissus internes de l'économie animale, semble corroborer l'opinion de M. Quévenne, et lui donner même une base inébranlable. Et pourtant, malgré des fondements si solides en apparence, tout ce raisonnement disparaît et s'écroule à l'instant, devant le fait que nous connaissons déjà, c'est-à-dire devant l'épaississement presque instantané du sang et la cessation subite des plus graves hémorrhagies passives, par l'administration de quelques cuillerées d'une potion ferrugineuse perchlorurée, conformément aux observations produites par M. Pize et par M. Méran.

Ce fait si digne de remarque, de l'épaississement du sang, et la sédation du pouls qui en est la conséquence, prouvent, contrairement à l'opinion de M. Quévenne, que ce sont les composés de fer peroxydés et à acide minéral, qui pénètrent le plus promptement dans le torrent circulatoire.

Cela est si vrai, qu'en supposant deux malades atteintes de chloro-anémie, et placées l'une et l'autre dans des conditions exactement identiques, avec mouvements désordonnés du cœur, pouls filiforme à 120 pulsations, par exemple ; si on administre à l'une d'elle du perchlorure, du persulfate ou du perazotate de fer, tandis que la seconde prendra du fer réduit par l'hydrogène, ce dernier serait encore à peine attaqué par les acides du suc gastrique, que déjà celui des persels de fer ci-dessus donné à la première, aurait amené plus de régularité dans les mouvements du cœur, diminué la fréquence du pouls en lui imprimant de la force et de l'ampleur, et prouvé par là son passage dans le sang.

Cet ordre de faits, que l'expérimentation a dès aujourd'hui mis hors de doute, nous semblerait de nature à faire désirer que l'on formât en thérapeutique, au point de vue de leur emploi à l'intérieur, une classe à part pour les sels de fer à acide minéral. Ces derniers, en effet, entreraient dans la classe des ferrugineux par leurs propriétés toniques et réparatrices ; et ils en différeraient par la propriété hémoplastique spéciale qu'ils possèdent, non pas exclusivement, mais à un degré infiniment plus prononcé que les ferrugineux à acide organique.

COMMENT LES PERSELS DE FER A ACIDE MINÉRAL PASSENT DANS LE SANG SANS ÊTRE DÉCOMPOSÉS DANS L'ESTOMAC.

Nous avons vu plus haut, en parlant des propriétés physiques et chimiques du sang coagulé par le perchlorure de fer, que le magma obtenu, insoluble dans l'eau, devenait soluble par l'addition d'un acide quelconque, et même dans un excès de perchlorure, dont la réaction est toujours franchement acide, comme on sait. Nous avons déjà dit, de plus, que toute quantité d'acide ajoutée à une solution de perchlorure de fer avait pour effet de retarder la combinaison de ce sel avec les éléments albumineux (1).

Ceci posé, lorsqu'on administre convenablement une potion perchlorurée à un malade à jeun ou à un intervalle suffisant des repas, le perchlorure de fer, à son arrivée dans l'estomac, y trouvera toujours des liquides à réaction acide, qui s'opposeront ou retarderont du moins sa saturation par les matières albumineuses et muqueuses. De telle sorte que les vaisseaux absorbants de l'appareil digestif, toujours actifs, viendront l'y puiser pour le verser intact dans la circulation, où il se combinera aussitôt avec les principes albumineux du sang, et déterminera bientôt après l'action physico-chimique si rapide qu'il exerce sur ce fluide vivant.

Ce sont donc les acides du suc gastrique qui favorisent le passage en tout ou en partie des persels de fer de l'estomac dans le sang; et qui, de plus, en redissolvant le produit de la combinaison de l'albumine et du perchlorure, permettent également le passage de ce composé dans le sang.

---

(1) Le caillot obtenu par le perazotate de fer sur le sang est celui qui résiste le mieux à l'action dissolvante d'un excès d'acide; et celui du perchlorure paraît être celui qui résiste le moins bien, et qui se redissout le plus facilement, soit sous l'influence d'un excès de perchlorure, soit sous l'influence d'un autre acide. Ce fait que M. Monsel a voulu convertir en un argument contre le perchlorure en faveur du persulfate de fer, est au contraire ce qui explique pourquoi il passe mieux que ce dernier et le perazotate dans le sang, et pourquoi, sans compter d'autres raisons que nous ferons connaître ou que nous avons déjà dites, il doit toujours être préféré pour 'administration à l'intérieur.

Nous pouvons, en conséquence, conclure dès à présent de ce qui précède, que lorsqu'on administre le perchlorure dans le but de concentrer et de ralentir la circulation du sang, il faut éviter avec soin de donner au malade des substances alcalines, albumineuses ou gommeuses.

DIGESTION DU FER, SA PÉNÉTRATION DANS LE SANG.

La quantité de fer contenue dans l'organisme humain est relativement très-petite, avons-nous dit; et pourtant, associé à certains principes organiques, ce métal constitue l'une des parties les plus importantes du corps humain, les globules du sang.

« Si le fer était exclu des aliments, dit M. Liebig, la vie organique serait évidemment impossible (1). »

Cela est si vrai que lorsqu'à la suite d'un dérangement des fonctions digestives ou d'une alimentation suffisante, il ne s'introduit plus assez de fer dans le sang, la proportion des globules commence à diminuer; et lorsqu'elle est descendue au-dessous de certaines limites, il y a perturbation des fonctions, déperdition des forces et bientôt maladie.

« Le fer, dit Boerhaave, a aussi beaucoup d'affinité avec

---

(1) Liebig, NOUVELLES LETTRES SUR LA CHIMIE, édition française par Gerhardt, 1852, p. 215.

les corps des animaux et des végétaux, et peut-être même s'y digère-t-il en quelque façon (1). »

Fourcroy, dans sa brillante exposition des qualités générales qui rendent le fer si éminemment utile à l'homme, remarque ceci : « Il jouit encore presque exclusivement (comparé aux autres métaux), de la propriété d'entrer comme partie constituante dans la nutrition, et de jouer un rôle dans la composition de leurs organes, avec lesquels il semble avoir de l'analogie. » (Quévenne) (2).

Le fer peut donc être considéré comme un aliment, et comme tel il se digère.

Nous avions donné, dans notre Mémoire à l'Académie de Médecine, notre manière de voir sur la marche que suit le fer administré comme médicament, pour pénétrer dans le sang et aller y exercer la double action d'aliment réparateur et d'agent thérapeutique. — Nous allons l'exposer de nouveau ici. — Lorsqu'on administre à jeun du fer métallique ou mieux encore, à cause de son état physique, du fer réduit par l'hydrogène, à une personne présentant des phénomènes chlorotiques certains, mais dont l'estomac fonctionne encore avec une certaine vigueur, voici ce qu'on

---

(1) Herm. Boerhaave, ELÉMENTS DE CHIMIE, traduits par Allamand, *Amsterdam*, 1752, t. II, p. 679.

(2) Fourcroy, SYSTÈME DES CONN. CHIMIQUES, brumaire, an IX (1801), édition en 10 vol. in-8°, t. VI, p. 120 et 227.

observe : un quart d'heure après l'ingestion, commencent des rapports d'hydrogène. Ce fait démontre de la manière la plus péremptoire, que le fer a été attaqué par les acides de l'estomac, qu'il y a eu décomposition d'eau, formation d'un sel de protoxyde de fer soluble, et dégagement d'hydrogène s'échappant de l'estomac sous forme d'éructations. Ce premier phénomène, quoique puissent dire ou penser les dynamistes et les vitalistes, est parfaitement identique à ce qui se passe dans un verre à expérience, lorsqu'on verse de l'eau acide sur du fer réduit.

Le protosel de fer formé, lequel est presque entièrement du lactate de fer, est puisé à l'état de solution par les vaisseaux absorbants de l'appareil digestif, qui le déposent dans le sang.

Parvenu dans le torrent circulatoire, il suffira au sel ferreux d'une seule rotation pour que, sous l'action du poumon, il soit peroxydé. A cet état, il est devenu coagulant, avons-nous ajouté ; « il se combine à l'albumine et à la fibrine du sang ; et, plus tard, il est décomposé, l'alcali du sang s'empare de son acide, tandis que le peroxyde de fer va concourir à la formation de nouveaux globules et à l'entretien de la vie. »

D'après notre manière de voir, le fer existerait donc à l'état de sesquioxyde ou de peroxyde dans le globule, conformément à l'opinion de notre savant confrère M. Mialhe.

Si, au lieu d'administrer le fer pur, on fait prendre au malade du lactate de fer, par exemple (1), voici ce qui doit arriver : l'acide ou les acides du suc gastrique restent intacts, le sel ferreux passe dans le sang immédiatement, où il se comporte comme ci-dessus.

Dans le cas où le perchlorure, le persulfate ou le perazotate sont administrés, l'acidité du suc gastrique favorise leur passage dans le sang ; arrivés dans ce fluide, ils annonceront aussitôt leur présence par la sédation du pouls ; ce phénomène, aussi remarquable que précieux, sera d'autant plus facile à constater que le malade se trouvera sous le coup d'un état pathologique plus grave, comme le cas d'un état de chloro-anémie intense, ou sous un grand épuisement par suite d'une violente hémorrhagie, comme les cinq femmes dont parle M. Méran.

A l'état de santé, l'action sédative est plus difficile à constater, on le conçoit, mais elle n'en existe pas moins.

Quoi qu'il en soit, à l'effet de sédation et d'épaississement du sang par les sels de fer peroxydés à acide minéral, succède

---

(1) La présence de l'acide lactique étant constante dans le suc gastrique, nous avouons avoir une grande préférence, dans beaucoup de cas, pour le lactate de fer. Conformément à cette manière de voir, nous avons déposé depuis trois années, à l'Académie de Médecine, un pli cacheté, relatif à l'emploi thérapeutique des lactates alcalins de soude et de magnésie, qui sera le motif d'une publication prochaine de notre part.

comme ci-dessus, leur décomposition suivie des mêmes phénomènes.

Si, au lieu de ces derniers sels, le malade a fait usage de citrate de fer ou tartrate de potasse et de fer, la sédation du pouls sera nulle (à moins de fortes doses, cas auquel elle sera appréciable); mais les autres phénomènes seront identiques.

Notre théorie repose sur deux faits inattaquables : l'acidité du suc gastrique et la réaction alcaline du sang.

« L'acide libre qui existe dans le suc gastrique communi-
« que à ce liquide des propriétés chimiques de l'eau acidulée.
« En effet, le suc gastrique attaque la limaille de fer avec ra-
« pidité, décompose les carbonates et les cyanures, etc. »
(Pelouze et Frémy, TRAITÉ DE CHIMIE GÉNÉRALE, 2ᵉ édition,
t. VI, p. 138.)

D'autre part, l'alcalinité du sang, due à la présence de la soude, est tout aussi bien établie. — « Rouelle démontra,
« en 1776, que l'alcalinité du sang était due à de la soude.
« Cette propriété est essentielle au sang pour qu'il puisse
« servir à l'accomplissement des phénomènes de la vie.
» On n'a jamais vu ce liquide présenter une autre réaction.
« On ne peut pas parvenir, à l'aide d'injections directes,
« à rendre le fluide sanguin acide, la vie cesse longtemps
« avant qu'on soit arrivé à ce résultat. » (Même ouvr. et même vol., p. 95.)

Il n'est pas possible, nous le répétons, que la première partie des phénomènes, ceux qui se passent dans l'estomac, ne s'y produisent pas tels que nous l'avons dit ; quant à ceux qui ont lieu dans le sang, ils nous paraissent presque aussi certains.

Mais est-ce à dire que ce soit là tout ce qui se produit dans l'administration thérapeutique des ferrugineux? Nous sommes très-loin de le croire. — Et d'abord, la quantité du fer ainsi digéré et assimilé est fort petite. Une bonne partie du métal ou de ses composés ingérés, ne passent pas dans le sang et sortent de l'économie par la voie directe des intestins, ainsi que le démontre toujours la coloration noire verdâtre des selles. De plus, une bonne partie du fer passé dans le sang est encore éliminée par d'autres voies. Or, il est impossible que le fer dans l'estomac et l'appareil digestif d'abord, n'agisse pas sur ces viscères par son action tonique excitante que met à profit l'action vitale. D'autre part, il doit en être de même de celui qui est parvenu dans le sang. Il doit, c'est probable, provoquer l'action dynamique générale, et névrosthénique peut-être, dont parle M. Méran.

Quant au fer qui se fixe dans le globule après s'être organisé et être devenu vivant, il est possible que la chimie, comme elle l'a fait pour le phosphore dans la matière du cerveau, arrache encore à l'organisme un de ses secrets, mais la vie elle-même échappera toujours à la science humaine. L'homme ne saura jamais, ici bas, ce que c'est que la vie; si l'homme pouvait le savoir, il serait Dieu lui-même, il connaîtrait la vérité absolue, et la vérité absolue, comme le royaume de Dieu, n'est pas de ce monde.

Pour revenir de ces pensées à la simple administration du fer dans la chlorose et l'anémie, nous croyons devoir insister sur les observations suivantes :

Lorsqu'on a à faire à un état chlorotique, à son début, et que, bien que les symptômes caractéristiques soient établis, l'estomac fonctionne encore passablement, on peut indifféremment administrer le fer réduit, la limaille de fer, le carbonate de fer, et surtout le lactate de fer. Peu importe, à notre avis, la préparation choisie, pourvu qu'elle soit administrée à petite dose, d'une part, et que, de l'autre, l'on aide à la propriété reconstituante du fer par tous les autres moyens capables de favoriser l'hématose.

Mais si on est en présence d'une chloro-anémie compliquée des symptômes dont nous a parlé M. Pize : fièvre et infiltration des jambes, etc., la position n'est plus la même. — « L'état chloro-anémique, dit M. Pétrequin, provoque du côté « du cœur des désordres fonctionnels plus ou moins inten- « ses, qu'il importe de ne pas laisser persister, sous peine de « tomber dans un cercle vicieux; car si la chlorose engendre « la cardiopathie, d'autre part toute gêne dans les fonctions « du cœur amène une altération du sang. Ainsi, en 1835,

« **M**. Lecanu ayant, sur la demande de M. Gendrin , ana-
« lysé le sang de trois hommes et cinq femmes atteints
« de maladies chroniques du cœur, constata une diminution
« sensible dans les globules et dans la fibrine, et une aug-
« mentation dans le sérum. J'ai eu à traiter chez des chlo-
« rotiques des palpitations violentes qui pouvaient inspirer
« des craintes, et qui on fait commettre de graves erreurs
« de diagnostic. J'ai, comme Guersent, Cazin , etc., vu des
« médecins croire à un anévrisme ou à une hypertrophie,
« et vouloir saigner les malades, alléguant qu'ils se plaignent
« que le sang se porte sur le cœur et les étouffe. Il faut
« bien se garder de tomber dans une faute aussi grave pour
« l'honneur du médecin et le salut de son client. » (J.-E.
Pétrequin, RECHERCHES SUR L'EMPLOI THÉRAPEUTIQUE DU MAN-
GANÈSE COMME ADJUVANT DU FER, broch. in-8°, *Lyon*, 1852).
— Dans les cas spéciaux où la chloro-anémie est arrivée
au point de produire de tels désordres, les persels de fer à
acide minéral, et spécialement le perchlorure, procureront
toujours les résultats les plus inespérés, non plus seulement
en agissant par leurs propriétés communes avec les autres
ferrugineux, mais surtout à cause de leur propriété spéciale
hémoplastique et de leur action sédative sur les mouvements
du cœur. Ici la sûreté et la rapidité dans les résultats nous
paraissent de nature à exiger, parmi les ferrugineux, nous
le répétons, une classe à part pour les persels de fer, en plaçant en première ligne les trois qui sont à acide minéral,

et après eux, le citrate et le tartrate du peroxyde de fer.

Nous pourrions citer une foule d'observations cliniques, dans lesquelles la propriété que possède le perchlorure de fer d'épaissir passagèrement et instantanément le sang, est mise en évidence ; mais comme la plupart de ces observations ont déjà été publiées par les journaux de médecine ou le sont chaque jour, et que d'autre part, nous écrivons ici pour des médecins qui sont tous plus ou moins mis au courant des faits nouveaux par la presse médicale, nous nous bornerons aux faits déjà connus de M. Pize et de M. Méran, qui démontrent de la manière la plus nette, l'action du sel ferrique contre les plus graves hémorrhagies passives (1).

Quant à l'emploi du perchlorure de fer contre l'inflammation des capillaires extérieures et les diverses pyrexies, il nous suffira amplement de citer le passage suivant : (du TRAITÉ GÉNÉRAL PRATIQUE DES EAUX MINÉRALES DE LA FRANCE ET DE L'ÉTRANGER, par MM. J.-E. Pétrequin et A. Socquet, ouvr. couronné par l'Académie de Médecine de Paris, au concours de 1855 et de 1857, p. 533).

---

(1) Nous regrettons surtout de ne pas pouvoir citer ici plusieurs observations très-intéressantes recueillies par notre excellent ami M. le docteur Desgaultières.

Nous aurions voulu également parler d'un travail remarquable publié par M. Barudel, médecin-major de première classe à l'hôpital militaire de Lyon (*Gazette Médicale de Lyon*, mai 1858), dans lequel ce praticien a également signalé, l'un des premiers, l'action sédative du perchlorure sur la circulation.

« Le perchlorure de fer, administré dans les érysipèles
« de la face sans complication bilieuse, depuis 40 gouttes
« jusqu'à 60 et même 80, a fait pâlir et disparaître le gon-
« flement érysipélateux dans un laps de temps qui variait de
« 2 à 5 jours. Une seule fois, la rougeur érysipélateuse dis-
« parut en 24 heures, et la partie malade, devenue d'un blanc
« mat, était recouverte d'une desquammation farineuse ; il y
« a plus, dans ce dernier cas, la surface entière du corps
« avait blanchi, et l'on aurait pu croire, au premier abord,
« qu'il avait été *enfariné*. C'est l'unique fois où nous ayons
« eu l'occasion d'observer une action aussi marquée sur la
« circulation capillaire cutanée. Dans ces cas, le *pouls s'est*
« *ralenti* et s'est montré plus petit et plus dépressible ; en
« d'autres termes, le perchlorure de fer a produit constam-
« ment une sédation de la circulation générale. — Enhardi
« par ces résultats, nous avons donné le perchlorure de fer
« dans le rhumatisme articulaire aigu, avec pouls plein,
« développé. Nous débutons, en général, par 40 ou 50 gout-
« tes (1), et nous n'avons point dépassé 80 gouttes, dissoutes

---

(1) Le début par 20 à 30 gouttes nous semble préférable, afin de donner à la
muqueuse digestive le temps de s'habituer à pouvoir résister à l'action astrictive du
médicament. Les fortes doses de perchlorure de fer causent au début de son administration une sensation de constriction assez pénible à supporter, pour que l'on voit
quelquefois les malades refuser de continuer ce médicament. Il est très-essentiel également de donner le perchlorure dans une grande quantité d'un véhicule approprié,
tel qu'une limonade simple ou de l'eau sucrée. M. Socquet a remarqué « qu'après
avoir administré 60, 70 et 80 gouttes de perchlorure de fer à 50°, dans 100 grammes

« dans un litre de limonade, à boire dans les 24 heures. Eh
« bien! loin de voir la circulation générale devenir plus ac-
« tive et le pouls plus dur, nous avons, au contraire, observé
« le ralentissement et la faiblesse des pulsations. Nous avons
« même vu chez un garçon, âgé de 18 ans, atteint depuis huit
« jours d'un rhumatisme aigu de presque toutes les articu-
« lations, le pouls tomber à 60 pulsations, lorsque, le troi-
« sième jour, nous fûmes arrivé à la dose de 80 gouttes de
« perchlorure de fer; les douleurs s'étaient en même temps
« calmées.

« Nous avons constaté les mêmes résultats par l'usage du
« protosulfate de fer à la dose de 2 grammes. Enfin, comme

---

de liquide, il avait vu les malades accuser, les uns, un malaise indéfinissable, semblable à un resserrement, à un pincement stomacal, malaise qui, pour quelques uns,
devenait insupportable. Chez un plus petit nombre, il est survenu, à la suite de ces
accidents, des nausées et même des vomissements. Du côté des intestins, nous devons avouer, dit M. Socquet, que nous n'avons pas noté la constipation, mais plutôt
des selles liquides (deux ou trois dans les 24 heures), accompagnées ou non de
quelques coliques. — Ces observations prouvent, ce nous semble, que c'est bien à
l'action astrictive locale du perchlorure sur la muqueuse de l'estomac, qu'il faut attribuer les phénomènes accusés par nos malades, puisque nous les voyions augmenter
et apparaître plus promptement, à mesure que nous augmentions le nombre des
gouttes du sel ferrique. Nous avons pensé alors que, si au lieu de 100 grammes de
liquide nous en employions un litre par exemple, nous faciliterions l'absorption du
médicament, tout en adoucissant ainsi mécaniquement son action astringente. Nos
prévisions se sont réalisées; et aujourd'hui nous ne faisons plus administrer le perchlorure de fer, qu'étendu dans un litre de limonade. La saveur en est bien plus
supportable, et, même à la dose de 60 à 80 gouttes, le médicament ne fait presque
plus naître de douleurs stomacales (Op. cit., p. 531). »

« les sels ferriques précités présentent, quoi qu'on fasse,
« toujours une saveur atramentaire que certains malades re-
« doutent beaucoup, nous avons essayé de les remplacer par
« le tartrate ferrico-potassique de Soubeiran. L'on sait que
« ce dernier sel, peu styptique, est presque dépourvu de
« goût ferrugineux, qu'il est très-soluble et par conséquent
« facilement absorbé. Mais pour obtenir avec ce dernier sel,
« des résultats semblables, il a fallu doubler ou tripler la
« dose ; en sorte que, pour représenter thérapeutiquement
« 2 ou 3 grammes de perchlorure, il a fallu recourir à 8 ou
« 10 grammes de tartrate ferrico-potassique. (*Ibid.*, p. 533.) »

Telles sont, après l'examen le plus attentif des faits, les appréciations théoriques auxquelles nous avons été conduit dans la manière d'envisager l'action thérapeutique et physiologique des diverses préparations ferrugineuses, et le mode de pénétration du fer dans le sang. — Nous avons la conviction que les praticiens qui, sans idée préconçue comme sans parti pris, voudront en faire l'application sage et prudente, en tireront d'excellents profits pour le salut de leurs malades, seul but légitime vers lequel doivent tendre toujours et avant tout nos efforts communs.

DU MEILLEUR MODE D'ADMINISTRER LE PERCHLORURE
DE FER A L'INTÉRIEUR.

Le perchlorure doit donc être considéré à deux points de vue comme agent thérapeutique : il a d'abord une propriété commune à toutes les préparations de fer, et, d'autre part, il possède la propriété, qui lui est spéciale avec le persulfate et le perazotate de fer, d'épaissir le sang presque instantanément, en déterminant une action sédative intense sur la circulation de ce fluide.

Comme ferrugineux simple, la saveur styptique, atramentaire des persels de fer à acide minéral, peut leur faire préférer un sel de protoxyde comme le lactate, ou le fer à l'état métallique comme le fer réduit par l'hydrogène, ou bien encore ses oxydes. Mais, envisagé au point de vue de son action hémoplastique générale indirecte, et de la sédation du pouls qui en est la conséquence, le perchlorure de fer prend ici une importance extrême, et devient un agent thérapeutique digne de la plus grande attention de la part des praticiens (1).

---

(1) Nous avons déjà dit que le coagulum du perchlorure de fer avec l'albumine était plus soluble dans les liqueurs acides que ceux obtenus avec le persulfate et le perazotate de fer, et nous avons conclu de là que le perchlorure, employé à l'intérieur, était plus actif que les deux autres sels ferriques. — Mais ce n'est pas la seule raison qui doit faire donner la préférence au perchlorure sur le persulfate, préconisé par M. Monsel; il ne faut pas perdre de vue surtout, que ce dernier sel est très-difficilement toléré par l'estomac comme tous les sulfates du reste. Tandis que les organes digestifs s'accommodent à merveille avec les chlorures, dont la présence au lieu de nuire à leurs fonctions, les facilite au contraire.

Ces deux propriétés, dont l'une, le ralentissement du mouvement circulatoire, n'est que la conséquence de l'autre, donnent l'explication des succès obtenus par l'administration à l'intérieur du perchlorure dans des maladies très-nombreuses en apparence, mais qui réellement tiennent presque toutes à une altération du sang ou à un désordre dans l'équilibration de ce fluide vivant.

La multiplicité des applications thérapeutiques du perchlorure de fer est donc plus apparente que réelle. — C'est pour cela qu'il faut bien se garder de vouloir les multiplier outre mesure, et surtout de prétendre en faire une sorte de panacée universelle. — C'est par l'abus que périssent souvent les meilleures choses.

Ce n'est pas sans regret, par exemple, que nous voyons un praticien distingué de Paris, M. le docteur Deleau, médecin en chef de la Roquette (1), persister à considérer le perchlo-

---

(1) Peu de temps après la décision de l'Académie impériale de Médecine sur le concours proposé par cette Assemblée savante, nous reçûmes de M. le docteur Deleau, une brochure ayant pour titre : LETTRE A M. LE DOCTEUR ROBERT, *chirurgien en chef de l'hôpital Beaujon, rapporteur du prix sur le perchlorure de fer.*

Cet opuscule de l'honorable médecin de la Roquette, contient divers faits et diverses appréciations qui nécessitent de notre part un éclaircissement complet.

Il est très-légitime de penser qu'après la discussion soulevée par M. Malgaigne devant l'Académie de Médecine, M. Pravaz n'étant plus là pour défendre son œuvre, on ait pu croire la cause du perchlorure de fer menacée. Et nous, qui avions reçu de l'illustre médecin lyonnais la mission de lui prêter tout notre appui, dans la merure de fer comme un antisyphilitique, par le fait seul qu'il guérit après quelques applications topiques, les chancres virulents et les autres plaies à diathèse syphilitique.

Le perchlorure, comme nous l'avons vu, par son applica-

---

sure de notre pouvoir et de nos attributions légitimes, nous nous faisons un devoir de reconnaître de nouveau ici, comme dans notre lettre du 4 avril 1858, les services réels que M. le docteur Deleau a rendus à la cause du perchlorure.

Mais la justice qui est due à M. le docteur Deleau ne doit pas faire oublier les services rendus également par d'autres praticiens, surtout lorsque ces services ont une date antérieure à l'époque à laquelle M. Deleau a commencé à s'occuper du perchlorure. Ainsi, par exemple, l'honorable médecin de la Roquette sort complètement de la vérité lorsqu'il s'exprime ainsi : « En effet, le perchlorure de fer était mort et bien « enterré, lorsque le Gouvernement impérial, en récompense de ma fidélité de famille, « me confia, le 16 juin 1854, la modeste mission de prodiguer des soins à des hommes « punis par la loi. C'est au milieu d'une population pervertie que j'ai soumis, pour la « première fois, la médication perchloro-ferrique au creuset de l'expérimentation, sans « avoir reçu un reproche de l'autorité supérieure.

« Ma première idée a été d'utiliser le perchlorure de fer à l'intérieur contre les « hémorrhagies en général, hémopthisies, hémathémèses, pertes sanguines, hémor- « rhoïdes, etc. Une circonstance fortuite m'a révélé l'action modificatrice du perchlorure « de fer sur les membranes muqueuses, dans la leucorrhée, le croup, l'angine « couenneuse, la chlorose, la blennorrhagie, et dans tous les symptômes primitifs et « secondaires d'une maladie à diathèse contagieuse. Enfin, l'expérience a placé le « perchlorure de fer dans la catégorie des agents thérapeutiques les plus puissants « contre les scrofules et les maladies parasitaires de la peau. »

D'après M. Deleau lui-même, ses premiers écrits sur le perchlorure de fer datent de 1856. Or, la discussion sur le perchlorure à l'Académie de Médecine eut lieu du 15 novembre au 20 décembre 1855. Et M. Deleau oublie à tort que, de janvier 1854 à janvier 1856, il parut un nombre assez grand de travaux et d'observations théra- peutiques sur le perchlorure de fer. — Nous citerons le mémoire de M. Desgranges, chirurgien en chef de l'Hôtel-Dieu de Lyon, sur le traitement des varices et des hé-

tion contre la pourriture d'hôpital, l'infection putride et purulente, est un puissant modificateur des surfaces traumatiques, qu'il modifie profondément avec une promptitude
extrême; et de même, ainsi que nous l'a dit M. Rodet, il
modifie les chancres au point de leur faire perdre la propriété

---

morrhoïdes par les injections de perchlorure de fer, ouvrage couronné par la Société
de Chirurgie, 1854; les travaux de MM. Giraldès et Goubaux sur l'action du perchlorure sur les tissus vasculaires, 1854; un travail remarquable de M. Pétrequin, sur le
perchlorure de fer et de manganèse *(Gazette Médicale de Paris,* 1853); l'excellent
TRAITÉ DES ANÉVRISMES de M. le docteur BROCA, où toute la question relative au
perchlorure a été résumée avec un talent que nous sommes heureux de constater une
deuxième fois; enfin, dans le commencement de 1856, le mémoire de M. Pize, qui
le premier, nous le disons bien haut, a fait connaître publiquement « l'action de sédation du pouls par le perchlorure de fer administré à l'intérieur », communication
qui fut à elle seule un événement important pour l'histoire de ce précieux agent
thérapeutique.

Il nous semble, du reste, que M. Deleau fournit un argument sans réplique contre
lui-même, lorsqu'il rappelle le passage de l'ENCYCLOPÉDIE par M. Valpeau, où le savant
chirurgien dit : « que les travaux de MM. Pétrequin, Giraldès et Deleau ont donné
« au perchlorure de fer, dans la science, un rang qu'il ne peut plus perdre ! »
Car en effet, puisque nous venons de prouver que les travaux de MM. Giraldès et
Pétrequin sont antérieurs à 1856, et à ceux de M. Deleau par conséquent, il est
clair que le perchlorure n'ayant pu être ni mort ni enterré à cette dernière date,
M. Deleau ne peut pas se vanter de l'avoir ressuscité.

Le perchlorure était depuis longtemps, même avant la découverte de M. Pravaz,
très-employé à l'intérieur, en Russie, en Allemagne et même en Angleterre. — Il est
juste de dire, pourtant, que M. le docteur Deleau a beaucoup contribué en France,
dans ces dernières années, à propager l'emploi thérapeutique de ce puissant médicament. Mais, cette justice rendue à l'honorable praticien, il ne lui est rien dû de
plus. A chacun sa part légitime; il y aurait danger pour M. Deleau à demander davantage; car, lorsqu'on veut trop avoir, quelquefois on arrive à n'obtenir que fort
peu de chose.

de sécréter du pus virulent après une ou deux applications; la plaie, ramenée ainsi à l'état de plaie simple, se cicatrise rapidement. Le sel ferrique, dans ce cas, agit à la manière du chlorure de zinc et du nitrate d'argent, mais il n'est pas plus antisyphilitique pour cela, que les deux caustiques que nous venons de nommer.

Lorsque la syphilis est déjà constitutionnelle et que le chancre est induré, le perchlorure ne le guérit pas moins rapidement, mais le poison reste dans le corps; vous avez fermé le loup dans la bergerie, voilà tout.

Le perchlorure de fer n'est donc pas comme le mercure et l'iode, un spécifique de la syphilis, primitive, secondaire ou tertiaire. Seulement, lorsque le sujet est affaibli et anémique, il peut être très-indiqué et d'un grand secours indirect dans le traitement de la syphilis secondaire et tertiaire, par son action tonique, astringente et reconstituante.

On comprendra également combien il importe qu'un produit, dont les affinités chimiques sont si puissantes, soit attentivement étudié avant de se prononcer sur le mode ou la forme pharmaceutique qu'il convient d'adopter pour l'administrer à l'intérieur.

M. le docteur Deleau, dans un travail sur la diversité de l'emploi du perchlorure de fer (*Gazette des Hôpitaux*, 1re série, tome 5, p. 38, 1857), a donné la formule de diverses préparations pharmaceutiques à base de perchlorure, dont ce praticien dit avoir analysé les effets, et qui sont : un sirop de perchlorure, des pilules, des solutions pour injections et lotions, une pommade et un sparadrap.

Sauf les solutions, toutes les préparations ci-dessus sont mauvaises, défectueuses, et n'ont, au bout de peu de jours, à peu près rien de commun avec les propriétés spéciales du perchlorure de fer, autres que celles qui lui sont communes avec tous les sels de fer solubles et insolubles.

Pour faire des pilules de perchlorure de fer, il faut une poudre mucilagineuse. Or, nous défions M. Deleau de nommer une telle poudre qui ne décompose pas le perchlorure, à commencer par l'amidon qu'il propose. — De telles pilules sont impossibles.

Il en est de même de la pommade qui ne se conserve pas et ne peut pas se conserver. Il est seulement possible d'incorporer pour une application immédiate, la solution de perchlorure avec de l'axonge ou du cérat.

Le sparadrap que M. Deleau prépare avec une solution de *colle de poisson*, est dans le même cas que la pommade, c'est un sparadrap ferrugineux, mais qui n'a aucune des propriétés du perchlorure.

Quant au sirop, nous avions cru pouvoir, de notre côté, obtenir un sirop de perchlorure de fer stable, et nous en avions publié la formule dans le numéro du 16 mai 1858, de la

Gazette Médicale de Lyon. Mais notre illusion ne fut pas de longue durée. — Nous reconnûmes bientôt que le sucre, avec ou sans l'aide de la lumière, réduisait le perchlorure de fer à l'état de protochlorure en se transformant lui-même en glucose.

A cet égard, notre confrère, M. Boile, qui fut chargé par M. Deleau de rechercher « qu'elle serait la forme du perchlorure de fer la plus convenable pour sa conservation, et quels seraient les moyens de remédier à son instabilité, » se trompa comme nous, s'il a cru, comme le lui fait dire M. Deleau, « qu'il était en mesure d'affirmer, d'après des recherches récentes qui lui sont propres, que certains agents, tels que le sucre, ont la propriété de conserver, sans altération, la solution concentrée neutre de perchlorure de fer. » — C'est le contraire qui a lieu. — Le sirop de perchlorure de fer ne peut pas se conserver plus de vingt à vingt-cinq jours, et encore en le plaçant dans des vases bleus ou noirs.

Nous avions reconnu cela, et renoncé à préparer ce sirop d'avance depuis plus d'un an, lorsque le numéro de mai 1860 du *Journal de Pharmacie et de Chimie,* nous apporta un travail de M. J.-L.-P. Duroy, sur le sirop de perchlorure de fer, proposé et vanté par M. Deleau comme une préparation stable.

Dans cette étude faite avec beaucoup de soins, M. Duroy prouve ce que nous avons déjà dit ci-dessus : la décomposition du persel de fer et son passage à l'état de protoxyde, d'une part, et, d'autre part, la conversion du sirop de sucre en sirop de glucose. Des expériences sur le même sujet, faites parallèlement par M. Comar, et récemment communiquées à la Société de Pharmacie de Paris, ont donné des résultats entièrement identiques.

Quant à la solution aqueuse de perchlorure; de concert avec lui, dit M. Deleau, « M. Boile crut devoir adopter « tout d'abord, comme forme typique du perchlorure, une « solution concentrée et titrée analogue à celle dite Pravaz.

« . . . .

« C'est donc sous la forme d'une solution concentrée, « exactement titrée et présentant toujours la même densité « appréciable à l'aréomètre, que le perchlorure de fer doit « être prescrit pour entrer dans les diverses formules néces- « sitées par la pratique.

« La solution préparée directement par la saturation de « l'acide chlorhydrique au moyen du peroxyde de fer hydraté « humide, et évaporée à 30° au pèse-sel, est la seule qui ne « présente pas d'inconvénient et celle qui réunit les meil- « leures conditions de conservation, de fabrication facile et « praticable sur toute échelle. »

Il nous semble que devant arriver au même résultat, il eût été plus convenable pour MM. Deleau et Boile, de dire simplement : qu'ils avaient cru devoir prendre, en 1857, comme *solution normale*, la solution à 30° Baumé, déjà adoptée depuis 1854, par MM. Pétrequin, Giraldès, Debout, Broca, Desgranges, Valette et tous les praticiens. — Cela eût été plus vite dit et surtout plus équitable.

« Cette solution, poursuit M. Deleau, contient exacte-
« ment, d'après M. Boile, son poids de perchlorure de fer
« hydraté. » M. Deleau a voulu dire que le solutum à 30° Baumé, contient 1 d'eau et 1 de perchlorure hydraté. Mais c'est encore là une erreur, d'après nos travaux, comme d'après les expériences de M. Gobley. La solution à 30° Baumé de perchlorure ($Fe^2 Cl^3 + 5$ aq.) contient un peu plus du tiers de son poids de sel ferrique, soit en chiffres ronds, 1 de perchlorure et 2 d'eau. L'erreur de M. Boile vient de ce qu'en suivant le procédé ci-dessus, pour préparer le perchlorure, procédé primitivement proposé par nous, on obtient constamment un perchlorure basique, pouvant contenir, au lieu de trois équivalents, cinq, six, huit et jusqu'à douze équivalents de sesquioxyde de fer.

En définitive, les diverses préparations pharmaceutiques, proposées par le docteur Deleau, doivent toutes être aban-données comme infidèles.

Il faut pourtant en excepter la solution normale qui, seule, doit fixer notre attention. Mais elle n'appartient pas à M. Deleau, mais bien à M. Pravaz. Et les continuateurs directs de l'œuvre de cet illustre médecin, n'ont fait descen-dre le titre aréométrique de sa solution de 45 degrés à

30 degrés, qu'après des expériences cliniques et pratiques, que la mort seule empêcha M. Pravaz de poursuivre lui-même.

En conséquence, la solution normale de perchlorure de fer à 30 degrés Baumé (hémostatique Pravaz), convenablement administrée, doit suffire, elle seule, à tous les emplois thérapeutiques du perchlorure, tant à l'extérieur qu'à l'intérieur. Et pour cela, les deux formules suivantes nous paraissent pouvoir répondre à toutes les applications possibles du sel ferrique à l'intérieur.

POTION DE PERCHLORURE DE FER.

Sirop de sucre. . . . .   30 grammes.
Eau distillée.   100   »
Perchlorure de fer liq. à 30°. . 20 à 30 gouttes,

à prendre par cuillerées d'heure en heure, contre toutes les hémorrhagies internes, et dans le croup.

Dans la fièvre typhoïde et les maladies des intestins, on peut remplacer le sirop de sucre par celui diacode, morphine ou de codéine.

Contre l'érysipèle et les inflammations des capillaires externes, dans l'angine couenneuse et le rhumatisme articulaire, on fera prendre, en 24 heures, par demi-tasse à café, toutes les heures, la limonade suivante :

Eau pure. . . . .   1 litre.
Acide citrique. . . . .   4 grammes.
Sucre blanc.   70   »
Perchlorure de fer liquide. . 50 à 80 gouttes.

Dans la gengivite, stomatite scorbutique et les autres affections de la bouche, qui furent si communes et si graves
pendant la guerre d'Orient, les docteurs Barudel et Gueury
eurent beaucoup à se louer du mélange suivant :

COLLUTOIRE POUR TOUCHER LES GENCIVES.

Suc de citron. . . . . 4 grammes.
Perchlorure de fer à 30°. 4   »
Eau. 10   »

Pour les applications externes, les injections et les lavements, la solution de perchlorure doit autant que possible
être employée mélangée à l'eau pure, dans les proportions
jugées convenables suivant les cas.

Tout le bagage pharmaceutique du perchlorure de fer doit
se borner, en conséquence, à avoir une bonne solution
normale officinale de ce sel. Le perchlorure de fer est aujourd'hui l'un des agents les plus utiles de la thérapeutique;
aussi son mode d'emploi mérite-t-il la plus sérieuse attention. Il ne faut pas perdre de vue un seul instant qu'il y a
des médicaments incompatibles avec certaines formes pharmaceutiques. La solution aqueuse normale du perchlorure
et sa solution éthérée (teinture nervine de Bestuchef) sont
les seules préparations officinales sous lesquelles on puisse
conserver cet agent. En dehors de là, il ne peut donner

lieu qu'à des préparations magistrales, c'est-à-dire à des mélanges extemporanés; encore est-il de la plus haute nécessité de bien connaître les substances avec lesquelles le perchlorure de fer peut être associé.

INCOMPATIBILITÉS CHIMIQUES DU PERCHLORURE DE FER.

Le perchlorure de fer (Fe^2Cl^3) est un sel possédant toujours une réaction acide très-prononcée. Sa solution aqueuse, mise en contact avec de l'hydrate de fer, peut encore dissoudre de 5 à 10 équivalents d'oxyde ferrique. Et si en cet état on filtre la solution, on remarquera qu'elle est tout aussi acide qu'avant. Elle rougit le tournesol, attaque les métaux et décompose les carbonates en dégageant de l'acide carbonique. D'autre part, tous les sels ferriques sont très-facilement décomposables par une foule de substances. Parmi eux, le perchlorure est certainement le plus mobile de tous; ses affinités chimiques sont extrêmes. Il est fort peu de corps qui ne le décomposent pas avec le temps, comme on l'a vu pour le sucre. Mais il en est beaucoup qui le détruisent immédiatement, et il est par conséquent indispensable de les connaître.

Les praticiens ne devront jamais perdre de vue que le perchlorure de fer est radicalement incompatible avec toutes

les substances qui contiennent du tannin, et par conséquent,

1° Avec le quinquina et toutes ses préparations,

2° Le ratanhia et ses préparations,

3° Le cachou et ses préparations,

4° La grande consoude.

Avec tous les agents thérapeutiques ci-dessus, le perchlorure de fer forme de l'encre plus ou moins foncée (1).

Lorsqu'il sera nécessaire de prescrire le quinquina ou le
ratanhia, il faudra administrer ces derniers à une extrémité
de la journée et donner à l'autre le perchlorure, comme le fit
M. Pize, dans le cas de *purpura hemorrhagica* dont nous avons
parlé.

Le perchlorure de fer, on le conçoit, est encore incompatible avec toutes les substances gommeuses et mucilagineuses.

Puisqu'il coagule la gomme comme l'albumine, il ne faut
jamais associer le perchlorure de fer, soit à cette dernière,
soit au sirop de gomme. Lorsqu'on prescrit le perchlorure
de fer dans une potion gommeuse, on n'arrive qu'à fatiguer

---

(1) C'était à tort également que notre confrère et ami M. Bonjean avait voulu
associer le perchlorure de fer à l'ergotine. — Ce dernier produit a aussi ses propriétés spéciales, qu'il ne faut pas confondre avec celles du sel ferrique, à aucun
point de vue.

l'estomac du malade et le plus souvent à le faire vomir, sans obtenir aucun amendement de la maladie.

Il nous est arrivé plusieurs fois de voir des praticiens se plaindre du peu de résultat obtenu par l'emploi du perchlorure dans l'érysipèle, et de la non-tolérance du médicament, presque constamment rejeté par l'estomac, disaient-ils. — A cette question de notre part : Dans quoi avez-vous administré le perchlorure ? il nous a *toujours* été répondu : Dans une potion gommeuse.

Il ne faut donc pas associer le perchlorure de fer à la gomme ni à son sirop.

Il ne convient pas davantage de le donner avec les sirops de coings et d'asperges. Mais on peut sans inconvénient, bien qu'il les colore un peu, l'associer, et cela est souvent très-précieux, avec les sirops diacode, de morphine, et de codéine.

Enfin, il convient également de n'administrer le perchlorure de fer qu'à un intervalle de 3 à 4 heures des repas, surtout, on le conçoit, lorsqu'on désire obtenir, par son passage dans le sang, le ralentissement du mouvement de la circulation générale.

EN RÉSUMÉ,

Le perchlorure de fer, par l'action chimique spéciale qu'il exerce sur l'albumine et sur la fibrine, est un puissant agent hémostatique et hémoplastique.

Appliqué à l'extérieur, à la surface des vaisseaux béants, il suspend à l'instant les plus graves hémorrhagies.

Le perchlorure partage cette énergique propriété hémostatique avec le persulfate et le perazotate de fer.

Employé comme topique à la surface des plaies de mauvaise nature, dans la pourriture d'hôpital, l'infection purulente et putride, il agit comme un véritable spécifique contre ces redoutables affections.

Dans la pourriture d'hôpital, il modifie avec une énergie supérieure même à celle du fer rougi à blanc, les surfaces traumatiques; il fait exsuder et il attire au dehors les liquides épanchés, sous-jacents et périphériques, et il ramène rapidement la plaie à l'état normal.

Dans l'infection purulente et l'infection putride, il suspend presque toujours, après une ou deux applications, la résorption purulente, fait cesser rapidement les phénomènes d'intoxication, et il facilite la reproduction de la membrane pyogénique, qui sous son influence, se rétablit avec une promptitude extrême.

Par son action coagulante des éléments albumineux et par la propriété énergique qu'il possède de faire exhaler au dehors les liquides sous-jacents, en modifiant de plus profondément les surfaces traumatiques, le perchlorure de fer prend ici une importance immense comme agent prophylactique des virus et des venins.

Employé à l'intérieur, le perchlorure de fer passe avec une rapidité extrême dans le sang, qu'il épaissit instantanément au point de produire une sédation considérable du pouls, et de suspendre pour un certain temps, la circulation de ce fluide vivant dans les vaisseaux capillaires, d'où l'explication claire et précise de l'action thérapeutique de ce médicament contre toutes les hémorrhagies internes et leurs diathèses, d'une part; — et, de l'autre, l'explication également claire et précise des succès qu'il obtient presque toujours dans l'érysipèle, l'angine couenneuse, le croup, diverses pyrexies, le rhumatisme articulaire, etc.

Par les raisons que nous avons plusieurs fois données plus haut, le perchlorure de fer employé à l'extérieur étant plus actif que le persulfate et le perazotate, doit leur être préféré.

Dans l'emploi à l'intérieur, cette supériorité du perchlorure prend une importance exclusive, parce qu'il est beaucoup mieux toléré par l'estomac et qu'il passe plus facilement dans le sang.

Tel est, en résumé, le puissant agent thérapeutique que

l'art de guérir doit à **M. Pravaz**, et qui, si cela n'est pas déjà fait, est destiné à faire inscrire avant peu le nom de ce savant médecin parmi les bienfaiteurs de l'humanité.

A Lyon, comme partout, il y a dans la famille médicale quelques divisions, parfois même un peu de coterie; mais en réalité, on ne trouverait nulle part, dans aucun grand centre médical, autant d'esprit d'union et de sympathies réciproques que dans le Corps Médical lyonnais.

Tout homme laborieux, médecin ou pharmacien, qui arrive à Lyon, est toujours assuré d'y conquérir, au bout de peu de temps, l'appui plein de sollicitude de quelques membres puissants du Corps Médical, et la bienveillance de presque tous les autres.

C'est à cette vérité, aussi précieuse pour le progrès des sciences médicales que flatteuse et encourageante pour celui qui en est l'objet, que nous avons dû, à notre début, la vive amitié, remplie de tant de sollicitude, de **M.** le docteur Gensoul, l'intérêt que n'a jamais cessé de nous témoigner **M.** le docteur Pétrequin, la bonté et la confiance que nous prodigua le savant docteur Pravaz, la bienveillance constante de **M. Bonnet**.

Cette alliance du médecin et du pharmacien, qui se complètent l'un par l'autre, est excessivement favorable au progrès médical, et ne peut qu'imprimer à la science un mouvement progressif. — Nous sommes heureux de pouvoir faire connaître ici quelle était l'opinion de M. Bonnet sur les travaux faits en commun entre médecins et pharmaciens.

L'illustre médecin lyonnais s'exprimait ainsi dans la séance annuelle du 28 janvier 1856, à propos de la médaille de première classe que venait d'obtenir, à l'Exposition universelle, notre honorable confrère et ami, M. Alexandre Guilliermond :

« La médaille de première classe qu'a obtenue M. Guil-
« liermond est une juste récompense de la perfection qu'il
« a apportée dans la préparation de plusieurs produits chi-
« miques. En applaudissant à cette distinction, nous ne
« pouvons oublier que M. Devay, professeur de clinique
« médicale, a eu l'initiative de l'introduction, dans la théra-
« peutique, de plusieurs produits préparés et perfectionnés
« par M. Guilliermond. En mettant en commun des con-
« naissances également précieuses, quoique d'un ordre diffé-
« rent, nos deux collègues ont prouvé l'utilité de ces asso-
« ciations que l'amitié inspire, que la communauté des
« efforts soutient, et dont la science et l'humanité tirent un
« égal avantage. »

C'est avec raison que l'on donne la ruche de l'abeille pour

enblême aux sciences humaines. — Au génie, à quelques inelligences d'élite et privilégiées, la mission de jeter les foidements de tout progrès scientifique ; mais quand, après avoir accompli leur œuvre, ils viennent à nous être ravis avnt l'heure, la science ne s'arrête pas pour cela. De toute pa't on voit les ouvriers, même les plus obscurs, se mettre à 'œuvre ; chacun travaille dans la mesure de ses forces et apporte sa pierre ; l'œuvre grandit, l'édifice s'élève et monte sais cesse pour le bonheur de l'humanité et la gloire de Dieu, seule source de toute science, comme de toute vérité.

FIN.

TABLE ANALYTIQUE

DES MATIÈRES.

Ire PARTIE.

IIme PARTIE.

FIN DE LA TABLE ANALYTIQUE DES MATIÈRES.